W0256183

Grundriss
der
psychiatrischen Diagnostik

von

Professor Dr. **Julius Raecke.**

Fünfte Auflage.

Grundriss
der
psychiatrischen Diagnostik
nebst einem Anhang

enthaltend

die für den Psychiater wichtigsten Gesetzesbestimmungen und eine Uebersicht der gebräuchlichsten Schlafmittel.

Von

Professor Dr. **Julius Raecke**
in Frankfurt a. M.

Mit 14 Textfiguren.

Fünfte vermehrte und verbesserte Auflage.

Springer-Verlag Berlin Heidelberg GmbH 1914

ISBN 978-3-662-23597-3 ISBN 978-3-662-25676-3 (eBook)
DOI 10.1007/978-3-662-25676-3

Vorwort zur ersten Auflage.

Mit der Einführung des obligatorischen Unterrichts in der Psychiatrie ist das Interesse der Studierenden an diesem Zweige der Medizin ein regeres geworden. Bei den erheblich grösseren Anforderungen, welche an die Ausbildung der Studierenden in den klinischen Fächern gestellt werden, bedarf es zur Erfüllung der umfangreichen Aufgabe einer zweckmässigen Anordnung und Einteilung des zu bewältigenden Arbeitsstoffes.

In der psychiatrischen Klinik tritt der Studierende fast durchweg Krankheitsfällen gegenüber, zu deren Erkennung und Untersuchung er besonderer Methoden und einer speziellen Anleitung bedarf, verschieden von der, welche er bisher am Krankenbett kennen gelernt hat. Liefert ihm auch das Studieren der Fälle in den übrigen Kliniken Kenntnisse, deren Verwendung in der psychiatrischen Klinik von Nutzen ist, so sind es doch, abgesehen von den allgemeinen Methoden der Untersuchung körperlich Kranker, im günstigsten Falle nur Streiflichter, die ihm kein geschlossenes Bild, besonders nicht über die Art und Weise einer psychischen Untersuchung zu geben vermögen.

Ich habe es seit langem beim Unterricht als ein Bedürfnis empfunden, dem Studierenden eine möglichst zuverlässige und gesicherte Handhabe für die Untersuchung der psychisch Kranken, die ihm anfangs ohne Zweifel grosse Schwierigkeiten bereitet, zu geben. Die Zeit, welche gewöhnlich dem Unterricht in der psychiatrischen Klinik zur Verfügung steht, reicht in der Regel nicht aus, um in der Klinik Methodik und Symptomatologie systematisch einer Besprechung zu unterziehen. Aus diesem Bedürfnis heraus hat mein langjähriger befreundeter Mitarbeiter, Herr Professor Raecke, es unternommen, in der vorliegenden Diagnostik den Gang der Untersuchung, wie ihn die psychiatrische Klinik erfordert, vorzuführen unter Berücksichtigung aller dabei in Betracht kommenden Methoden.

Ein Wegweiser soll dem Studierenden die Diagnostik sein, mit dem er imstande ist, sich in dem fremden Gebiete schnell zu orientieren.

E. Siemerling.

Der vorliegende Grundriss soll weder ein Lehrbuch ersetzen, noch Anleitungen zu wissenschaftlichen Arbeiten bringen, sondern lediglich ein Leitfaden der Untersuchung Geisteskranker sein. Aus diesem Grunde sind die neurologischen Methoden nur in grossen Zügen wiedergegeben, soweit sie nicht gerade für die psychiatrische Diagnostik eine besondere Bedeutung besitzen. Ebenso haben die Ausführungen zum psychischen Status durchweg den Bedürfnissen der Praxis sich anpassen müssen. Der spezielle Teil schliesst sich möglichst eng an das Lehrbuch von Binswanger und Siemerling an.

Sind auch in den Vordergrund diejenigen Regeln und Gesichtspunkte getreten, welche mein hochverehrter Lehrer Herr Geheimrat Siemerling am Krankenbette und im Hörsaal besonders zu betonen pflegt, so haben doch nach Möglichkeit alle Anschauungen und Methoden überhaupt Berücksichtigung gefunden, welche zum Gemeingut der psychiatrischen Kliniken geworden sind.

Kiel, im Herbst 1908.

Raecke.

Vorwort zur fünften Auflage.

Im Interesse grösserer Uebersichtlichkeit und Handlichkeit des Grundrisses musste daran festgehalten werden, alle Literaturangaben zu vermeiden. Autorennamen sind nur da genannt, wo es üblich geworden ist, mit ihnen eine Methode zu bezeichnen. Die notwendigen Aenderungen und Zusätze sind auf ein Mindestmass beschränkt geblieben.

Dagegen sind dieses Mal auch die österreichischen Gesetzesbestimmungen wenigstens ganz kurz berücksichtigt worden.

Herrn Geheimrat Siemerling danke ich wieder für seine freundlichen Ratschläge.

Frankfurt a. M., im Herbst 1914.

Raecke.

Inhaltsverzeichnis.

I. Allgemeiner Teil.

A. Der Gang der Untersuchung.

Unter Diagnostik versteht man die Lehre, aus den Symptomen eines Krankheitsprozesses Form, Stadium und Intensität desselben so zu erschliessen, dass sichere Anhaltspunkte für die einzuschlagende Therapie und für die Prognose, d. h. für die Voraussage von Verlauf und Ausgang, sich ableiten lassen. Da manche psychische Erkrankungen sich unter mannigfaltig wechselnden Erscheinungen über viele Jahre hinziehen, so genügt nicht immer die Betrachtung der in einem gegebenen Augenblicke vorhandenen Symptome, um das Stellen der Diagnose zu gestatten. Häufiger wie in jeder anderen medizinischen Disziplin wird es notwendig sein, die Beobachtung des Patienten über einen möglichst langen Zeitraum auszudehnen. Vor allem aber suche man durch eine sorgfältige Erhebung der Vorgeschichte den eigenen Befund zu ergänzen.

Die Erkennung der einzelnen psychischen Krankheitsformen wird weiter dadurch erschwert, dass hinsichtlich ihrer Benennung und Einordnung in bestimmte Gruppen keine volle Uebereinstimmung herrscht. Ihre pathologische Anatomie ist noch zu wenig entwickelt, um schon überall als Grundlage dienen zu können. Aetiologische und prognostische Gesichtspunkte müssen aushelfen; und, wo auch diese im Stiche lassen, bleibt zur Zeit nur eine vorläufige Abgrenzung nach den hervorstechendsten Symptomen übrig.

Nachstehendes Schema für die Einteilung der psychischen Krankheitsformen, das den weiteren Ausführungen zugrunde gelegt werden soll, schliesst sich in erster Linie an die Nomenklatur des Lehrbuches von Binswanger und Siemerling an, aber unter tunlichster Berücksichtigung abweichender Auffassungen.

Manisch-depressive Gruppe (Manie, Melancholie, periodische und zirkuläre Geistesstörungen).

Neurasthenie, Hypochondrie und die sogenannte traumatische Neurose.

Paranoia (Paraphrenie). Querulantenwahnsinn. Delirien bei Infektionskrankheiten. Amentia. (Akute Demenz. Infektiöser Schwächezustand.)

Imbecillität (inkl. Debilität). Idiotie. Kretinismus und Myxödem.

Katatonie-Gruppe (Dementia praecox): Hebephrenie, Katatonie und Dementia paranoides.

Alkoholpsychosen. Psychosen bei Morbus Basedowii und Chorea. Morphium- und Kokainpsychosen.

Hysterische (psychogene) Geistesstörungen. Epileptische Psychosen.

Organische Geistesstörungen: Dementia paralytica. Geistesstörungen bei Arteriosklerose des Gehirns. Dementia senilis (inkl. Presbyophrenie). Geistesstörungen bei Lues cerebri, bei Gehirntumoren, multipler Sklerose, bei Paralysis agitans. Traumatische Geistesstörungen.

Der Gang der diagnostischen Untersuchung ist im allgemeinen der, dass zunächst die Anamnese von den Angehörigen erhoben wird. Dann folgen körperliche Untersuchung (Status somaticus) und psychische Exploration (Status psychicus). Ist man durch die Umstände gezwungen, die Anamnese von den Patienten selbst einzuziehen, verbindet man zweckmässig die betreffenden Fragen gleich mit der Exploration.

B. Die Anamnese.

Eine gute, d. h. zuverlässige und ausführliche Anamnese ist für die Diagnose von allergrösster Bedeutung. Ganz verschiedenartige Krankheitsformen können vorübergehend sehr ähnliche Zustandsbilder darbieten. Dann gewähren Nachrichten über Entwicklung und bisherigen Verlauf des Leidens, wie Verfall der geistigen Kräfte, periodische Erregungen, höchst wichtige Anhaltspunkte für die Beurteilung. Auch eine Feststellung der in Betracht kommenden ätiologischen Faktoren wird sowohl der Diagnose wie der Prognose und Therapie zugute kommen.

Dem Geisteskranken fehlt die richtige Einsicht in den eigenen Zustand. Seine anamnestischen Angaben sind unzuverlässig, auch wenn er geordnet erscheint. Daher suche man, wo es irgend angängig ist, die Anamnese durch Angaben einer dritten Person zu ergänzen. In erster Linie kommen in Betracht Angehörige, Vorgesetzte, Kameraden, Nachbarn und gute Bekannte. Stammt eine Anamnese von verschiedenen Personen, so werden diese am besten getrennt vernommen. Man notiere genau die Adresse des Gewährsmanns, das Datum der Vernehmung und die Zeit, seit wann und bis wann er den Kranken persönlich gesehen hat. Stets ist sorgfältigst auseinanderzuhalten, was der Patient selbst erzählt, und was andere über ihn berichten.

Die Aufnahme der Anamnese selbst erfordert viel Geduld und Takt. Nicht nur der Kranke, sondern auch die Angehörigen halten vielfach mit ihren Aussagen zurück, scheuen sich, Wichtiges zu berichten, oder sind zu aufgeregt, um daran zu denken. Einerseits soll der Arzt bestrebt sein, durch unverdrossenes, planmässiges Fragen alle wesentlichen Punkte herauszulocken. Andererseits muss er sich hüten, durch die Form der Frage dem Auskunft Erteilenden eine Antwort in den Mund zu legen.

Um nichts zu vergessen, wird der Anfänger gut tun, ein bestimmtes Schema bei seinen Fragen einzuhalten.

Schema für die Anamnese.

1. Heredität: Psychosen oder Neurosen in der Familie, Blutsverwandtschaft der Eltern. Trunksucht, Selbstmord, sonderbare Charaktere, Verbrechen bei Verwandten. Uneheliche Geburt.

2. Entwicklung: Geburtsverlauf. Krankheiten und Kopfverletzungen. Kopfschmerzen, Schwindel, Ohnmachten, Krämpfe, Bettnässen, nächtliches Aufschreien, Schlafwandeln, Neigung zum Fortlaufen, Schulschwänzen, Verwirrtheitszustände mit folgender Amnesie. Zurückbleiben in der Entwicklung. Charakter. Temperament. Schulleistungen.

3. Späterer Lebensgang: Lehre. Examina. Militärzeit. Leistungen im Berufe. Eheschliessung. Kinder. (Bei Frauen Verlauf von Gravidität und Wochenbett; Verhalten der Menstruation.)

4. Ursachen der jetzigen Erkrankung: Trauma. Alkoholabusus. Blei. Lues. Fieberhafte Krankheiten. Pubertät. (Gravidität, Wochenbett, Laktation. Menstruation. Klimakterium.) Erschöpfung. Gemütserregung. (Haft.)

5. Beginn der Erkrankung: Wann? In welcher Weise? Charakterveränderung, Verfall der Geisteskräfte (Gedächtnisschwäche). Heitere oder traurige Verstimmung. Taedium vitae. Zwangsvorstellungen. Appetit. Stuhlgang. Schlaf. Kopfschmerzen. Schwindel. Ohnmachten. Krämpfe. Sprach- und Schriftstörung. Lähmungen. Wahnideen. Halluzinationen. Verwirrtheit. Sonderbare Manieren. Erregungen. Bisherige Behandlung.

Bemerkungen zum Anamnesen-Schema.

1. Heredität.

Das Vorkommen von Psychosen in der engeren Familie lässt auf eine ererbte Veranlagung zu psychischen Erkrankungen schliessen. Die Gefahr erscheint um so grösser, je mehr derartige Fälle nachweisbar sind, und je näher der Grad der Verwandtschaft mit diesen ist. Geisteskrankheiten von Eltern und Geschwistern sind besonders bedenklich.

Ferner bleibt zu beachten, ob ein Individuum von beiden Eltern her erblich belastet ist, oder ob von einer Seite her gesundes Blut zugeführt wurde. Aus diesem Grunde werden manchmal Ehen unter Blutsverwandten (Vetter, Cousine) für die Nachkommenschaft verhängnisvoll. Sogenannte endogene Psychosen (Manie, Melancholie, Katatonie, Paranoia chronica) fallen für die Frage der Belastung mehr ins Gewicht als diejenigen Geistesstörungen, bei welchen äussere Ursachen die Hauptrolle spielen (Dementia paralytica, Infektionsdelirien, auch Dementia senilis).

Stets bedenke man, dass selbst bei der schwersten erblichen Belastung das Individuum gesund zu bleiben vermag.

Von gleichartiger Heredität spricht man dann, wenn Vorfahren und Nachkommen an derselben Form der Geistesstörung erkranken. Man beobachtet das namentlich oft bei der manisch-melancholischen Krankheitsgruppe.

Von degenerativer erblicher Veranlagung oder progressiver erblicher Entartung spricht man, wenn die krankhafte Veranlagung in den jüngeren Generationen immer stärker hervortritt, psychische und körperliche Degenerationszeichen gehäuft erscheinen.

Unter den Neurosen sind vor allem Epilepsie und Hysterie als hereditär belastend anzusehen. Im übrigen sind nur diejenigen Nervenkrankheiten von Bedeutung, welche selbst als Ausfluss einer angeborenen Disposition betrachtet werden dürfen.

Trunksucht der Eltern wird nicht nur häufig auf die Kinder übertragen, sondern kann auch zur Idiotie und Epilepsie bei diesen führen. Ausserdem ist Trunksucht an sich sehr oft ein Zeichen geistiger Minderwertigkeit.

Selbstmord wird erfahrungsgemäss in der Mehrzahl der Fälle von Geistesgestörten verübt oder doch wenigstens von abnorm veranlagten Individuen, resp. in erworbenen psychischen oder nervösen Ausnahmezuständen. Hier spielt der Alkohol eine grosse Rolle. Manchen Familien scheint eine besondere Neigung zum Selbstmord eigentümlich zu sein.

Bei sogenannten sonderbaren Charakteren handelt es sich manchmal um Psychopathen, die hart an der Grenze geistiger Gesundheit stehen und schon durch eine leichte Schädigung vorübergehend in geistige Störung verfallen können.

Bei Verbrechen hat man zu unterscheiden zwischen gelegentlich aus Not, infolge von Verführung und Leichtsinn oder im Affekt begangenen Straftaten (Leidenschaftsverbrechen) und den Handlungen von Gewohnheitsverbrechern. Letztere sind zum grossen Teil degenerierte, geistig tiefstehende Individuen. Häufung von Affektverbrechen mit rücksichtsloser Gewalttätigkeit aus nichtigen Ursachen kann auf krankhaft gesteigerte Reizbarkeit weisen (Alcoholismus chronicus, Epilepsie usw.).

Uneheliche Kinder wachsen meist in ungünstigen Verhältnissen auf. Das Milieu spielt aber für Entwicklung von Charakter und Gemüt eine wichtige Rolle. Ausserdem vermag man bei unehelichen Kindern selten etwas Sicheres über Belastung von seiten des Vaters zu erfahren. — Prostitution steht in nahen Beziehungen zur Kriminalität.

2. Entwicklung.

Schon der Geburtsverlauf kann eine bleibende Schädigung des Zentralnervensystems bedingen. Nicht nur sofortige Folgen, wie Meningitis, Encephalitis, cerebrale Kinderlähmung mit Entwicklung geistiger Schwäche (Imbecillität, Idiotie) sind durch Geburtstraumen (Blutungen usw.) möglich, sondern es scheint sich noch Jahre danach Epilepsie einstellen zu können. Man forsche in derartigen Fällen besonders, ob die Entbindung der Mutter sich übermässig lange hinzog, ob die Zange angelegt wurde, ob das Kind asphyktisch zur Welt kam.

Man frage getrennt nach Krankheiten sowie Kopfverletzungen der Kinderjahre und solchen des späteren Lebens.

Im frühesten Alter üben vor allem Meningitis, Hydrocephalus und Encephalitis nach Infektionskrankheiten einen üblen Einfluss auf die Gehirnentwicklung aus; desgleichen schwere Kopftraumen mit Commotio cerebri (Geistesschwäche, Epilepsie). Die Krämpfe der kleinen Kinder (Eclampsia infantilis), Erscheinungen von Tetanie und Stimmritzenkrampf weisen auf eine nervöse Disposition hin. Man spricht auch wohl von einer spasmophilen Diathese. Möglich, doch relativ selten ist da Ausgang in Epilepsie. Epilepsie soll sich zuweilen anschliessen an Rachitis, Keuchhusten, Scharlach der Kinder. Auf Rachitis wird ferner manchmal die Entstehung von Schwachsinn zurückgeführt. Vom Typhus ist bekannt, dass er Abnahme von Urteilsfähigkeit und Gedächtnis, selten Epilepsie verursachen kann. (Ueber Lues und Blei siehe unten!)

Kopfschmerzen, hartnäckiges Bettnässen, nächtliches Aufschreien (sogenannter Pavor nocturnus), können lediglich den Ausdruck einer allgemeinen nervösen Disposition darstellen. Vereinigen sie sich mit Schwindelanfällen, Ohnmachten, Krämpfen, richtigem Schlafwandeln, so ist an Epilepsie oder Hysterie zu denken.

Neigung zum triebartigen Fortlaufen (Poriomanie) mit Schulschwänzen, nächtlichem Umhertreiben u. dgl. findet sich besonders bei schwachsinnigen und allgemein nervösen Kindern.

Stets forsche man eingehend nach den näheren Umständen, unter welchen sich der später gewohnheitsmässige Hang zuerst entwickelt hatte. Selten handelt es sich um richtigen Wandertrieb in epileptischen und hysterischen Dämmerzuständen, häufiger noch um den Ausfluss einer krankhaften Verstimmung.

Kurzdauernde Verwirrtheitszustände mit nachherigem Erinnerungsverlust sind am häufigsten bei epileptischen und hysterischen Kindern zu beobachten; ferner öfters beim Veitstanz (Chorea minor). Stets denke man aber an die Möglichkeit einer in Schüben einsetzenden katatonischen Erkrankung des Kindesalters.

Zurückbleiben in der körperlichen und geistigen Entwicklung kann bereits in abnorm spätem Erlernen von Gehen und Sprechen sich bemerkbar machen.

Allerdings vollzieht sich die Entwicklung des Kindes individuell sehr verschieden. Im allgemeinen darf man sich merken, dass Kinder mit etwa 1 Jahre zu laufen, mit $1^1/_2$ Jahren zu sprechen anfangen. Viele lernen aber Sprechen früher als Gehen. Unreinlichkeit mit Urin und Faeces darf nach dem 4. Jahre nicht mehr vorhanden sein.

Bei Mädchen ist immer nach dem ersten Eintritt der Menstruation zu fragen, nach etwa dabei beobachteten nervösen und psychischen Störungen, nach Bleichsucht usw.

In Deutschland stellen sich die Menses am häufigsten um das 15. Jahr herum ein. Als Grenzen merke man sich ungefähr das 12. bis 17. Jahr.

Krankhafte Fortdauer kindlicher Körperbildung nennt man Infantilismus. (Siehe S. 19 unter Status somaticus!) Auf psychischem Gebiete finden sich dabei alle Grade geistiger Schwäche mit auffallend kindlichem Wesen.

Charakter-Eigentümlichkeiten fallen häufig schon früh bei abnorm veranlagten Menschen auf, die später an Psychosen erkranken. Vor allem kommen hier wieder die chronisch verlaufenden endogenen Geistesstörungen in Betracht. Nicht selten erfährt man bei Befragen, dass Patienten, welche an Paranoia und Katatonie erkranken, schon von Haus aus eigenwillig, verschlossen und scheu gewesen sind, sich als Kinder nicht am Spielen beteiligt, die Einsamkeit aufgesucht, niemals Freunde gehabt haben. Bei Hysterischen hört man von grosser Launenhaftigkeit, bei Epileptischen von Zornmütigkeit und Wutausbrüchen. Schwachsinnige spielen lieber mit jüngeren Kindern.

Ueber das Temperament in gesunden Tagen soll man sich unterrichten, um krankhafte Veränderungen desselben bei Stimmungsanomalien, namentlich bei leichteren Formen der manisch-melancholischen Psychosen, besser beurteilen zu können.

Kenntnis der Schulleistungen ist wichtig. Handelt es sich in späteren Jahren um die Frage, ob angeborene oder erworbene Geistesschwäche vorliegt, können sie unter Umständen den Ausschlag geben. Auch bilden Schulzeugnisse, die man sich am besten im Original vorlegen lässt, bei Imbecillen eine vorzügliche Ergänzung zu der Intelligenzprüfung. Minderbegabte werden heute gewöhnlich in den Hilfsschulen unterichtet.

3. Späterer Lebensgang.

Es ist zu fragen nach Leistungen in der Lehre, beim Militär, im Berufe, überstandenen Examina, wiederholtem Wechsel des Berufes, Unstetigkeit, abenteuerlichen Schicksalen. Auch die Art der errungenen Lebensstellung kann auf den Grad der intellektuellen Befähigung, auf das Vermögen, sich den Anforderungen des Lebens anzupassen, einiges Licht werfen, zumal wenn man den Stand der Eltern, die genossene Erziehung, die pekuniären Verhältnisse in Berücksichtigung zieht.

Beim Militär geraten besonders reizbare, haltlose, schwachsinnige Menschen in Konflikt mit den Anforderungen der Mannszucht. Beginnende Psychosen wie Katatonie und Hebephrenie führen gerade hier leicht zu Auffälligkeiten (plötzliche Fahnenflucht). Immer ist die genaue Kenntnis etwaiger gerichtlicher Bestrafungen wünschenswert.

Stets frage man nach Eheschliessung, etwaigen Aborten der Frau, Zahl der Kinder und deren Gesundheit. (Lues bei Kindern und Ehegatten. Konjugale Paralyse.) Alle Mitteilungen über das Verhalten des Patienten zu seinen Angehörigen, Kameraden, Vorgesetzten usw. können von Bedeutung sein, wertvolle Aufschlüsse über gehabte Sorgen, Enttäuschungen, Aufregungen bringen.

Nach dem Verlaufe früherer Schwangerschaften, Wochenbetten, eventuell auch der Laktation ist zu forschen. Haben sich damals psychische oder nervöse Störungen bemerkbar gemacht? Wie ist das Verhalten der Menstruation? Leidet Patientin während derselben an nervösen Beschwerden? Gerade epileptische und hysterische Erscheinungen pflegen bei derartigen Gelegenheiten erfahrungsgemäss oft stärker hervorzutreten.

4. Ursachen der jetzigen Erkrankung.

Trauma des Kopfes, zumal wenn es zur Commotio cerebri führte (Erbrechen, Kopfweh, Schwindel, Bewusstlosigkeit), kann bleibende geistige Störungen verursachen (Dementia posttraumatica, Korsakowscher Symptomenkomplex, Epilepsie) oder den manifesten Ausbruch einer Psychose beschleunigen (Katatonie, Dementia paralytica, Manie etc.) Ferner können schon leichte Verletzungen, sofern sie mit einem psychischen Shock verbunden waren, dauernde Folgen nach sich ziehen (traumatische Neurose; Neurasthenie, Hypochondrie und Hysterie).

Alkoholabusus, Potus, führt zu einer Reihe charakteristischer Irrsinnsformen, die man als Alkoholpsychosen zusammenzufassen pflegt, und spielt auch in der Aetiologie der Epilepsie eine Rolle. Gefährlicher als Bier und Wein ist bei weitem der Schnaps. (Symptome siehe unter Alcoholismus chronicus!)

Man erkundige sich, wieviel der Kranke in gesunden Tagen zu sich zu nehmen gewohnt war (für wieviel Pfennige?). In der Regel erhält man viel zu niedrige Angaben. Zumal weibliche Alkoholisten stellen oft jeden Genuss geistiger Getränke in Abrede. Mitteilungen der Angehörigen sind hier unerlässlich.

Durch einmaligen Alkoholexzess können bei Hysterie und Epilepsie Bewusstseinsstörungen und Krampfanfälle, bei geistigen Schwächezuständen Erregungen ausgelöst werden. Ausbruch eines Delirium tremens wird durch jedes Krankenlager, besonders Unfälle, fieberhafte Krankheiten und durch plötzlich erzwungene Enthaltsamkeit nach länger dauerndem Alkoholabusus begünstigt (Haft!).

Bei Bleivergiftung (Saturnismus) sieht man Abnahme von Gedächtnis-, Urteils- und Willenskraft, auch halluzinatorische Erregungen, Delirien und epileptische Anfälle: Encephalopathia saturnina.

Man forsche nach Bleisaum (schwarzblaue Verfärbung des Zahnfleisches dicht an den Zähnen), Bleikolik, peripheren Nervenentzündungen mit Lähmungen und Atrophien. (Befallen sind meist die Strecker beider Vorderarme.) Bedroht sind Maler, Schriftsetzer, Arbeiter in Bleifarbenfabriken usw.

Lues erzeugt vor allem häufig die Tabes dorsalis und die Dementia paralytica, die sich aber in der Regel beide erst 8—20 Jahre nach der Infektion entwickeln. Dagegen treten in den Frühstadien der Lues ausser der eigentlichen Hirnsyphilis vor allem Neurasthenie, Epilepsie und hysterische Erscheinungen auf. Gelegentlich können durch eingreifende Kuren oder Körperschwächung auch in der Entwicklung begriffene Psychosen (wie Katatonie) zum manifesten Ausbruch gebracht werden.

Leider erhält man nur selten aufrichtige Antworten bei Fragen nach hartem Schanker. Eher erfährt man von der gegen das Exanthem angewandten Quecksilber-Spritz- oder Schmierkur (neuerdings Salvarsan). Zahlreiche Aborte, Tabes oder Paralyse des Ehegatten, hereditäre Syphilis der Kinder können wertvolle Anhaltspunkte geben. Sehr wichtig ist positiver Ausfall der Wassermannschen Reaktion im Blute. (Siehe dort!)

Fieberhafte und infektiöse Krankheiten, besonders Typhus abdominalis, Gelenkrheumatismus, Pneumonie, Phthise, Malaria, Masern, Scharlach, Diphtherie, Erysipel, Parotitis epidemica, Influenza, Pertussis, Gonorrhoe verursachen in ihren verschiedenen Stadien gelegentlich Delirien und Amentia oder geben den Anstoss zum Ausbruch einer andersartigen Psychose.

Die Pubertät disponiert sehr zu psychischer Erkrankung. Vor allem sind es Hebephrenie und Katatonie, Manie und Melancholie, Hysterie und Epilepsie, die in dieser Zeit ihre ersten Erscheinungen machen. Manche bisher nicht erkannte Imbecillität tritt in der Pubertät deutlicher hervor.

Während Gravidität, Wochenbett, Laktation treten neben eklamptischen und Infektionspsychosen (Delirien, Amentia, akute Demenz) hauptsächlich Manie, Melancholie und Katatonie (Dementia praecox) auf. Bei Delirien und Amentia mag es sich dabei um richtige Intoxikationsvorgänge im Cerebrum handeln. Für die anderen Psychosen bildet das äussere Moment mehr die auslösende Ursache bei vorhandener Disposition.

Um die Zeit der Menstruation stellen sich in seltenen Fällen periodisch wiederkehrende Seelenstörungen von manischer oder melancholischer Färbung ein: menstruelles Irresein; mitunter auch nur einmal im Leben, vor Eintritt der ersten Menstruation. Häufiger beobachtet man im Zusammenhange mit den Menstruationsvorgängen eine Zunahme der Erregung im Verlaufe einer bestehenden Geisteskrankheit, auch eine Häufung hysterischer und epileptischer Erscheinungen. Oder aber die Menses sistieren mit Eintritt einer akuten Psychose, um erst in der Rekonvaleszenz oder bei Ausgang in Verblödung wiederzukehren.

Im Klimakterium besteht eine grosse Neigung zu nervösen Beschwerden aller Art: Herzklopfen, Wallungen zum Kopfe, Beklemmung, Flimmern, Ohrensausen, Kopfdruck, Schwindel, schlechter Schlaf usw. Psychisch finden sich besonders Reizbarkeit, Weinerlichkeit, Niedergeschlagenheit, hysterische Zustände und verhältnismässig häufig Melancholien. Die letztere Seelenstörung bevorzugt auch bei Männern die Zeit des Rückbildungsalters.

Exzessive Onanie wird oft fälschlich als Ursache angegeben, während die gesteigerte Libido schon ein Krankheitssymptom darstellte. Die Gefahren der Onanie werden sehr übertrieben.

Erschöpfende Momente, die Psychosen verursachen können, sind Siechtum und Schwächung durch die verschiedensten chronischen Krankheiten (Carcinomkachexie, Anämie, Diabetes, langdauernde Eiterungen, Herzleiden usw.), profuse Blutungen und angreifende Operationen, besonders Staaroperation mit Dunkelbehandlung, Strapazen, Entbehrungen, Unterernährung, Ueberarbeitung. Derartige Ursachen sind am häufigsten in der Vorgeschichte von Amentia und Delirien (Inanitionsdelirien) anzutreffen, aber gelegentlich auch bei anderen Formen von Geistesstörung.

Nach Gemütserregungen wie Angst, Schreck, Aerger, Kummer, Sorge, Enttäuschung, unglückliche Liebe, entwickeln sich besonders bei disponierten Personen (Psychopathen) hysterische (psychogene) Geistesstörungen, doch scheinen jene Momente auch bei zahlreichen anderen Psychosen eine gewisse Rolle als Hilfsursachen zu spielen. Indessen ist es nicht immer leicht zu entscheiden, ob die Gemütserregung wirklich als Ursache und nicht vielmehr als erstes Symptom des beginnenden Irreseins aufzufassen ist.

In der Haft, zumal der Einzelhaft, sind psychische Erkrankungen häufig. Bei Untersuchungsgefangenen beobachtet man vor allem das Auftreten von hysterischen (psychogenen) Geistesstörungen, die in der Regel nach Unterbrechung der sie verursachenden Haft rasch ablaufen. Häufig sind der Gansersche Symptomenkomplex (siehe S. 89), hallucinatorische und paranoische Krankheitsbilder. Bei Alkoholisten kann das Delirium tremens auftreten. Bei Strafgefangenen herrschen mehr chronische Psychosen vor: neben Paranoia chronica bzw. Dementia paranoides mit Halluzinationen und hypochondrischen Wahnideen der Querulantenwahn, Katatonie und Hebephrenie. Der Wahn, begnadigt zu sein, entwickelt sich bisweilen bei lebenslänglich Verurteilten.

5. Beginn der Erkrankung.

Der Zeitpunkt, wann die Psychose zuerst eingesetzt hat, wird gewöhnlich vom Patienten und seinen Angehörigen zu kurz angegeben. Bei näherem Nachforschen stellt sich heraus, dass die ersten Anzeichen sehr viel weiter zurückgelegen haben. Andererseits neigen manche Kranke, z. B. Paranoische, dazu, retrospektiv zufällige frühere Erlebnisse im Sinne ihres Wahns umzudeuten, so dass es fälschlich den Eindruck macht, als hätten sie schon vor vielen Jahren an Sinnestäuschungen und Wahnideen gelitten.

Weiter hat man nach den ersten Erscheinungen zu fragen, unter welchen eine Psychose eingesetzt hat:

Charakterveränderungen fallen häufig der Umgebung auf, wie masslose Reizbarkeit, prahlerische Selbstüberhebung, Schamlosigkeit und rücksichtsloser Egoismus oder aber Apathie, Unlust zu jeder Tätigkeit, Willensschwäche und Entschlusslosigkeit. Dieselben können vorübergehend sein bei Verstimmungen oder dauernd als Ausdruck einer Demenz.

Bei einzelnen Verblödungsformen, z. B. Dementia paralytica, Dementia senilis, verbinden sich diese Charakterveränderungen mit einer deutlichen Abnahme der intellektuellen Fähigkeiten, während in anderen Fällen, wie Katatonie, Hebephrenie, die Gemütsstumpfheit im Vordergrunde steht (Lieblosigkeit gegen die Angehörigen u. dgl.), die eigentliche Intelligenz dagegen zunächst weit weniger leidet.

Verfall der Geisteskräfte zeigt sich in Urteilsschwäche, Kritiklosigkeit, Vergesslichkeit, Gedächtnislücken, Stumpfheit, Verlust aller höheren Interessen und der sittlichen Gefühle. In den vorgeschrittensten Fällen sinkt der Kranke auf die Stufe eines kleinen Kindes herab, kann nicht für sich selbst sorgen, verunreinigt sich mit Kot und Urin, zeigt schliesslich nur noch für die Nahrungsaufnahme Interesse (vor allem bei Dementia paralytica).

Verstimmungen können heiter oder traurig sein. Sie finden sich mehr flüchtig und wechselnd bei den verschiedensten Psychosen und Neurosen (Epilepsie!), von längerer Dauer und gleichmässiger Färbung bei Manie und Melancholie. Kolossal gehobenes Glücksgefühl oder stumpfes Behagen, Euphorie, ist bei Dementia paralytica häufig. Ein depressives Vorstadium mit neurasthenischen Beschwerden leitet öfters die chronische Paranoia und die Katatonie ein, die Dementia paralytica, die Dementia senilis und die arteriosklerotische Demenz.

Nach Taedium vitae forsche man stets, um der Gefahr eines Selbstmords rechtzeitig vorbeugen zu können. Lebensüberdruss findet sich in erster Linie bei Zuständen trauriger Verstimmung mit Angst. Besonders gefährlich sind plötzliche heftige Angstanfälle (Raptus melancholicus). Oft sitzt die Angst in der Herzgegend, geht mit Beklemmungsgefühl und Herzklopfen einher.

Auch Zwangsvorstellungen, wie Grübelsucht, Platzfurcht u. dgl. (siehe unter Zwangsvorstellungen) können sich mit Angstgefühlen verbinden.

Fragen nach Appetit, Stuhlgang und Wasserlassen sind praktisch zweckmässig, da manche Kranke schlecht essen oder jede Nahrung verweigern, durch die Unterernährung rasch verfallen, den Stuhl und Urin zurückhalten. Wieder andere lassen gleichgültig unter sich gehen. Dazu kommt noch die Möglichkeit organischer Mastdarm- und Blasenstörungen.

Der Schlaf pflegt im Anfang meist schlecht zu sein. Man hat zu unterscheiden, ob der Patient überhaupt nicht einschlafen kann oder immer wieder aufwacht, an schreckhaften Träumen leidet. Zuweilen findet sich Schlafsucht.

Kopfschmerzen, Schwindel, Ohnmachten, Krämpfe finden sich vereint vor allem in der Anamnese von Epilepsie, Hysterie, Dementia paralytica, Lues cerebri, arteriosklerotischer Demenz, Tumor, Meningitis, multipler

Sklerose, kommen aber auch sonst gelegentlich vor, z. B. bei Katatonie.

Bei Kopfschmerzen frage man, ob sie anfallsweise einsetzen und zu welcher Tageszeit. Bei Lues cerebri sind sie gewöhnlich Nachts am heftigsten. Bei Meningitis tuberculosa schreien die Kinder manchmal vor Schmerz. Hier wie bei Migräne und Tumor ist das Kopfweh oft mit Uebelkeit und Erbrechen verbunden. Bei Tumor und Arteriosklerose treten die Kopfschmerzen besonders nach Lageveränderungen ein, z. B. Morgens beim Aufstehen. Bei Arteriosklerose rufen vor allem blutdrucksteigernde Momente den Schmerz hervor (Husten, Niesen, Defäzieren, rasche Bewegungen, Bücken etc.).

Unter Schwindel versteht der Laie vielfach nur den Höhenschwindel, oder er meint Doppeltsehen (Augenmuskelstörungen!), ja manchmal nur allgemeine Mattigkeit. Man frage also jedesmal genau, ob sich alles dreht (Vertigo); ob Patient taumelt und sich halten muss, um nicht zu fallen; ob nur die Beine den Dienst versagen, oder ob das Bewusstsein für den Moment überhaupt verschwindet (Epileptisches Petit mal, Arteriosklerose des Gehirns, Dementia paralytica usw.)

In anderen Fällen handelt es sich mehr um ein Gefühl plötzlicher geistiger Leere, ein Abreissen des Gedankenfadens, das durch Willensanstrengung überwunden werden kann, oder um eine Art träumerischer Zerstreutheit (Neurasthenie und Hysterie). Allein man hüte sich, nur auf Grund solcher nicht ganz einfacher Unterscheidungen zu weitgehende Schlüsse zu ziehen. Schwindel mit schrillem Ohrensausen findet sich besonders bei Labyrintherkrankung (Menièrescher Schwindel).

Ohnmachten kommen auch bei Herzleiden vor, bei Bleichsucht, bei körperlichen Schwächezuständen, nach übermässigen Anstrengungen, Blutverlust, bei starkem Stuhlgang, im Beginn von Infektionskrankheiten, auch in engen Räumen mit schlechter Luft, bei grosser Menschenansammlung usw. Man schliesse daher nicht gleich auf Epilepsie und Hysterie, ohne die näheren Umstände zu kennen. Sehr wichtig ist, ob Krampferscheinungen dabei beobachtet wurden.

Bei Krämpfen frage man zunächst nach Zeit, Dauer und Häufigkeit. Epileptische Anfälle treten sehr oft Nachts, hysterische mehr Tags auf. Häufen sich jene, kommt es sehr bald zu einem schweren Status epilepticus mit ausgesprochener Benommenheit, Einnässen und Fieber. Hysterische Anfälle können sich dagegen in hoher Zahl an einem Tage einstellen und stundenlang anhalten, ohne doch das Individuum wesentlich anzugreifen.

Verletzungen durch Hinstürzen im Anfall, Zungenbiss, Einnässen sprechen für Epilepsie; erhaltenes Bewusstsein, Sprechen im Anfall, übermässiges Umherwälzen, Schlagen und Treten nach der Umgebung, Beeinflussbarkeit durch fremde Massnahmen für Hysterie. Auch ist bei Hysterischen fast stets eine äussere Ursache, wie Aerger, Schreck, Schmerz, für die Entstehung des Anfalls nachzuweisen. Vielfach stellen sich hier die Krämpfe nur zu bestimmten Stunden ein. Die Erinnerung pflegt nach vollentwickelten epileptischen Anfällen zu fehlen, nach hysterischen verhält sie sich verschieden. Ein isolierter Anfall allein beweist noch nicht sicher Epilepsie.

Störungen der Sprache lassen sich anamnestisch in der Regel nur ganz allgemein feststellen. Höchstens, dass ein totaler Sprachverlust (Aphasie bei Arteriosklerose des Gehirns, bei Dementia paralytica usw.) oder hartnäckige Stummheit (Mutismus bei Katatonie und Hysterie) von den Angehörigen einwandsfrei geschildert wird. Wichtig ist immer die Feststellung, ob ein Kranker mit leichter artikulatorischer Sprachstörung, der nur die vorgesprochenen Paradigmata nicht ordentlich wiederholen kann, von Hause aus gestottert, eine sogenannte schwere Zunge gehabt hat oder nicht. Stets stelle man fest, ob das Deutsche seine Muttersprache ist, da die mangelhafte Aussprache des Ausländers eine Artikulationsstörung vortäuschen kann. Eine fortschreitende artikulatorische Sprachstörung (vgl. S. 39) findet sich bei Dementia paralytica. Auffallende Verlangsamung der Sprache kann Frühsymptom der Hirnarteriosklerose sein. Zerhacken der Worte (Skandieren) entwickelt sich vor allem bei multipler Sklerose.

Auch Schreibstörungen können von Bedeutung werden, wenn es sich darum handelt, festzustellen, wann eine krankhafte Veränderung eingesetzt hat. Man bitte sich von den Angehörigen Briefe und schriftliche Aufzeichnungen des Kranken aus, bei Kindern die Schulhefte.

Hinsichtlich der Lähmungen interessiert vor allem die Art ihres Zustandekommens, ob sie sich direkt an eine psychische Erregung angeschlossen haben (Verdacht auf Hysterie), ob sie plötzlich mit einem Anfall von Bewusstlosigkeit eingetreten sind (Apoplexie), oder sich mehr schleichend, sogar in Stunden und Tagen, entwickelt haben (Erweichung, Tumor), ob Krämpfe der Lähmung vorausgingen. Passagere Lähmungen lassen ebenso sehr an Dementia paralytica und Lues cerebri denken wie an Arteriosklerose des Gehirns, bleibende mehr an Letztere. Hysterische

Lähmungen sind abhängig von der momentanen Stimmung und durch Vorgänge in der Aussenwelt zu beeinflussen. Zeitweises Doppeltsehen weist auf die Möglichkeit passagerer Augenmuskellähmungen hin.

Die Wahnideen können sich darstellen als Grössenideen mit Neigung zu übermässigen Geldausgaben (vor allem bei Dementia paralytica), als Versündigungs- und Verarmungsvorstellungen (vor allem bei Melancholie), als Verfolgungswahn (vor allem bei Paranoia), als Eifersuchtsideen (vor allem bei chronischen Alkoholikern), als hypochondrische Wahnvorstellungen (selten rein: bei Hypochondrie; meist zusammen mit Verfolgungs- oder Versündigungsideen).

Die Angehörigen sind häufig bestrebt, die Wahnideen bis zu einem gewissen Grade als begründet nachzuweisen; oder sie halten wahnhafte Erlebnisse für Tatsachen und für Ursache der geistigen Störung. Mit dieser Neigung muss der Arzt bei Erhebung der Anamnese rechnen.

Halluzinationen fallen einer laienhaften Umgebung nur auf, wenn sie sehr lebhaft werden. Besonders sind es die Gesichtstäuschungen der Alkoholdeliranten, die Gehörs- und Geschmackstäuschungen (Vergiftungsideen) der Paranoiden, über die man ziemlich regelmässig Mitteilungen erhält. Monologe brauchen nicht immer durch Halluzinationen veranlasst zu sein.

Verwirrtheit prägt sich aus in Ratlosigkeit: Der Kranke findet sich nicht zurecht, verkennt die Personen seiner Umgebung, führt auch wohl unzusammenhängende Reden und kann Fragen nicht sachgemäss beantworten. (Hier kann aber auch eine Aphasie zugrunde liegen!) Desorientierung für Ort und Zeit findet sich vor allem bei Delirien und Amentia, soweit sie nicht schon Ausdruck einer Verblöduug ist. Mit weitgehendem Gedächtnisverluste (besonders Fehlen der Merkfähigkeit) verbindet sich die Desorientierung bei der Korsakowschen Psychose.

Manieren, wie Grimassen, sonderbare Stellungen und Bewegungen, allgemeine Starre, sinnloses Widerstreben sind am ausgeprägtesten bei der Katatonie, kommen bei anderen Psychosen höchstens episodisch vor.

Erregungszustände können durch unzweckmässiges Verhalten der Umgebung provoziert sein. Stets forsche man genau nach den Umständen, unter welchen sie auftraten, nach ihrer Dauer, der Art ihres Abklingens, ob sie vom Schlaf gefolgt wurden und mit Krämpfen in zeitlichem

Zusammenhange standen (Epilepsie), ob sie sich an einen Alkoholexzess angeschlossen hatten (Möglichkeit des pathologischen Rausches). Praktisch wichtig ist es, zu wissen, ob der Kranke zu gewalttätigen Angriffen und zur Sachbeschädigung neigt.

Ueber die bisherige Behandlung und die durch sie erzielten Erfolge suche man sich nach Möglichkeit zu unterrichten. War der Patient schon früher in Anstalten, kann man durch Einforderung der damals geführten Krankenblätter sehr wertvolle Aufschlüsse gewinnen. Vor der eigenen Untersuchung eines neuen Kranken stelle man fest, ob derselbe differente Mittel erhalten hat, durch welche die vorhandenen Symptome beeinflusst sein können (Miosis nach Morphium, Mydriasis und gelegentlich Babinskisches Zeichen nach Scopolamin, Fehlen des Konjunktival- und Rachenreflexes nach Brom, Schläfrigkeit oder Benommenheit durch Narcotica usw.). Von der Anwendung von Mitteln, gegen welche nach früheren Erfahrungen bei einem Patienten ausgesprochene Idiosynkrasie herrscht, ist besser ganz Abstand zu nehmen. Rascher und günstiger Verlauf eines früheren Anfalles von Geistesstörung lässt die Prognose hoffnungsvoller erscheinen.

C. Status somaticus.

In keinem Falle versäume man, bei der Untersuchung eines Geisteskranken einen genauen körperlichen Status aufzunehmen. Der Psychiater muss die neurologischen Untersuchungsmethoden beherschen, will er nicht den schwerwiegendsten Irrtümern ausgesetzt sein. Auch hier empfiehlt es sich für den Anfänger, ein bestimmtes Schema sich einzuprägen, um nichts Wesentliches auszulassen.

Schema für den Status somaticus.

1. Allgemeiner körperlicher Zustand: Alter. Gewicht und Grösse. Temperatur. Allgemeiner Habitus: Knochenbau. Muskulatur. Ernährung. Hautfarbe. Haltung. Gesichtsausdruck. Tätowierungen. Missbildungen (Degenerationszeichen). Struma.

2. Schädel: Masse und Form. Druck- und Klopfempfindlichkeit (Kephalgie). Perkussionsschall. Narben.

3. Augen (II., III., IV., VI. Hirnnerv): Pupillen-Weite, -Form, -Differenz; Licht- und Konvergenz-Reaktion. Augenbewegungen, Nystagmus. Exophthalmus. Augenhintergrund. Sehschärfe, Gesichtsfeld.

4. Die übrigen Hirnnerven: Trigeminus; Korneal- und Konjunktivalreflex. Facialis. Zunge (Bissnarben!). Gaumen (Rachenreflex, Schlucken). Geruch, Geschmack. Gehör. Gleichgewichtsstörungen.

5. Sprache: Stottern. Dys- und Anarthrie. (Bulbäre Sprache.) Skandieren. Artikulatorische Sprachstörung mit Silbenstolpern. Aphonie. Aphasie (sensorische und motorische). Alexie. Agraphie. (Sonstige Schreibstörungen.)

6. Arme: Lähmung. Spannungszustand der Muskulatur. Atrophie. Sehnenreflexe. Druckempfindlichkeit der Nerven. Ataxie Tremor. Krampfzustände.

7. Beine: Wie bei den Armen (Kniephänomen!). Ausserdem Patellar- und Fussklonus. Zehenreflex. Gang. Romberg.

8. Rumpf: Hautreflexe. Vasomotorisches Nachröten. Mechanische Muskelerregbarkeit. Druckpunkte. Wirbelsäule. Blasen- und Mastdarmstörungen. Decubitus.

9. Sensibilität: Tast-, Schmerz- und Temperaturempfindung. Ortssinn. Lagegefühl. Vibrationsgefühl. Kraftsinn. Stereognostischer Sinn.

10. Innere Organe: Herz. Puls (Blutdruck). Lungen. Bauchorgane. Urin.

11. Liquor cerebrospinalis: Druck. Aussehen. Chemische und mikroskopische Untersuchung. (Wassermannsche Reaktion.)

12. Elektrische Untersuchung: Faradisch und galvanisch. Quantitative und qualitative Aenderung der Erregbarkeit.

13. Eventuell Krampfanfälle (Epilepsie. Jackson. Hysterie).

Somatische Untersuchungsmethoden.

1. Allgemeiner körperlicher Zustand.

Das Alter des Patienten, der untersucht werden soll, ist für die Beurteilung mancher Symptome von Bedeutung (Alters-Miosis, Tremor senilis, Rigidität der Gefässe usw.). Nie unterlasse man es daher, in einem körperlichen Status das Alter, wenigstens annähernd, anzugeben.

Das Gewicht zu kennen ist nur dann wertvoll, wenn man auch die Grösse weiss, da zwischen beiden ein bestimmtes Verhältnis besteht. Der Körpergewichtsquotient $\frac{\text{Zahl der cm}}{\text{Zahl der kg}}$ soll durchschnittlich zwischen 2 und 3 betragen. Wo man keine exakte Messung vornehmen kann, versäume man wenigstens nicht, zu notieren, ob der Patient von mittlerer Grösse ist, ob über- oder untermittelgross. Starke Gewichtsschwankungen finden sich besonders bei den katatonischen Psychosen. Zunahme des Gewichts bei gleichzeitiger psychischer Besserung gilt als Zeichen beginnender Genesung. Starke Gewichtszunahme findet sich oft bei Verblödung.

Die Temperatur ist stets sofort festzustellen. Infektionspsychosen werden in erster Linie durch das Thermometer diagnostiziert.

Nach epileptiformen Anfällen mit organischer Grundlage kann man hohe Temperatursteigerungen beobachten, besonders bei Dementia paralytica; bei genuiner Epilepsie fast nur, wenn die Anfälle sich häufen. Das hysterische Fieber ist wohl stets vorgetäuscht (Reiben des Thermometers, Eintauchen desselben in heisse Flüssigkeit). Man kontrolliere die Messungen daher stets selbst oder durch zuverlässiges Personal. Rektale Messungen sind sicherer als Achselhöhlenmessungen. Subnormale Temperaturen findet man besonders oft bei Alkoholisten und Katatonikern, gelegentlich auch bei Delirien im Gefolge von Infektionskrankheiten.

Der allgemeine Habitus kann mancherlei Anhaltspunkte für die Richtung der Untersuchung gewähren.

Vorzeitiges Altern ist oft bei Arteriosklerose des Gehirns zu beobachten. Bei Greisen wird man immer zunächst an Dementia senilis denken. Ein gedunsenes Gesicht mit zahlreichen Petechien, injizierten Bindehäuten wird Verdacht auf Alkoholismus erregen. Ekchymosen in den Konjunktiven und dem Gesicht können von epileptischen Krampfanfällen herrühren. Schlaffe, leere Züge, erloschener Blick lassen oft den an Dementia paralytica Leidenden auffallen. (Ueber den Ausdruck der Affekte ist im Abschnitt über den Status psychicus nachzulesen.) Auch Riesenwuchs und Zwergwuchs, rachitische (Schädel, Zähne, Rippen, Epiphysen, Verkrümmung der Unterschenkel) und myxödematöse Veränderungen (siehe unter Struma!) fallen sogleich in die Augen. Auf Exantheme, Oedeme, Hernien und Varicen ist zu achten. Besonders hervorzuheben ist jedes Mal das Verhalten von Knochenbau (kräftig oder grazil), von Muskulatur (gut, mässig, schlecht) und von Ernährung (Adipositas, Kachexie usw.). Die Färbung von Haut und Schleimhäuten ist wichtig (Anämie, Bleichsucht). Wenig anzufangen ist mit Tätowierungen, die bei einzelnen Berufsklassen (Seeleute) allgemein üblich sind. Höchstens, wenn sie besonders gehäuft oder obscön sind, verdienen sie und ihre Entstehungsgeschichte Beachtung. (Häufige Tätowierungen bei Verbrechern.)

Als Missbildungen oder Degenerationszeichen hat man neben den weiter unten zu erwähnenden Schädel- und Gaumenanomalien (siehe S. 20) angesprochen: Verbildung der Ohren

(Spitzohr, fehlende oder mangelhafte Entwicklung der Ohrläppchen, fehlerhafte Gestaltung der Helix, Henkelohren), verschieden gefärbte Iris, exzentrische Stellung der Pupille, Hasenscharte, Wolfsrachen, Anomalien in Form, Grösse, Zahl und Stellung der Zähne, überzählige Finger und Zehen, Schwimmhautbildung, Klumpfüsse, übermässig lange Arme, zu kurze Beine, fluktuierende 10. Rippe, abnorme Haar- und Bartentwicklung, überzählige Brustwarzen, Hypospadie und Epispadie, Kryptorchismus, Vagina duplex, Atresia vaginae, Uterus bicornis, Spina bifida, Skoliose, angeborene Luxationen. Alle diese Zeichen dürfen nur, wenn sie gehäuft auftreten, den Verdacht auf eine minderwertige Anlage erwecken. Sie finden sich im allgemeinen etwas häufiger bei Irren und Verbrechern als bei normalen Individuen, gestatten aber im Einzelfalle an sich niemals einen Schluss auf den Geisteszustand des Betreffenden.

Auch den Riesenwuchs hat man zu den Missbildungen gerechnet und den Zwergwuchs, der öfters eine Erscheinung des Infantilismus darstellt. Man versteht hierunter eine krankhafte Fortdauer der Merkmale der Kindheit durch das ganze Leben infolge von Entwicklungs- und Wachstumshemmung (fehlerhafte Anlage, fötale Erkrankung). Der Infantilismus kann auch partiell sein, indem er nur einzelne Organe betrifft. Besonders zu merken sind: Hohe Stimme, mangelhafte Ausbildung der Geschlechtsorgane, der Schamhaare und des Barts. — Riesenwuchs (Gigantismus), aber auch übermässige Fettentwicklung mit Rückbildung der Genitalien finden sich bei Hypophysis-Erkrankungen. In ersterem Falle spricht man von Akromegalie, im zweiten Falle von Dystrophia adiposogenitalis.

Das Othämatom ist keine Missbildung, sondern Folge traumatischer Einwirkung (Schlag, Druck) auf die Ohrmuschel mit Zertrümmerung des Knorpels und Bluterguss zwischen Knorpel und Perichondrium. Aus der anfänglichen fluktuierenden Geschwulst wird nach Resorption des Blutergusses in der Regel durch Narbenzug eine dauernde Verunstaltung der Muschel. Bei bestehender Neigung zu trophischen Störungen entwickelt sich das Othämatom besonders leicht, z. B. bei Dementia paralytica.

Struma (Kropfbildung) und Athyreosis (Fehlen der Schilddrüse) gehören zum Bilde des Kretinismus (siehe im speziellen Teil). Die Basedowsche Krankheit (Struma, Exophthalmus, Tachykardie) geht öfters mit psychischen Störungen einher. Doch kommt Kropfbildung auch ohne alle derartigen Erscheinungen bei geistig Gesunden vor.

Myxödem, d h. pralle, teigige Schwellung der Haut, in welcher Fingerdruck keine Delle hinterlässt, tritt zusammen mit Schwachsinn, Schwindel, Ohnmachten, Zittern von Zunge und Händen nach Entfernung der ganzen Schilddrüse auf: Cachexia strumipriva der Chirurgen. (Vgl. im speziellen Teile Myxödem!), dagegen Tetanie (vgl. S. 49 und S. 69) nach Entfernung der Epithelkörperchen.

2. Schädel.

Masse: Der Schädel hat beim Erwachsenen im allgemeinen einen grössten Horizontal-Umfang zwischen 53 (resp. 51 bei Frauen) und 60 cm. In der Regel bewegen sich die Zahlen zwischen 55 und 57 cm. Der grösste Längsdurchmesser beträgt ungefähr 17—21 cm, der grösste Breitendurchmesser 14—18 cm. Immer ist das Verhältnis zur Grösse und Masse des ganzen Körpers zu berücksichtigen.

Methode: Man misst den Umfang mit einem stählernen Bandmass oberhalb der Augenbrauen und über dem vorspringendsten Punkt des Hinterhaupts.

Die Dichtigkeit des Haares ist zu bemerken.

Den grössten Längs- und Querdurchmesser nimmt man mit dem Tasterzirkel ohne Rücksicht auf die Horizontalebene.

Bei Neugeborenen soll der Umfang des Schädels ca. 35 bis 36 cm betragen, nach einem Jahre gegen 45 cm; bei Kindern von 7 Jahren mindestens 48 cm (resp. 47 cm bei Mädchen), bei Kindern von 14 Jahren mindestens 50,5 cm (resp. 49,5 cm bei Mädchen).

Als mittlere Zahlen kann man sich etwa merken:

Neugeboren	36 cm
1 Jahr	45 „
2 Jahre	48 „
5 Jahre	50 „
10 Jahre	52 „
15 Jahre	54 „

Die grosse Fontanelle soll bis spätestens Anfang des 3. Lebensjahres geschlossen sein, ist es meist schon im 18. Lebensmonate.

Mikrokephalie: Abnorm kleiner Schädel (Umfang unter 49 cm) mit starkem Ueberwiegen des Gesichts, Vortreten des Unterkiefers, geringem Abstand zwischen beiden Augen (findet sich bei Idioten). Liegen dabei die flache Stirn und die Nase in einer Linie, spricht man von einem Aztekenkopf; weicht das Kinn sehr stark zurück, von einem Vogelgesicht.

Hydrokephalie: Abnorm grosser Schädel mit breiter Stirn, nach unten gerichteten Augen, kleinem Gesicht. (Bei ausgeprägtem Hydrocephalus besteht geistige Schwäche.)

Lange Schädel nennt man Dolichokephale, kurze Brachykephale. Ist der Schädel im Verhältnis zur Länge auffallend hoch, spricht man von Turmschädel. Imbezille haben vielfach, doch nicht immer, kleine Köpfe; namentlich ist häufig das Hinterhaupt stark abgeflacht. Stets hüte man sich, allein von einer ungewöhnlichen Schädelform auf psychische Besonderheiten zu schliessen. Auch Schiefheit des Schädels muss bis zu einem gewissen Grade als normal gelten. Mütterliches Becken und Geburtsvorgang sind von weitgehendem Einflusse auf die Schädelkonfiguration. Bei rachitischen Schädeln springen Stirn und Scheitelhöcker stark vor; die Stirn ist verbreitert, das Hinterhaupt abgeflacht. Der Schädel hat viereckige oder birnförmige Gestalt. In der Gegend der grossen Fontanelle befindet sich eine sattelförmige Einbuchtung. Bei Kretinismus sieht man oft einen übergrossen Kopf mit eingesunkener Nasenwurzel, weit auseinanderstehenden Augen, vorgeschobenen Kiefern.

Druck- und Klopfempfindlichkeit des Schädels an umschriebenen Stellen findet sich manchmal bei Hirntumor, häufiger noch bei Hirnabszess. Empfindlichkeit des Warzenfortsatzes lässt an Ohrenerkrankungen denken. Nach Kopfverletzungen kann ebenfalls Empfindlichkeit zurückbleiben. Einzelne Druckpunkte, zumal auf dem Scheitel, finden sich vielfach bei Hysterie.

Kephalgie (Kopfschmerz): Clavus nennt man ein Gefühl von Bohren und Brennen in der Gegend der grossen Fontanelle, das sich oft bei Hysterischen findet. Der neurasthenische Kopfschmerz wird meist als lästiger Druck (schwerer Helm, Band um die Stin oder als krampfartige Spannung über die ganze Schädeldecke hin) beschrieben. Der Tumorkopfschmerz ist mehr kürzlich erworben, sitzt innerlich, kann wie der meningitische äusserst heftig sein, verbindet sich mit Uebelkeit und Schwindel, steigert sich, ebenso wie der arteriosklerotische Kopfschmerz, bei Lagewechsel. Nächtliche Kopfschmerzen sind namentlich eigentümlich für Lues cerebri. Bei Migräne wird meist Schläfenstechen mit Flimmern und Uebelkeit geklagt (besteht gewöhnlich von Jugend auf, kann erblich sein). Auch der anämische Kopfschmerz bevorzugt Schläfen und Stirn. Zweckmässig fragt man bei Kopfschmerz immer: „Ist es ein Bohren, Schneiden, Stechen, Brennen, Reissen, Ziehen, Drücken? Sitzt es aussen oder innen? Ist es immer da oder anfallsweise? Zu welcher Tageszeit?“

Beim Schwielenkopfschmerz soll man kleine Knötchen (Infiltrate) in der Galea aponeurotica fühlen.

Bei der Occipital-Neuralgie zieht der Kopfschmerz vom Nacken zum Scheitel hinauf. Die Haut ist hyperästhetisch. Der Hauptdruckpunkt findet sich zwischen Processus mastoideus und den obersten Halswirbeln in der Mitte.

Ueber Stiche in Stirn und Augen, Flimmern und Verschwimmen der Buchstaben klagen beim Lesen nervöse Kinder mit Schwäche der Augen-Akkommodationsmuskeln (Asthenopia nervosa).

Nackensteifigkeit bei Kopfschmerz, Benommenheit, Erbrechen usw. lässt an Meningitis denken. (Bei Kindern Aufschreien vor Schmerz im Schlafe.)

Der **Perkussionsschall** am Schädel kann in seltenen Fällen über einem Tumor dumpfer werden oder aber tympanitisch, wenn der Tumor den Schädelknochen stark verdünnt hat. (Beim Säugling ist tympanitischer Schall physiologisch). Wichtiger ist das „Scheppern" (Geräusch des gesprungenen Topfes), das auftritt, wenn Tumor oder Hydrocephalus zu einer Sprengung der Nähte geführt hat, ferner bei Schädelfrakturen.

Zahlreiche **Narben**, zumal an der Stirne, über deren Herkunft der Patient nicht recht Auskunft geben kann, werden den Gedanken an Epilepsie nahelegen.

Bei allen Narben ist anzugeben Lage, Form, Länge, Verschieblichkeit über dem Knochen; eventuell ob eine Rinne, eine Knochenlücke darunter zu fühlen ist. Im letzteren Falle lässt sich vielleicht auch die Pulsation des Gehirns durch den aufgelegten Finger wahrnehmen. Schwere Kopfverletzungen, welche das Gehirn in Mitleidenschaft gezogen haben (Commotio), können die Ursache von Epilepsie und traumatischer Demenz bilden. Auch ohne äussere Beschädigung des Schädeldaches kann eine Splitterung der Tabula vitrea erfolgen (Herdsymptome!). Ist angeblich nach einer Verletzung eine umschriebene Druckempfindlichkeit zurückgeblieben (z. B. bei traumatischer Neurose), prüfe man, ob bei Druck auf diese Stelle der Puls ansteigt (**Mannkopff-Rumpf**sches Zeichen). Positiver Ausfall spricht für die Richtigkeit der Angabe; negativer beweist nichts.

3. Augen (II., III., IV., VI. Hirnnerv).

Pupillen: Die Weite der Pupille hängt ab von der Innervation des III. Nerven des Oculomotorius (Sphincter pupillae) und des Sympathicus (Dilatator pupillae). Im hellen Raume sind die Pupillen eng (Miosis), im Dunkeln weit (Mydriasis).

Miosis besteht ferner im **Schlafe**, bei Greisen, nach Eserin, Opium und Morphium; dann bei Erkrankung des Centrum ciliospinale im unteren Hals- und oberen Brustmarke (Dilatator-Lähmung); endlich oft bei Tabes und Dementia paralytica.

Mydriasis findet sich bei psychischer Erregung (Angst, Schmerz, gespannter Aufmerksamkeit usw.) und bei kräftigen Muskelaktionen, in epileptischen und hysterischen Anfällen sowie bei katatonischen Spannungszuständen, zuweilen bei reflektorischer Pupillenstarre, auch einseitig (Dementia paralytica, Lues cerebri), ausserdem nach Atropin, Kokain, Skopolamin, Duboisin.

Man unterscheide bei der Untersuchung der Pupillenweite eng (bis zur Stecknadelknopfgrösse), untermittelweit (ca. 2 mm), mittelweit (ca. 3—5 mm), übermittelweit und weit bis ad maximum (kaum sichtbarer Irissaum).

Die Form der Pupille ist gewöhnlich rund. Leichte Entrundung kommt bei Gesunden vor, häufiger noch bei Geisteskranken, besonders bei Katatonie, wo im Stupor sogar vorübergehend die Pupillen queroval erscheinen können. Dauernd und stark verzogene Pupillen trifft man, sofern nicht lokale Augenaffektionen vorliegen (Synechien, Sphincterrisse, Glaukom), vor allem bei Störungen der Lichtreaktion (Dementia paralytica, Tabes dorsalis, Lues cerebri).

Differenz der Pupillen: Betrachtet man bei gleichmässig auffallendem Lichte die Pupillen Gesunder, so sind dieselben mit ganz geringen Ausnahmen gleich weit. Wird eine Pupille stärker belichtet, kann sie enger erscheinen. Pupillendifferenz (Anisokorie), wenn sie bei gleichmässiger Beleuchtung mehr als 1—2 mm beträgt, ist fast stets krankhaft und Zeichen einer Schädigung der Lichtreaktion.

Zu beachten ist, dass Differenz und Entrundung lange Zeit der Entwicklung von nachweisbarer Störung der Lichtreaktion voraufgehen können (Dementia paralytica. Tabes). Vorübergehende Differenz findet sich bei Migräne, bei Neurasthenie, seltener bei Katatonie. Differenz kommt auch angeboren vor.

Konvergenz-Reaktion: Bei Konvergenz der Bulbi durch Blick in die Nähe (auf den genäherten Finger, auf die eigene Nasenspitze) tritt infolge von Mitbewegung im Sphincter pupillae eine lebhafte Verengerung der Pupillen ein. Es ist das kein eigentlicher Reflex.

Lichtreaktion: Fällt Licht in ein Auge, verengt sich reflektorisch die Pupille sowohl desselben Auges (direkte Lichtreaktion), als auch des anderen Auges (konsensuelle Lichtreaktion).

Das Zustandekommen dieses Reflexes lässt sich in folgender Weise erklären: Der Lichtreiz, der eine Retina trifft, wird durch den II. Nerv, den Opticus und (nach teilweiser Kreuzung im Chiasma) durch beide Tractus optici zu den primären Sehzentren in der Gegend der vorderen Vierhügel und Thalami optici geleitet (zentripetaler Schenkel des Lichtreflexbogens), um dann auf Bahnen, die in ihrem näheren Verlaufe noch nicht bekannt sind, auf die Kerne beider Oculomotorii überzugehen, und nun beiderseits im Oculomotorius resp. dessen innerem Aste zum Sphincter pupillae zu eilen (zentrifugaler Schenkel) und die Pupillen zu verengern. Bei Schädigung 1. des zentripetalen Schenkels im Opticus wird das betreffende Auge reflextaub: Lichtreize, die in dieses Auge dringen, erzeugen keinerlei Pupillenverengerung mehr, während noch Belichtung des gesunden Auges beide Pupillen zur Kontraktion bringt (direkt am gesunden Auge und konsensuell am reflextauben Auge). Die Konvergenzreaktion ist beiderseits intakt. Bei Schädigung 2. des zentrifugalen Schenkels im Oculomotorius entsteht eine Sphincterlähmung der gleichseitigen Pupille (Ophthalmoplegia interna) und damit absolute Starre derselben für Licht und Konvergenz, während die andere Pupille noch durch Licht direkt wie konsensuell und ferner bei Konvergenz zur Kontraktion gebracht wird. 3. Sind zentripetaler und zentrifugaler Schenkel des Lichtreflexbogens intakt, und tritt trotzdem keine Lichtreaktion mehr ein, so handelt es sich um eine Schädigung der zerebral gelegenen (uns ihrem Verlauf nach unbekannten) Schaltstücke (vgl. das nebenstehende Schema: Hypothetische Bahnen).

Fehlen der Lichtreaktion bei erhaltener Konvergenzreaktion heisst reflektorische Pupillenstarre.

Die reflektorische Pupillenstarre (Argyll-Robertsonsches Phänomen) ist von grösster klinischer Bedeutung, da sie mit Bestimmtheit anzeigt, dass eine organische Veränderung im Zentralnervensystem vorgegangen ist. Sie findet sich als dauerndes Symptom fast ausschliesslich bei Dementia paralytica und Tabes dorsalis. Bei Lues cerebri kommt es häufiger zur absoluten Pupillenstarre: Gleichzeitiges Fehlen der Konvergenzreaktion durch Oculomotoriuserkrankung. Auch im epileptischen Anfalle handelt es sich vermutlich um absolute Starre, nur ist hier die Konvergenzreaktion wegen der Bewusstseinsstörung nicht zu prüfen. Ferner erzeugen die Gifte Morphium, Skopolamin, Atropin usw. absolute Starre. Seltener findet sich diese bei Arteriosklerose des Gehirns, bei Alcoholismus chronicus und nach Gehirn-Trauma.

Die gelegentliche Pupillenstarre im hysterischen Anfalle hängt, ebenso wie die Erweiterung hier, wahrscheinlich mit den heftigen Muskelspannungen zusammen. Auch sie ist eine absolute; desgleichen die selten im katatonischen Stupor beobachtete vorübergehende Pupillenstarre.

Methoden zur Prüfung der Lichtreaktion.

Man prüft auf reflektorische Pupillenstarre jedes Auge einzeln, indem man das andere so lange mit einer Hand verdeckt, um nicht durch die konsensuelle Lichtreaktion gestört zu werden. Um die Konvergenzreaktion auszuschliessen, lässt man den Patienten einen feststehenden Punkt fixieren. Untersucht

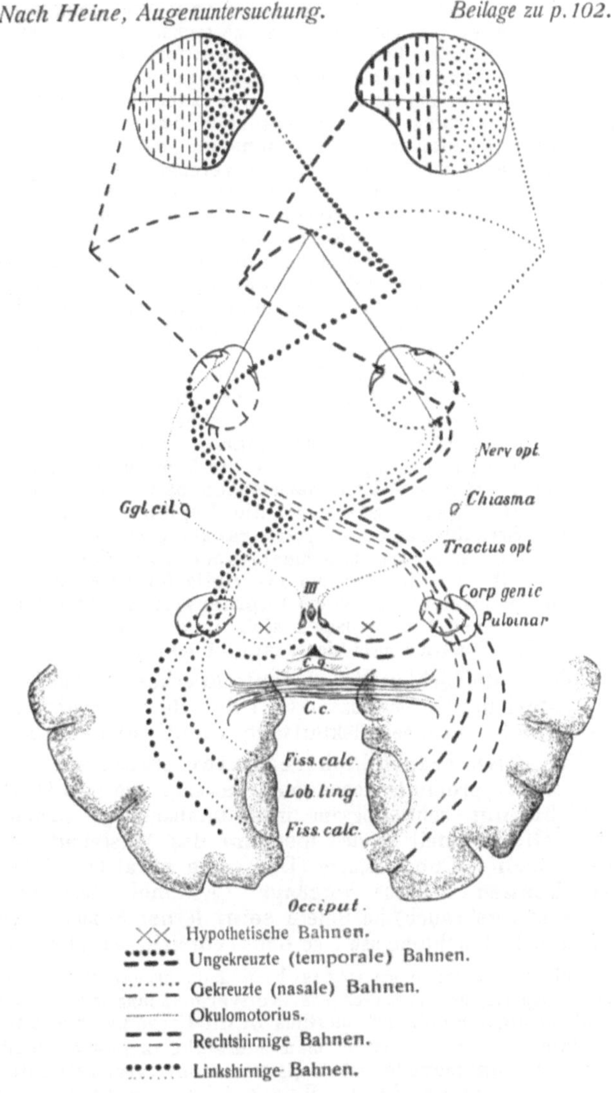

Optische Leitungsbahnen.

man bei hellem Sonnenlicht, so lasse man den Kranken zum Fenster hinaussehen und beschatte zeitweise das zu prüfende Auge mit der freien Hand. Sobald diese fortgezogen wird, und das Licht ins Auge einfällt, verengt sich normalerweise die Pupille. Oder man stelle den Kranken seitwärts zum Fenster und lasse sich von ihm ruhig anblicken, während das zu untersuchende Auge voll beleuchtet ist. Beim Beschatten desselben durch die Hand erweitert sich die Pupille und verengt sich wieder, wenn die Hand fortgezogen wird. Der Patient darf dabei nicht das Auge schliessen, weil bei festem Lidschluss (Innervation des Orbicularis oculi durch den Facialis) als Mitbewegung im Oculomotorius eine Pupillenverengerung erfolgt, das sogenannte Westphal-Piltzsche Orbicularisphänomen (auch unrichtigerweise Kneifreflex genannt.) Besser noch prüft man im Dunkelzimmer, oder wenigstens in einer schlecht beleuchteten Ecke des Zimmers, wobei der Kranke mit dem Rücken zum Fenster steht. Man benutzt dann als Lichtquelle einen Wachsstock, eine elektrische Lampe oder dergl., die man abwechselnd dem Auge von der Seite her nähert und entfernt, während der Kranke dem Untersucher ruhig ins Auge blickt. Man kann den Kranken auch mit dem unverdeckten Auge direkt in die Lichtquelle hineinsehen lassen, falls man eine Linse dazwischen hält, die seitlich verschoben bald ihren Lichtkegel in die Pupille fallen lässt, bald daneben. Sträubt sich ein erregter Kranker gegen jede derartige Untersuchung, mag man manchmal noch zum Ziele gelangen, indem man ihn aus dem Dunkeln ins Helle führt und umgekehrt und dabei beobachtet, ob sich die Pupillenweite auffallend ändert. Bei dieser groben Prüfung lassen sich indessen Konvergenz und konsensuelle Reaktion nicht sicher ausschliessen.

Wurde die Lichtreaktion als fehlend erkannt, hat der positive Ausfall der Konvergenzreaktion den Beweis zu erbringen, dass es sich um eine reflektorische Pupillenstarre handelt.

Von einer trägen Lichtreaktion spricht man dann, wenn trotz prompter Konvergenzreaktion die Pupille sich auf Licht nur sehr langsam und unausgiebig zusammenzieht. Oft handelt es sich hier um das Vorstadium einer reflektorischen Pupillenstarre (Dementia paralytica, Tabes), doch können toxische Vorgänge (Alkohol-, Morphium-, Skopolamingebrauch) im Spiele sein, ferner Senium, unzureichende Beleuchtung usw., so dass Vorsicht am Platze ist.

Bei der seltenen myotonischen Konvergenzreaktion (nach Trauma capitis) dauert es nach jeder Konvergenz längere Zeit, bis die einmal verengte Pupille sich auf Blick in die Ferne wieder erweitert.

Unter Hippus versteht man schnelle, ausgiebige Aenderungen der Pupillenweite unabhängig von Konvergenz, Beleuchtung und anderen äusseren Reizen. Hippus tritt im epileptischen Anfalle, im katatonischen Stupor auf, aber auch bei Gesunden. Es ist damit nicht die Erscheinung zu verwechseln, dass bei trägerer Lichtreaktion einer Pupille diese im Dunkeln die engere, im Hellen die weitere ist.

Paradoxe Pupillenreaktion hat man die Erweiterung auf Licht genannt. Hier handelt es sich meist um Beobachtungsfehler.

Pupillenunruhe: Der Irissaum des Gesunden steht nicht still, sondern unterliegt fortwährenden Schwankungen, die bei psychischen Reizen (Anrede, Schmerz, Schreck) lebhafter werden. Es scheint, dass diese Unruhe besonders bei Katatonie und Hebephrenie herabgesetzt ist oder sogar fehlen kann. Man untersucht zuverlässig nur mit der Westienschen Lupe, mit dem binokularen Mikroskop von Zeiss oder ähnlichen Apparaten.

Die Augenbewegungen, welche durch den III., IV. und VI. Hirnnerven reguliert werden, prüft man zunächst, indem man einen hin und her bewegten Gegenstand (Finger, Bleistift, Licht) unverwandt fixieren lässt. Bei Blinden wird zweckmässig deren eigene Hand hin und her bewegt. Tritt ein Bulbus nicht in den äusseren Augenwinkel, liegt Lähmung des Nervus abducens vor (ganz geringes Zurückbleiben braucht noch nicht pathologisch zu sein). Ist bei Oculomotoriuslähmung der äussere Ast betroffen (Ophthalmoplegia externa), dann hängt das Oberlid (Ptosis), der Bulbus weicht nach aussen unten ab und kann nicht nach innen bewegt werden. Dabei wird vom Trochlearis die obere Bulbushälfte etwas nasalwärt gerollt, und der Kopf wird schief gehalten. Bei Lähmung des inneren Oculomotorius-Astes besteht totale Pupillenstarre (Ophthalmoplegia interna). Nicht zu verwechseln mit einer Kombination von Ophthalmoplegia externa und interna ist die Ophthalmoplegia totalis: Beteiligung sämtlicher Augenmuskeln überhaupt. Das Auge steht unbeweglich geradeaus, und das Lid hängt.

Die feinere Untersuchung auf Augenmuskellähmung geschieht durch Prüfung der Doppelbilder. (Farbige Gläser.)

Bei (meist doppelseitiger) Lähmung einzelner Augenmuskeln (nicht ganzer Nervengebiete) handelt es sich um Erkrankung der Nervenkerne. Symptome der Augenmuskellähmung sind: Doppelsehen (Diplopie) in bestimmter Blickrichtung, das aber beim Schliessen eines Auges verschwindet (nur bei Hysterie gibt es auch Diplopia monocularis); ferner Schielstellung, Strabismus, und falsche Projektion des Gesichtsfeldes mit Vorbeigreifen an Gegenständen, wenn das kranke Auge nicht geschlossen wird; endlich oft schiefe Kopfhaltung.

Bei dem Strabismus sind die Augenachsen nicht parallel gerichtet, sondern bilden miteinander einen Schielwinkel, der bei

Strabismus convergens nach vorn geschlossen ist, bei Strabismus divergens nach rückwärts. Die Grösse des Schielwinkels bleibt bei allen Bewegungen konstant bei Strabismus concomitans, wechselt bei Strabismus paralyticus.

Leichte Schwäche eines Augenmuskels verrät sich dadurch, dass der Bulbus in die entsprechende Stellung nur für einen kurzen Moment unter leicht zuckender Unruhe gebracht werden kann.

Nystagmus ist damit nicht zu verwechseln: Regelmässiges Hin- und Herzucken der Bulbi bald schon in der Ruhe, bald erst bei intendierten Bewegungen oder auch nur in den Endstellungen (besonders bei Blick nach oben aussen).

Nystagmus tritt auf bei multipler Sklerose, Lues cerebri, Tumor cerebri, Friedreichscher Ataxie, Labyrinthaffektionen (vestibulärer Nystagmus) usw., kann auch angeboren sein oder durch starke Herabsetzung der Sehschärfe bedingt werden. Man unterscheidet Pendelnystagmus (Bulbi gehen mit gleicher Geschwindigkeit hin und her) und Rucknystagmus. (Auf ruckartige Bewegung in bestimmter Richtung folgt langsames Zurückweichen. Der Rucknystagmus ist rechts oder links gerichtet, entsprechend der Richtung der raschen Phase).

Blicklähmung (assoziierte Augenmuskellähmung) bedeutet, dass die gemeinsame Bewegung beider Bulbi nach einer bestimmten Richtung (nach oben, unten, rechfs, links) beschränkt ist. Das Symptom beruht meist auf Herden in der Brücke, findet sich zusammen mit Nystagmus bei multipler Sklerose.

Konjugierte Deviation (Déviation conjugée) heisst die Erscheinung, dass die Blickwendung durch Schädigung des einen Seitwärtswenderzentrums im Gehirm nach einer Seite ganz aufgehoben ist und die Bulbi dauernd nach der entgegengesetzten Seite (rechts oder links) abweichen: Die Augen blicken nach der Seite des Gehirnherdes! — Bestehen bei Seitwärtswendung gleichzeitig zuckende Bewegungen, handelt es sich nicht um Lähmung des einen Seitwärtswenders, sondern um Reizung des anderen: Die Augen blicken von der Seite des Gehirnherdes weg!

Bei Insuffizienz der Mm. recti interni können diese zwar noch einzeln wirken, aber nicht mehr zusammen: Konvergenz ist nicht recht möglich. (Bei Neurasthenie und als sogenanntes Möbiussches Symptom bei Morbus Basedowii).

Exophthalmus: Die Augen quellen vor, so dass sie von den Lidern kaum mehr bedeckt werden können (Morbus Basedowii; Tumor hinter dem Auge.) Dabei besteht: 1. Graefes Symptom: Beim Blick nach unten folgt das Oberlid nicht der Abwärtsbewegung des Auges, so dass der supracorneale Teil des Bulbus unbedeckt bleibt. 2. Stellwags Symptom: Der unwillkürliche Lidschlag erscheint fast aufgehoben. 3. Insuffizienz der Recti interni.

Der Augenhintergrund ist möglichst in jedem Falle mit dem Augenspiegel zu untersuchen. Einfache Atrophia nervi optici macht blasse, dann porzellanweisse Verfärbung der Papillen bei normalen Grenzen und Gefässen. Klinisch besteht Schwund der Sehkraft bis zur Erblindung (Amaurose). Findet sich besonders bei Tabes dorsalis, bei Dementia paralytica, bei Lues cerebri. — Temporale Abblassung der Papillen ist charakteristisch für multiple Sklerose. Stauungspapille mit sekundärer Atrophie wird verursacht durch raumbeschränkende Prozesse im Schädel: Tumor, Abszess, Hydrocephalus usw. — Sehnervenatrophie der Arteriosklerotiker kann durch Druck sklerotischer Gefässe (Carotis interna, Ophthalmica) auf die Optici bedingt sein, geht einher mit Veränderungen an den Papillargefässen und schafft meist nur geringe Sehstörungen: Konzentrische Einengung des Gesichtsfeldes.

Die Sehschärfe prüft man in üblicher Weise durch Lesen von Buchstaben verschiedener Grösse in verschiedener Entfernung unter Korrektion etwaiger Refraktionsanomalien. Bei stärkerer Herabsetzung kommen Fingerzählen und Fixieren eines bewegten Lichtes in Betracht, resp. blosse Unterscheidung von Hell und Dunkel.

Bei Prüfung des Farbensinns (am bequemsten, doch ungenau, durch bunte Wollproben) ist zu unterscheiden, ob es sich (relativ selten) um richtige Rot-Grün-, bezw. Gelb-Blau-Blindheit handelt oder um falsche Farbenbenennung und -unterscheidung infolge psychischer Schwäche (häufig bei Imbecillität.)

Unter Gesichtsfeld versteht man die Summe aller Gesichtswahrnehmungen eines Auges in einer bestimmten Stellung. Man kann das Gesichtsfeld auf eine Tafel projizieren und aufzeichnen. Normalerweise ist es temporalwärts grösser als nasalwärts, für Weiss grösser als für Farben (für Blau grösser als für Rot, für Rot grösser als für Grün). Da alle Lichtstrahlen sich im Knotenpunkte des Auges kreuzen, so entspricht der rechten Gesichtsfeldhälfte die linke Netzhauthälfte usw. (vgl. das Schema S. 25).

Perimeter.

Man untersucht das Gesichtsfeld mit dem Perimeter. Der Kranke sitzt mit dem Rücken gegen das Fenster und fixiert mit einem Auge — das andere ist verbunden — den Mittelpunkt eines drehbaren, geteilten Halbkreises und hat anzugeben, in wieviel Abstand vom Mittelpunkte er eine an der Peripherie auftauchende weisse (oder farbige) Marke noch sieht (oder als Farbe richtig erkennt). Die gefundenen Grenzwerte werden in ein Schema eingetragen.

Fehlt ein Perimeter, nehme man zwei weisse Blättchen. Das erste, das man mit der eignen Hand vor die eigene Brust hält, wird vom Patienten fixiert, das zweite nähert man mit der anderen Hand von den verschiedenen Seiten her dem ersten Blättchen und lässt angeben, wann es zuerst gesehen wurde. Ueber gröbere Defekte und stärkere Einengung erhält man so ganz gut Aufschluss.

Auf Hemianopsie kann man bei benommenen und dementen Kranken prüfen, indem man ihrem Gesicht abwechselnd von rechts und links die Hand rasch wie zum Schlage nähert und darauf achtet, wann gezuckt oder geblinzelt wird. Oder man kann abwechselnd von rechts und links dem Kranken etwas für ihn Verlockendes hinhalten, z. B. ein belegtes Brötchen.

Die Gesichtsfeld-Einschränkung kann konzentrisch, d. h. nach allen Seiten gleichmässig sein bei Stauungspapille und anschliessender Atrophie (Tumor), bei Arteriosclerosis cerebri (siehe S. 29), seltener bei einfacher Atrophie (Tabes, Dementia paralytica) und bei multipler Sklerose. Sie kommt vorübergehend vor nach epileptischen Anfällen. Ausserdem findet sich eine, oft sehr hochgradige, konzentrische Einschränkung bei Hysterie, aber ohne entsprechende Schädigung der Orientierung und ohne, dass der lineare Durchmesser des Gesichtsfeldes bei Perimetrieren auf doppelte Entfernung entsprechend wächst (röhrenförmiges Gesichtsfeld).

Es beruht eine solche hysterische Einengung des Gesichtsfeldes auf psychischen Vorgängen, ist immer vom Grade der Aufmerksamkeit und vom guten Willen abhängig und sollte nicht als objektives Symptom gelten. Ein Engerwerden des Gesichtsfeldes während der Untersuchung infolge von Ermüdung findet sich mitunter bei Neurasthenie und bei der sogenannten traumatischen Neurose.

Als Hemianopsie bezeichnet man den halbseitigen Ausfall beider Gesichtsfelder.

Hier kann es sich nicht wie bei einseitiger Blindheit um eine Affektion des Opticus handeln. sondern nur um Erkrankung von Chiasma oder Tractus opticus bezw. Sehstrahlung und Occipitalhirn.

Am häufigsten ist die homonyme Hemianopsie: Auf beiden Augen fehlt gleichmässig die rechte (oder die linke) Hälfte des Gesichtsfeldes: Hemianopsia dextra (oder sinistra). Der Kranke sieht überhaupt nicht, was auf der rechten (oder linken) Seite vorgeht.

Dieses Symptom entsteht meist durch Erkrankung eines Tractus opticus; und zwar macht Zerstörung des linken Tractus opticus, der die Fasern zu den beiden linken Retina-Hälften führt, beiderseits Ausfall der rechten Gesichtsfeldhälfte; Erkrankung des rechten Tractus opticus macht entsprechend linksseitige Hemianopsie. Ebenso wie Zerstörung des einen Tractus opticus wirkt die Schädigung seiner Fortsetzung zum Hinterhauptslappen, der sogenannten Sehstrahlung. Eine linksseitige Rindenerkrankung hier oder eine Durchbrechung der Sehstrahlung in der linken Capsula interna kann rechtsseitige Hemianopsie bedingen. Daher ist Hemiplegie so oft mit Gesichtsfeldausfall nach der Seite der Lähmung hin verbunden (vgl. das Schema S. 25).

Zur Unterscheidung der Tractus-Hemianopsie von der durch Rindenherde hervorgerufenen hat man angeführt, dass bei der Letzteren der Lichtreflexbogen der Pupillen keine Störnng erfährt, während bei Tractus-Hemianopsie die von den ausgefallenen Netzhauthälften herkommenden zentripetalen Pupillenlichtreflexfasern auf ihrem Wege zum primären Sehzentrum (Gegend der vorderen Vierhügel und der Thalami optici) mitunterbrochen werden, und daher die Lichtreaktion nur ausgelöst werden kann durch Beleuchtung der gesunden Netzhauthälften: Hemianopische Pupillenstarre. Auch pflegt nur bei totaler Tractus-Durchbrechung die Trennungslinie zwischen erhaltener und ausgefallener Gesichtsfeldhälfte gradlinig zu verlaufen, während sonst rings um die Macula herum eine sehende Zone erhalten bleibt. Die letztere Beobachtung erklärt, warum Patienten mit doppelseitiger Rindenhemianopsie meist nicht völlig blind werden.

Dauernde Hemianopsien finden sich besonders bei Erweichungsherden im Gehirn (Arteriosklerose), mehr vorübergehende nach paralytischen Anfällen und zwar oft verbunden mit passageren Lähmungen (rechtsseitiger Gesichtsfeldausfall bei rechtsseitiger Arm- und Beinlähmung usw.). Kranke mit Rindenblindheit bemerken mitunter ihre Blindheit gar nicht, bilden sich ein, sie könnten sehen.

Bitemporale Hemianopsie, Ausfall beider äusseren Gesichtsfeldhälften, entsteht durch Ausschaltung der nasalen Hälften beider Retinae infolge Zerstörung nur der gekreuzten inneren Fasern; bei Chiasmaerkrankungen (Hypophysistumor, Lues cerebri). Der Kranke geht wie mit Scheuklappen durch die Welt, sieht nicht mehr, was auf beiden Seiten um ihn vorgeht.

Als Skotome werden kleinere Gesichtsfelddefekte bezeichnet, die nicht an der Peripherie liegen. Dieselben können auch lediglich den Farbensinn betreffen. Zentralskotome finden sich besonders bei Alkoholisten, ferner bei multipler Sklerose und bei Lues cerebri.

Flimmerskotome sind passagere Hemianopsien, die einem Migräneanfall unter Lichterscheinungen voraufgehen: Erst erscheint ein heller Punkt. Er breitet sich aus zu einer grell leuchtenden oder bunten Zackenfigur und verdeckt zum grossen Teile das Gesichtsfeld (Epilepsie, Hysterie, Neurasthenie).

4. Die übrigen (V., VII., XII., X., XI., IX., VIII.) Hirnnerven.

Ist der V. Hirnnerv, der Trigeminus, geschädigt, z. B. bei Lues cerebri, bei Tumor usw., kann es zu Anästhesie von Hornhaut und Konjunktiva, Fehlen ihrer Reflexe, auch Keratitis neuroparalytica und Sensibilitätsstörungen im Gesichte kommen; seltener ist Lähmung der Kaumuskeln.

Kornealreflex: Bei Berührung der Hornhaut (Reizung sensibler Fasern des N. trigeminus) erfolgt Lidschluss durch Kontraktion des M. orbicularis (N. facialis). Dieser Reflex ist normalerweise fast regelmässig vorhanden, doch individuell sehr verschieden stark. Er fehlt öfters in Benommenheitszuständen, im epileptischen Anfalle, bei Hirntumoren, zumal der hinteren Schädelgrube, bei Hydrocephalus. Einseitiges Fehlen wie Verschwinden des früher deutlichen Reflexes sind stets pathologisch.

Bei der Prüfung lasse man den entsprechenden Bulbus nach innen bewegen, setze den glatten Kopf einer Stecknadel im äusseren Augenwinkel auf und lasse ihn vorsichtig zur Kornea hinübergleiten. Man kann auch die Hornhaut leicht mit einem feinen Wattebäuschchen berühren oder mit der Fingerkuppe.

Konjunktivalreflex: Lidschluss bei entsprechender Berührung der Bindehaut kommt ebenso zustande. Er ist aber weniger konstant und fehlt besonders häufig bei Hysterie und nach längerem Bromgebrauche.

Man kann auch den Nasenkitzelreflex und den Ohrkitzelreflex prüfen, die bei manchen psychischen Störungen herabgesetzt erscheinen.

Lidreflex nennt man den unwillkürlichen Lidschluss bei blosser Annäherung eines Gegenstandes an das Auge.

Blepharospasmus ist ein andauernder krampfhafter Lidschluss (besonders bei Augenentzündungen). Ebenso kann durch Reizzustände im Trigeminus Gesichtszucken (Facialis-Tic oder Tic convulsiv) verursacht werden. Derselbe entsteht ausserdem funktionell bei Hysterie.

Tonischer Krampf der Kaumuskeln heisst Trismus (besonders bei Tetanus). Tonisch-klonischer Krampf führt zu Zähneknirschen (bei Dementia paralytica, Meningitis usw.).

Bei Neuralgien im Trigeminus merke man drei Druckpunkte: Für den 1. Ast die Austrittsstelle aus der Incisura supraorbitalis am inneren Ende des oberen Augenhöhlenrandes; für den 2. Ast zwei Finger breit median vom Jochbogenfortsatz die Austrittsstelle aus dem Foramen infraorbitale; für den 3. Ast aus dem Foramen mentale $2\,^1/_2$ cm lateralwärts vom Kinnvorsprung.

Der VII. Hirnnerv, der **Facialis**, kann in seinen beiden Aesten, dem Stirn-Augenast und dem Mundast, gleichzeitig deutlich gelähmt sein: **Periphere Lähmung** (im peripheren Nerven oder im Kern. Dabei gewöhnlich elektrische Entartungsreaktion; eventuell auch Geschmacksstörung durch Chorda-Beteiligung und unangenehm verschärfte Gehörsempfindung durch Beteiligung des Astes zum M. stapedius. Einseitiges Weinen). Oder aber es ist nur Lähmung des Mundfacialis zu erkennen: Meist **zentrale Lähmung**. (Supranukleär. Dabei dann nie Entartungsreaktion.) Bei zentraler Lähmung durch Herd in der Capsula interna stimmt die Seite der Facialis-Lähmung mit der Seite der Extremitätenlähmung überein, bei Herd in der Brücke oft nicht: **Hemiplegia alternans** (Facialis derselben Seite, Arm und Bein der gekreuzten Seite gelähmt). Bei hysterischer Hemiplegie bleibt der Facialis fast stets frei.

Totale halbseitige Facialis-Lähmung ist leicht zu erkennen, wenn nicht eine Kontraktur zur Lähmung hinzugetreten ist: Die Stirne ist glatt, nicht zu runzeln. Das Auge steht offen, lässt sich nicht schliessen wegen Lähmung des M. orbicularis oculi: **Lagophthalmus**. Das Unterlid hängt herab, und es besteht Tränenträufeln daselbst. Bei Versuch, das Auge zu schliessen, flieht nur der Bulbus nach oben unter das gesenkte Oberlid, ohne dass Augenschluss erreicht wird: **Bellsches Phänomen**. (Seltener flieht der Bulbus unter das Unterlid: Inverser Bell.) Die Nasolabialfalte ist verstrichen, der Mund nach der gesunden Seite verzogen. Auf der kranken Seite hängt der Mundwinkel herab, und es entweicht dort die Luft beim Blasen. Ausblasen eines Lichts gelingt besser nach der kranken Seite hin, weil hier alle Luft entweicht. Der Mund kann nicht zum Pfeifen gespitzt werden.

Bei **totaler doppelseitiger Facialis-Lähmung** fehlt jedes Mienenspiel.

Wichtig, weil häufig vorhanden und dabei schwieriger zu erkennen, ist eine zentral bedingte leichte Schwäche (Parese) des Mundfacialis. Man lasse den Patienten lachen, pfeifen, sprechen und beachte, welche Mundhälfte weniger bewegt wird. (Häufig bei Dementia paralytica und Arteriosklerose des Gehirns.)

Uebrigens ist der obere Ast öfter mitbeteiligt, als man meist annimmt. Eine geringe Schwäche desselben tritt namentlich zutage bei dem Versuche, jedes Auge einzeln zu schliessen. Der Versuch gelingt auf der Seite der Facialis-Schwäche schlechter.

Zu beachten ist als **Fehlerquelle**, ob eine angeborene Differenz beider Gesichtshälften oder eine gewohnheitsmässige ungleiche Innervation seit Jahren besteht (Anamnese, eventuell alte Photographien zu berücksichtigen!); ferner ob Narben im Gesicht eine Facialisdifferenz vortäuschen, ob auf einer Seite die Zähne fehlen, ob die Pfeife immer in demselben Mundwinkel getragen wurde.

Gesteigerte mechanische Erregbarkeit des Facialis äussert sich durch Zucken der von ihm versorgten Gesichtsmuskeln bei Beklopfen seines Stammes oder schon bei Bestreichen der Gesichtshaut: Chvosteksches Zeichen (besonders bei Tetanie, seltener bei allgemein nervösen Zuständen und Katatonie).

Die Zunge zittert beim Herausstrecken besonders bei Alkoholisten (sehr stark bei Delirium tremens) und bei Dementia paralytica (hier besteht häufig gleichzeitig ein fibrilläres Wogen der Zungenmuskulatur und Flattern der Gesichtsmuskeln um den Mund herum), aber auch bei Nervösen.

Bei Lähmung einer Zungenhälfte (N. hypoglossus; XII. Hirnnerv) weicht die Zunge, statt gerade herausgestreckt zu werden, nach der gelähmten Seite ab.

Bei doppelseitiger Lähmung kann die Zunge überhaupt nicht herausgestreckt werden. Essen und Trinken ist dann hochgradig erschwert. Ist mit der Lähmung eine Atrophie verbunden, so ist die betreffende Zungenhälfte schlaffer anzufühlen und zeigt neben fibrillärem Zittern tiefe Dellen und Furchen (z. B. bei Bulbärparalyse).

Bisswunden und alte Narben am Zungenrande (auch an Lippen und Wangenschleimhaut) weisen auf überstandene epileptische resp. epileptiforme Anfälle hin.

Der harte Gaumen kann abnorm schmal, steil und rinnenförmig sein. Es spricht das für schmale Schädelbasis und findet sich bei Imbezillen viel häufiger als bei Vollsinnigen.

Die Gaumenbögen sollen sich beim Anlaufen gleichmässig heben (A-sagen). Zurückbleiben einer Seite ist ein Zeichen von Gaumenlähmung (N. vagus, X. Nerv). Dagegen haben Schiefstand der Gaumenbögen in der Ruhe und Abweichen der Uvula nach einer Seite wenig zu bedeuten. Bei doppelseitiger Lähmung des Levator palati hängen beide Gaumenbögen schlaff herab und heben sich nicht beim Anlauten. Es bestehen nasale Sprache und Schluckstörung: Beim Trinken kommt die Flüssigkeit zur Nase wieder heraus. (Besonders bei Bulbärparalyse und Pseudobulbärparalyse. Vergl. S. 37 u. 38.)

Der Rachenreflex fehlt bei Gaumenlähmung, ausserdem oft bei Hysterie und nach Bromdarreichung. Er ist aber schon individuell sehr verschieden deutlich ausgeprägt. Bei Alkoholisten ist er meist gesteigert.

Man löst ihn aus durch Bestreichen der Uvula mit dem Spatel: Das Gaumensegel wird reflektorisch gehoben und die Uvula verkürzt sich.

Globus hystericus hat man das häufig bei Hysterischen vorhandene Gefühl genannt, als stecke eine Kugel im Halse.

Salivation (Speichelfluss) oder Ptyalismus findet sich besonders oft bei katatonischen Zuständen.

Eine Art Saugreflex (reflektorische Saugbewegungen bei Bestreichen des harten Gaumens mit dem Spatel) hat man in Zuständen schwerer Benommenheit (Coma) beobachtet. Bei Pseudobulbärparalyse kann Bestreichen von Lippen und Zunge zu einer Summe rhythmischer Lippen-, Kiefer-, Zungen- und Schlundbewegungen Veranlassung geben: Fressreflex. Mit diesem selben Namen wird aber auch bisweilen die Erscheinung bezeichnet, dass verblödete Kranke (z. B. bei Dementia paralytica) wahllos nach jedem dem Munde genäherten Gegenstande schnappen. Besser spricht man hier von einem Säuglingsreflex, da Säuglinge ein ähnliches Verhalten zeigen.

Torticollis oder Caput obstipum nennt man Schiefstand des Kopfes durch Krampf eines M. sternocleido-mastoideus (N. accessorius, XI. Hirnnerv).

Das Geruchsvermögen (N. olfactorius, I. Hirnnerv) untersucht man in der Weise, dass man dem Patienten ein Nasenloch zuhält und vor das andere eine deutlich riechende Flüssigkeit in einer Flasche mit engem Halse bringt, z. B. Pfefferminzöl, Essig, Asa foetida usw. Der Patient soll angeben, ob und was er riecht. Kann er nicht die Art der Flüssigkeit nach dem Geruche bestimmen, mag er wenigstens sagen, ob es gut oder schlecht riecht.

Doppelseitige Aufhebung des Geruches (Anosmie) kann durch Druck auf die Olfactorii zustande kommen bei Tumor, Hydrocephalus usw. Indessen ist das Geruchsvermögen sehr verschieden entwickelt, auch lokale Prozesse in der Nase können den Geruch schädigen. Selbst Differenzen zwischen rechts und links sind aus diesem Grunde nur mit Vorsicht zu verwerten. Bei Hysterie ist häufig halbseitige Geruchslähmung vorhanden.

Abtropfen von Cerebrospinalflüssigkeit aus der Nase hat man bei starkem Gehirndruck durch Tumor und Hydrocephalus beobachtet.

Bei der Geschmacksprüfung streckt der zu Untersuchende die Zunge heraus und zeigt, ohne zu sprechen, mit dem Finger auf einer vorgehaltenen Tafel nach einem der dort niedergeschriebenen Worte „Sauer", „Bitter", „Süss". Auch hier prüfe man beide Zungenhälften getrennt, indem man mit einem (jedes Mal gewechselten) kleinen Wattebausch auf die Ränder etwas Flüssigkeit tupft. Zweckmässig benutzt man schwache Zucker-, Kochsalz-, Chininlösungen und verdünnte Essigsäure. Nach jeder Prüfung ist der Mund auszuspülen. Aufhebung des Geschmacks nennt man Ageusie.

Halbseitiger Mangel ist oft ein hysterisches Symptom. Mit den Befunden sei man äusserst vorsichtig, zumal mehrere Nerven in Betracht kommen. Das hintere Drittel der Zunge wird vom Glossopharyngeus (IX. Hirnnerv), die vorderen zwei Drittel werden vom N. lingualis des 3. Trigeminusastes, welcher Chorda-Fasern vom N. facialis führt, innerviert.

Am Gehör (N. cochlearis vom Acusticus) prüft man zunächst die Luftleitung durch Nachsprechenlassen zweistelliger Zahlen in Umgangs- und Flüstersprache aus verschiedener Entfernung bei verschlossenen Augen. Das nicht untersuchte Ohr ist zuzuhalten.

Dann prüfe man die Knochenleitung durch Aufsetzen einer schwingenden Stimmgabel auf den Kopf. Bei einseitiger hysterischer Taubheit pflegt die Stimmgabel in der Regel auf der einen ganzen Kopfhälfte bis genau an die Mittellinie heran nicht gehört zu werden.

Rinnescher Versuch: Eine schwingende Stimmgabel wird auf den Warzenfortsatz aufgesetzt gehalten, bis der Ton eben nicht mehr gehört wird. Jetzt rasch vor das Ohr gehalten, wird sie normalerweise wieder gehört, weil die Luftleitung besser ist als die Knochenleitung: Positiver Rinne. Dieses Verhalten bleibt unverändert bei zentral bedingter Schwerhörigkeit (Erkrankung von N. acusticus resp. Labyrinth), während es sich umkehrt bei Schädigung der Luftleitung: Negativer Rinne (Verstopfung des äusseren Gehörganges; Mittelohrleiden).

Weberscher Versuch: Verschliesst man ein Ohr, wird die auf den Schädel aufgesetzte Stimmgabel auf dieser Seite lauter gehört. Ebenso hört man bei einseitiger Schwerhörigkeit durch Erkrankung des Schallleitungsapparates die auf den Kopf aufgesetzte Stimmgabel auf der Seite des kranken Ohres; hingegen bei zentral bedingter Taubheit auf der Seite des gesunden Ohres.

Schwabachscher Versuch: Bei Erkrankung des inneren Ohres wird eine auf den Processus mastoideus aufgesetzte Stimmgabel kürzer gehört als vom Gesunden.

Ueber elektrische Acusticus-Reizung siehe S. 70!

Bei Erkrankung des Schallleitungsapparates werden tiefe Töne durch Luftleitung schlechter gehört als hohe; ist der schallempfindende Apparat erkrankt, verhält sich die Sache umgekehrt.

Störungen im Gleichgewichtsapparat (Bogengänge des Labyrinths, N. vestibularis vom Acusticus, Kleinhirn) lassen sich prüfen durch: 1. statische Untersuchung: Stehen auf einem Beine, den Zehen; Rumpfbeugungen vorwärts, rückwärts, rechts und links bei offenen und geschlossenen Augen: 2. dynamisch: Geh- und Hüpfversuche vorwärts, rückwärts, seitlich bei offenen und geschlossenen Augen; 3. durch Stehen auf der Matratze mit geschlossenen Augen und Füssen. (Auch der Gesunde schwankt hier anfangs, lernt es dann aber.)

Drehversuch: Dreht man den Patienten auf einem Drehstuhl oder mit trippelnden Schritten mehrmals im Kreise herum und lässt dann nach entgegengesetzter Seite hin den in ca. 1½ m Entfernung gehaltenen Finger fixieren, so tritt bei erhöhter Erregbarkeit des Vestibularapparates deutlicher Nystagmus (siehe S. 28) auf.

Kalorischer Nystagmus heisst die Erscheinung, dass bei Spülung des rechten Gehörgangs mit kaltem Wasser (ca. 20°) bei aufrechter Kopfhaltung oder in Rückenlage ein nach links gerichteter Ruck-Nystagmus (vgl. S. 28) auftritt, bei Spülung mit heissem Wasser (gut 40°) ein nach rechts gerichteter; beides umgekehrt bei Spülung links. Bei Steigerung der Reaktion besteht Uebererregbarkeit, bei Fehlen Unerregbarkeit des Labyrinths. Dieses oder die intrakranielle Bahn des Vestibularapparates sind dann geschädigt. (Bei übererregbaren Nervösen kann lange andauernder Schwindel auftreten, auch Erbrechen, Zittern und Schweissausbruch.

Ueber galvanische Vestibularisreizung siehe S. 70!

Báránys Zeigeversuch: Lässt man bei geschlossenen Augen mit dem Finger einen Gegenstand berühren und die Hand zurückziehen, so kann normalerweise der Gegenstand sogleich wieder berührt werden. Bei vestibulärem Nystagmus (s. S. 28) zeigt aber der Finger vorbei und zwar nach rechts, wenn der Nystagmus nach links gerichtet war und umgekehrt.

War vor dem Zeigeversuch schon ein Gehörgang mit kaltem Wasser ausgespült worden, fährt der Finger nach der Seite des ausgespritzten Ohres vorbei.

5. Sprache.

Die Sprache kann entweder in der Weise gestört sein, dass nur die Aussprache (Artikulation) auf Schwierigkeiten stösst durch krankhafte Vorgänge im Sprachmuskelapparate, oder aber so, dass das Verständnis und das Finden der Worte selbst beinträchtigt ist: Aphasie.

Der Sprachmuskelapparat kann geschädigt sein durch Erkrankung der zugehörigen Nervenkerne in der Medulla oblongata (auch Bulbus rachidicus genannt), z. B. bei der Bulbärparalyse, oder durch Erkrankung der diesen übergeordneten Zentren in der Rinde beider Grosshirnhemisphären, z. B. bei der Pseudobulbärparalyse.

Den letzteren Zentren wieder übergeordnet sind erst diejenigen Abschnitte der Rinde der linken Grosshirnhemisphäre, deren Erkrankung Aphasie bedingt (3. Stirnwindung, Insel, 1. Schläfenlappenwindung).

a) Störungen der Aussprache.

Stottern entsteht durch einen Krampf in der Sprachmuskulatur. Der Stotterer klebt am ersten Laute fest und wiederholt ihn immer wieder, bis er mit gewaltsamer Anstrengung den Krampf durchbricht. Psychische Erregung verschlimmert das Stottern. Beim Singen und Flüstern geht es besser. Charakteristisch sind die krampfhaften Muskelspannungen und die Mitbewegungen im Gesichte.

Das hysterische Stottern besteht im Gegensatze zum echten Stottern auch beim Singen und Flüstern fort. Ferner wird hier meist nicht ein Laut, sondern eine ganze Silbe wiederholt, und es wird das Wort bei öfteren Versuchen nicht besser herausgebracht.

Stammeln nennt man die Unfähigkeit des Kindes, einzelne schwierigere Laute zu erlernen. Krampfartige Erscheinungen fehlen im Gegensatz zum Stottern.

Bei Dysarthrie können infolge von Lähmungen in der Sprachmuskulatur (Erkrankung der Nervenkerne) einzelne Konsonanten bzw. Vokale nicht recht ausgesprochen werden. Die Sprache klingt nasal, undeutlich und verwaschen, als ob ein Kloss im Munde steckte; Bulbär (Bulbus rachidicus = medulla oblongata, wo die erkrankten Nervenkerne liegen). Charakteristisch vor allem für Bulbärparalyse, ferner für Pseudobulbärparalyse.

Bei Parese der Zungenmuskeln werden besonders d, t, s, l, r und i, e, ae schlecht herausgebracht; bei Parese der Lippenmuskeln b, p, w, f und u; bei Parese der Gaumenmuskeln g k, ch, ng, r, und es fällt hier vor allem nasaler Beiklang auf. Zur Prüfung der einzelnen Konsonanten lasse man zweisilbige Worte sprechen, die den betreffenden Konsonanten in der Mitte haben: adda, atta, alla, anna usw.

Anarthrie ist ein höherer Grad der Dysarthrie: Es ist nur noch unverständliches Lallen möglich.

Skandieren: Die Worte kommen langsam heraus (Bradylalie) und in ihre einzelnen Silben zerhackt. Die Patienten müssen gewöhnlich auffallend häufig Luft schöpfen. Zur Prüfung eignet sich daher schnelles Zählen, Hersagen von Wochentagen und Monaten oder Nachsprechen langer Worte, wie Kleinkinderbewahranstalt, Hottentotten-Potentaten-Tanten-Attentäter. Vielfach besteht gleichzeitig bulbärer Beiklang. Skandieren ist charakteristisch vor allem für multiple Sklerose, findet sich angedeutet zuweilen bei arteriosklerotischer Gehirnerkrankung.

Silbenstolpern gilt als artikulatorische Sprachstörung im engeren Sinne. Hier handelt es sich um mangelhaftes Zusammenarbeiten, um Inkoordination der Sprachmuskeln, deren Innervation nicht mehr mit richtig abgestufter Kraft und in der erforderlichen Reihenfolge geschieht. Es kommt zu Stocken und Hängenbleiben: Häsitieren; zu verwaschenem, unscharfem Verbinden der einzelnen Laute: Schmieren; zu Auslassungen, Zusammenziehungen, Verdopplungen, Versetzungen und Umstellungen von Buchstaben und Silben: Stolpern. Die übermässige Anstrengung, die dabei nötig wird, führt zu zahlreichen Mitbewegungen im Gesicht. Die Sprache ist oft langsam, nasal, monoton, lallend, auch meckernd.

Man prüfe auf artikulatorische Sprachstörung sorgfältig bei jeder Psychose durch Nachsprechenlassen geeigneter Paradigmata, wie: Dritte reitende Garde-Artillerie-Brigade, Donau-Dampfschiff-Schleppschiffahrts-Gesellschaft, Konstitutionelle Monarchie, Zwitscherndes Schwalben-Zwillingspaar, Schleimige Schellfischflosse, Selterwasserflaschenverschluss, Flanelllappen, blauer pinselförmiger Schimmelpilz usw. Der Paralytiker sagt dafür z. B.: „Drittere reitendere Artillalballileriegade"; „Artillillerie" (Verdopplung) oder „Arlerie" (Zusammenziehung).

Die artikulatorische Sprachstörung mit Silbenstolpern ist charakteristisch für Dementia paralytica. Aehnliches Stolpern findet sich höchtens vorübergehend zuweilen bei toxischen Zuständen, Infektionspsychosen, Delirium tremens, epileptischer Verwirrtheit.

Krampfartiges mehrfaches Wiederholen der Endsilbe hat man Logoklonie genannt; z. B. für Anton: „Anton-ton-ton-ton-ton". Sie findet sich besonders bei Dementia paralytica, doch auch bei Dem. senilis und präseniler Verblödung. (Vgl. dort Alzheimersche Krankheit.)

Aphonie, Tonlosigkeit der Sprache, wird durch Stimmbandlähmung (N. recurrens vagi) hervorgerufen; findet sich ausserdem psychisch bedingt bei Hysterie und einzelnen Psychosen.

Bei Taubstummheit lernt das Kind nicht sprechen, weil es nicht hören kann. Die Taubheit kann in den ersten Lebensjahren erworben (z. B. durch Meningitis) oder angeboren sein. Solche Kinder lallen nur wenig im Gegensatz zu den Hörstummen, die den Tonfall der Umgebung nachahmen. Hier handelt es sich schon um Aphasie. (Siehe unten.)

Mutismus oder Mutacismus, Stummheit ist ein psychisches Symptom. (Siehe unter Status psychicus!)

b) Aphasie.

Die Aphasie, Verlust der Wortsprachbilder, ist ein cerebrales Herdsympton, beruht auf Störungen in der Rinde der linken Grosshirnhemisphäre. (Vgl. S. 37.) Wir unterscheiden hier zwei Haupttypen:

1. Die **motorische Aphasie** mit dem Sitz in der dritten linken Stirnwindung (**Brocas** motorisches Sprachzentrum. Vergl. das Schema!): Der Patient versteht das zu ihm gesprochene Wort. Er befolgt Aufforderungen, kann benannte Gegenstände zeigen. Der Patient verfügt über die Wortklangbilder; aber er hat die Fähigkeit verloren, selbst zu sprechen und Gegenstände zu benennen, hat keinen eigenen Sprachschatz mehr, kann auch nicht nachsprechen, sondern verhält sich schweigend bis auf einige wenige Laute und Worttrümmer, die ihm bisweilen geblieben sind.

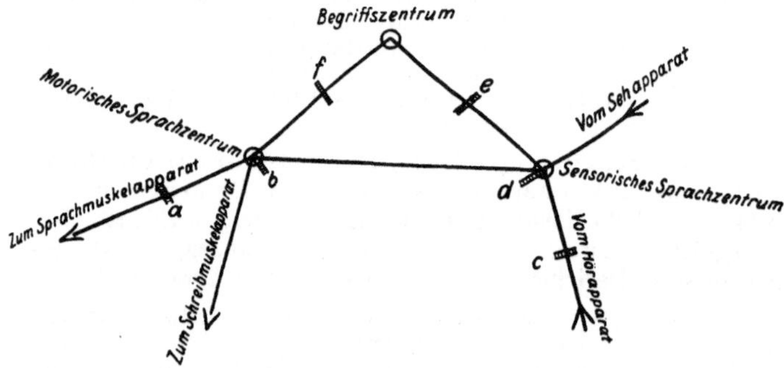

Schema.

2. Die **sensorische Aphasie** mit dem Sitz in der ersten Schläfenwindung links (**Wernickes** sensorisches Sprachzentrum. Vergl. das Schema!): Der Patient versteht das zu ihm Gesprochene gar nicht oder nur mangelhaft. Es ist fast, als ob eine fremde Sprache an sein Ohr schlüge. Er befolgt daher Aufforderungen nur teilweise oder gar nicht mehr. Der Patient hat die Wortklangbilder verloren, spricht viel, aber meist verkehrt. Er vergreift sich in den Worten, da er nicht merkt, ob er falsche Bezeichnungen braucht; so sagt er z. B. für Schuh „Tasse“, für Mann „Dame“, für Tisch „Helgoland“ usw. (Paraphasie). Die entsprechende Schreibstörung nennt man Paragraphie.

Im einzelnen kann man vor allem folgende Untergruppen merken: 1. Motorisch:

a) **Reine** (subkortikale) **motorische** Aphasie: Willkürliche Sprache aufgehoben; Wortverständnis, Lesen und Schreiben erhalten. Innere Sprache intakt. (Im Schema Läsion bei a.)

b) Kortikale motorische Aphasie: Willkürliche Sprache und Schreiben aufgehoben; Wortverständnis und Lesen erhalten. (Im Schema Läsion bei b.)

c) Transkortikale motorische Aphasie: Der Kranke kann sich auf einzelne Substantiva und Namen nicht besinnen, erkennt sie aber, wenn sie ihm vorgesprochen werden, spricht sie dann nach und gebraucht sie richtig. (Im Schema Läsion bei f.) Da es sich hier also mehr um eine Gedächtnisstörung handelt, spricht man häufiger von einer amnestischen Aphasie.

2. Sensorisch:

a) Reine (subkortikale) sensorische Aphasie: Willkürliche Sprache, Schreiben und Lesen erhalten; Verständnis für gehörte Worte (nicht für Geräusche überhaupt!) aufgehoben. (Im Schema Läsion bei c.)

b) Kortikale sensorische Aphasie: Willkürliche Sprache erhalten, doch Paraphasie; Wortverständnis, Schreiben, Lesen gestört resp. aufgehoben. (Im Schema Läsion bei d.)

c) Transkortikale sensorische Aphasie: Willkürliche Sprache und Schreiben erhalten, doch Paraphasie und Paragraphie; Nachsprechen, Diktatschreiben, Kopieren erhalten, doch ohne Verständnis (oft Echolalie); Wort- und Leseverständnis aufgehoben. (Im Schema Läsion bei e.)

In den beiden letzten Fällen ist die sogenannte „innere Sprache“ am stärksten in Mitleidenschaft gezogen. — Uebrigens sind die geschilderten Formen selten rein vorhanden; Mischbilder sind häufiger, auch von Motorisch und Sensorisch. Statt völliger Aufhebung des Sprachverständnisses bei der sensorischen Aphasie ist häufiger nur eine Beeinträchtigung desselben mit Neigung zur Paraphasie zu konstatieren.

Sobald man es mit einem Kranken zu tun hat, der schlecht versteht oder verworrene Aeusserungen macht, denke man an die Möglichkeit einer Aphasie, zumal wenn er älter ist und arteriosklerotische Gefässveränderungen aufweist (Erweichungsherd).

Man prüft in der Weise, dass man erst einzelne Gegenstände (Schlüssel, Ring, Messer, Uhr usw.) vorhält und fragt: „Was ist das?“ Man lasse sich dadurch nicht beirren, dass der Patient zuerst vielleicht mit überlegenem Lächeln richtig antwortet. Auch hier können bei längerem Befragen noch leichtere aphasische Störungen hervortreten. Darauf werden die Gegenstände zusammen auf den Tisch gelegt, und der Patient hat die ihm genannten herauszusuchen: „Geben Sie mir den Schlüssel!“ usw. Dann kommen Aufforderungen, wie: „Zeigen Sie die Zunge!

Schliessen Sie die Augen! Geben Sie mir die Hand!" usw. (Man vermeide dabei selbst jede Bewegung!) Weiter lasse man Worte nachsprechen, zählen, rechnen, bekannte Reihen aufsagen (Monate, Wochentage usw.). Bilder werden oft schlechter bezeichnet als Gegenstände; Teile des eigenen Körpers (Nase, Ohr usw.) gewöhnlich am besten; doch kann durch Apraxie (siehe S. 43) Unfähigkeit bestehen, diese richtig zu zeigen, obgleich Aphasie fehlt! Vielfach hilft es den Kranken, wenn sie ausser dem Gesicht einen zweiten Sinn zu Hilfe nehmen dürfen, z. B. den Schlüssel betasten, an der Uhr horchen (optische Aphasie). Man soll sich auch, während man Aufforderungen an sie richtet, anfangs den Mund verdecken, damit sie die Lippenbewegungen nicht sehen. Gelegentlich bleibt das Zahlenverständnis relativ gut erhalten, und Geldstücke werden richtig benannt.

Ferner lasse man einfache Figuren nachzeichnen, nach Kopie und Diktat schreiben, laut lesen. Oefters bleibt allein die Unterschrift zu schreiben möglich.

Die sogenannte innere Sprache prüft man bei den motorischen Aphasieformen zweckmässig, indem man dem Patienten kompliziertere Aufträge erteilt: Er soll von einem Kartenspiel die einzelnen Karten auf den Tisch legen und jede 6. Karte umwenden. Er soll von zwei roten und einer blauen Karte die eine rote Karte auf die Erde werfen, die zweite dem Untersucher geben, die blaue in die Tasche stecken. Er soll dreimal an die Wand klopfen, dann die Türe öffnen und schliessen, einmal um den Stuhl herumgehen und sich setzen. Gibt der Kranke an, zu wissen, wie das Wort heisst, und es nur nicht aussprechen zu können, so mag man ihm auftragen, mit den Fingern zu zeigen, wieviel Silben das Wort hat. (Indessen gehört hierzu eine gewisse Schulbildung.) Oder man spreche die Buchstaben vor und lasse daraus das Wort bilden, was selten gelingt und auch bei blosser Demenz unmöglich sein kann. (Grasheys Phänomen, vgl. S. 111.)

Alexie nennt man die Unfähigkeit zu lesen, meist verbunden mit sonsorischer Aphasie, seltener isoliert oder bei optischer Aphasie. Amusie nennt man den Verlust des Verständnisses für Musik. (Ueber Agraphie siehe S. 43.)

Aphasie kann durch die verschiedensten Gehirnläsionen hervorgerufen werden (Apoplexie, Embolie, Trauma, Tumor, Abszess usw.). Als länger dauerndes Symptom findet es sich vor allem bei Arteriosklerose des Gehirns mit Thrombose und Erweichungen (Arteriosklerotische Demenz und Dementia senilis); dann anfallsweise besonders bei Dementia paralytica, Lues cerebri, Hirnarteriosklerose; ferner in epileptischen Verwirrtheitszuständen und nach epileptischen Anfällen ganz kurz.

Als Perseveration bezeichnet man die Erscheinung, dass Kranke mit Aphasie, aber auch sonst benommene Patienten (z. B. im postepileptischen Zustande), vielfach bei verschiedenen, aufeinander folgenden Fragen die einmal gegebene Antwort immer wiederholen, an dem betreffenden Worte förmlich zu kleben scheinen. So bezeichnen sie z. B. mit „Messer" nacheinander ein Messer, eine Uhr, einen Tisch, die Nase usw.

Verwandte Herdsymptome (bei organischen Gehirnerkrankungen).

Bei Seelenblindheit erscheinen alle Objekte dem Auge fremd, und der Kranke ist nicht imstande, tägliche Gebrauchsgegenstände aus dem Gedächtnis zu beschreiben oder sich im Raume zu orientieren. (Erkrankung des Sehzentrums in der Gegend der Fissura calcarina beider Hinterhauptslappen.)

Bei Asymbolie werden Gegenstände des täglichen Lebens falsch benutzt, z. B. der Löffel als Kamm.

Amimie äussert sich im verkehrten Mienenspiel: Nicken und Kopfschütteln als Zeichen der Bejahung und Verneinung werden verwechselt.

Apraxie: Der Kranke kann Aufträge, die er verstanden hat, mit der einen Hand nicht ausführen (z. B. lange Nase machen, drohen, winken, anklopfen, knipsen, Orgel drehen usw.), obgleich die Hand nicht gelähmt ist.

Man unterscheidet:

1. Ideatorische Apraxie: Nur kompliziertere Handlungen misslingen; Einzelbewegungen geschehen richtig. (Bei Dem. paral., D. senilis, D. arteriosclerotica gelegentlich beobachtet.)
2. Ideokinetische Apraxie: Einzelbewegungen werden verwechselt.
3. Gliedkinetische Apraxie: Ungeschicklichkeit der Bewegungen, so dass z. B. Schreiben unmöglich wird.

(Echte Herderscheinungen: durch Erkrankung im Scheitellappen. Apraxie der linken Hand kann auch durch Balkenherd verursacht werden.)

c) Schrift.

Die Schrift kann völlig aufgehoben sein: Agraphie. Dieses Herdsymptom findet sich selten isoliert, häufiger als Begleiterscheinung von Aphasie. Das Gleiche gilt von der Paragraphie, der sinnwidrigen Verwendung von Worten (vgl. S. 40), vgl. auch Apraxie!

Ausserdem kann die Schrift zittrig sein (Dementia paralytica, Multiple Sklerose, Dementia senilis, Dementia arteriosclerotica, Alcoholismus chronicus usw.) oder ataktisch ausfahrend: Die Buchstaben werden ungleich gross, schief gestellt, eckig verzerrt. (Vgl. Ataxie der Hände!) Oder es kommt zu Umstellungen und Auslassungen, Verdoppelungen von Buchstaben und Silben, ähnlich dem Verhalten bei der artikulatorischen Sprachstörung (Dementia paralytica). Ueber die rein psychisch bedingten Sprach-, Lese- und Schriftstörungen ist unter Status psychicus näher nachzusehen (siehe S. 83).

Schreibkrampf (Mogigraphie): Bei dem Versuche zu schreiben, stellen sich in den betreffenden Muskelgebieten Innervationsstörungen ein, welche das Schreiben behindern oder unmöglich machen. (Neurasthenie, Hysterie.)

Spiegelschrift bei Benutzung der linken Hand findet sich zuweilen bei rechtsseitig Gelähmten.

Mikrographie, abnorm kleine Schrift, findet sich z. B. auch bei Paralysis agitans.

Schreibstottern; Entstellung der Worte bis zur Unkenntlichkeit durch Fortlassen oder Verwechseln der Buchstaben, so dass der Schreiber es selbst nicht mehr lesen kann. (Besonders bei Schwachsinnszuständen.)

6. Arme.

Die grobe Kraft der Arme prüft man, indem man dieselben zuerst aktiv in allen Richtungen bewegen lässt. Es folgen Widerstandsbewegungen.

Man sucht dem Patienten die senkrecht erhobenen Arme herabzudrücken, lässt ihn die Arme im Ellenbogen beugen und strecken, während man dagegen hält, und vergleicht die von ihm rechts und links aufgewandte Kraft. Stets prüfe man beiderseits den Händedruck, am besten mit einem Dynamometer, das der Kranke mit einer Hand frei in der Luft halten und zusammendrücken muss. Natürlich muss man für die Beurteilung wissen, ob der Patient von Haus aus Rechtshänder oder Linkshänder ist. Endlich lasse man die Finger spreizen und schliessen, wobei man mit dem dazwischen eingeschobenen Zeigefinger die aufgewandte Kraft kontrolliert. Man lasse den Daumen opponieren, bis er den kleinen Finger berührt, prüfe die Bewegungen im Handgelenke sowie Pro- und Supination.

Dem Grade nach zerfallen alle Lähmungen in Paralysis (totale Unbeweglichkeit) und Parese (Schwäche): der Art ihrer Verbreitung nach in Lähmungen einzelner Muskeln, einzelner Nervengebiete und ganzer Extremitäten. Lähmung eines Gliedes heisst Monoplegie und Monoparese; Lähmungen beider Arme resp. Beine: Paraplegie und Paraparese. Ohne den Zusatz „brachialis“ sind mit Paraplegie meist Beinlähmungen gemeint. Lähmungen einer ganzen Körperhälfte nennt man Hemiplegie und Hemiparese.

Paraplegien finden sich vorherrschend bei Rückenmarkslähmungen, Hemiplegien bei Gehirnlähmungen. Während die organischen Hemiplegien meist auch Facialis und Hypoglossus betreffen, bleibt bei hysterischen das Gesicht frei.

Halbseitenläsion des Rückenmarks (Brown-Séquardsche Lähmung) macht zwar auch eventuell Lähmung von Arm und Bein derselben Seite, doch mit Anästhesie der anderen Seite.

Der Tonus (Spannungszustand) der Muskulatur kann bei Lähmungen erhöht sein: Hypertonie. Die Muskulatur fühlt sich rigide an. Versucht man an der betreffenden Extremität plötzliche passive Bewegungen vorzunehmen, z. B. Strecken und Beugen im Ellenbogengelenke, Pro- und Supinieren usw., so trifft man auf einen erheblichen Widerstand: Spasmen. Die Sehnenreflexe sind gesteigert.

Oder der Tonus ist herabgesetzt: Hypotonie und Atonie. Hier fühlt sich die Muskulatur auffallend schlaff an. In den Gelenken lassen passiv sich abnorm weitgehende Bewegungen ausführen. Die Sehnenreflexe sind herabgesetzt oder fehlen.

Atrophie eines Muskels äussert sich in Schwund, Schwäche und Veränderung der elektrischen Erregbarkeit. Man erkennt den Schwund bei einem Vergleich mit dem entsprechenden Muskel der anderen Seite oder (bei doppelseitiger Affektion) eines anderen Individuums. Bei Verdacht auf Muskelatrophie an einem Arme nehme man Messungen mit dem Bandmass an beiden vor:

Man markiert links und rechts einen Punkt gleich viel Zentimeter oberhalb (resp. unterhalb) des Olecranon, misst hier den Umfang des Oberarmes (resp. Vorderarmes) und vergleicht die Resultate von links und rechts. Schon normalerweise ist der weniger benutzte Arm ca. 1 cm dünner als der andere.

An der Hand achte man vor allem darauf, ob die Spatia interossea eingesunken sind (Schwund der Mm. interossei), ob Daumen- und Kleinfingerballen welk, schlaff, wie ausgehöhlt erscheinen.

Die Schwäche eines atrophischen Muskels entspricht dem Grade des Schwundes. Doch kann die Atrophie sich auch sekundär an die Lähmung eines Nervengebietes angeschlossen haben.

An der Hand sind vor allem folgende Lähmungstypen mit Atrophie zu merken: 1. Krallen- oder Klauenhand durch Ulnaris-Lähmung: Interossei und Lumbricales sind ausgefallen, die Grundphalangen können nicht genügend gebeugt, die Mittel- und Endphalangen nicht gestreckt werden. 2. Affenhand durch Medianus-Lähmung: Der Daumen steht infolge Ausfalls von Opponens, Abductor und Flexoren in einer Flucht mit den übrigen Fingern, gestreckt und dem Zeigefinger genähert. (Adductor versorgt vom Ulnaris). 3. Predigerhand durch Lähmung von Medianus und Ulnaris: Die kleinen Handmuskeln und die Beuger von Hand und Finger sind ausgefallen. Dadurch kommt es zur Ueberstreckung der Hand und der Grundphalangen bei Beugestellung der Mittel- und Endphalangen. — Bei Radialis-Lähmung hängt die Hand infolge des Extensorenausfalls herab.

Am Arm sind zu merken: 1. Erbs partielle Plexus-Lähmung (5. und 6. Cervicalwurzel): Die Mm. deltoideus, biceps, brachialis internus, supinator longus (auch brevis und infraspinatus) sind gelähmt und atrophisch. Der Arm kann nicht gehoben oder gebeugt werden. 2. Klumpkesche untere Plexus-Lähmung (8. Cervical- und 1. Dorsalwurzel): Es sind gelähmt die kleinen Handmuskeln, die Flexoren des Vorderarms; es ist meist Gefühlsstörung im Gebiete des N. ulnaris und an der Innenfläche des Arms vorhanden; seltener bestehen durch Dilatator-Beteiligung Pupillenstörungen.

Ist die ganze Extremität gelähmt, so hat man folgende Hauptformen zu unterscheiden:

1. Spastische Lähmung: Hypertonie. Steigerung der Sehnenreflexe. Keine Atrophie oder elektrische Entartungsreaktion. (Sitz besonders in Capsula interna, Pyramidenseitenstrangbahn.)

2. Schlaffe Lähmung: Hypotonie oder Atonie. Herabsetzung oder Fehlen der Sehnenreflexe. Atrophie. Elektrische Entartungsreaktion. (Sitz im Vorderhorn des Rückenmarks, vorderen Wurzeln, peripheren Nerven.)

Ueber die Veränderungen der elektrischen Erregbarkeit siehe Seite 69!

3. Psychogene Lähmung (durch Vorstellungen bedingt). Keine anatomischen Veränderungen. Besonders bei Hysterie; dann bei Hypochondrie, Katatonie usw.

Die Sehnenreflexe der Arme sind auch bei Gesunden nicht immer sicher zu erzielen. Von Bedeutung sind daher nur starke Differenz auf beiden Seiten und eine hochgradige Steigerung (Läsion der Pyramidenbahn).

Der Bicepssehnenreflex wird durch Schlag des Perkussionshammers auf die Sehne in der Ellenbogenbeuge bei leicht gekrümmtem Arme hervorgerufen: Zuckung im Muskel und leichte Beugung. Man fasse den zu untersuchenden Arm am Handgelenke und achte darauf, dass die Muskulatur entspannt ist. Der Tricepssehnenreflex ist am deutlichsten zu erhalten, wenn der Arm über eine Stuhllehne schlaff herabhängt, so dass Ober- und Vorderarm ungefähr einen rechten Winkel bilden. Man beklopft dann die Sehne dicht über dem Olecranon: Zuckung im Muskel mit leichter Streckbewegung.

Um den Periost- oder Supinatorreflex zu prüfen, hebt man den betreffenden Vorderarm in einer Mittelstellung zwischen Pro- und Supination leicht an, indem man die Hand fasst und darauf achtet, dass die Muskeln entspannt werden, dann beklopft man den Radius in seinem unteren Abschnitte — man muss die beste Stelle jedesmal ausprobieren —: Es folgt Zuckung im M. supinator longus mit leichter Beugung des Vorderarmes, event. auch Pronation (nicht Supination!).

Erhöhte Druckempfindlichkeit der grossen Nervenstämme spricht für Neuritis (Alcoholismus chronicus, Korsakow'sche Psychose). Man findet den Medianus im Sulcus bicipitalis und in der Ellenbogenbeuge, den Ulnaris am Olecranon, den Radialis zwischen Biceps und Triceps an der oberen Grenze des unteren Drittels.

Biernackisches Symptom heisst die völlige Unempfindlichkeit des Ulnaris gegen mechanischen Reiz, wie Fingerdruck, die öfters bei Dementia paralytica und Tabes auffällt.

Ataxie bedeutet Unsicherheit der Bewegungen. Sie kann ein Ausfluss motorischer Schwäche (Parese) sein. Sie kann aber auch bei gut erhaltener grober Kraft durch mangelhafte Koordination zustande kommen, indem die richtige Abstufung in der Innervation der einzelnen mitwirkenden Muskeln gelitten hat. Die Ataxie tritt zunächst bei feineren Bewegungen auf und wird deutlicher, wenn die Kontrolle des Gesichtssinnes fehlt. Besonders bei Zielbewegungen der Finger kommt es dann zu grobem Ausfahren. (Tabes dorsalis. Kleinhirntumor.)

Fingernasenversuch: Der Patient führt bei geschlossenen Augen abwechselnd den rechten und linken Zeigefinger zur Nasenspitze. Der Finger des Gesunden vollführt diese Bewegung in gerader Linie, der des ataktischen in Zickzacklinien oder fährt überhaupt vorbei. Man kann ausserdem die beiden Zeigefinger in horizontaler Richtung gegeneinander stossen lassen. (Doch verfehlt hier auch der Gesunde bei geschlossenen Augen manchmal die Richtung.) Man lasse ferner bei geschlossenen Augen einen Knopf auf- und zumachen u. dergl.

Adiadochokinesis: Der Patient kann rasch aufeinanderfolgende antagonistische Bewegungen, z. B. Pro- und Supination, mit einem Arme nicht ausführen. [Beobachtet bei gleichseitigem Kleinhirntumor.][1])

Tremor der Hände kann schon in der Ruhe vorhanden sein und ist dann am deutlichsten, wenn die Hände bei gespreizten Fingern frei in der Luft ausgestreckt gehalten werden. Dabei können die Zitterbewegungen schnell erfolgen (alkoholischer Tremor, besonders bei Delirium tremens, Zittern bei Erregung) oder mehr langsam, um dann

---

1) Diadochokinesie (von διαδοχή = successio) bedeutet die Fähigkeit zu aufeinanderfolgenden Bewegungen.

durch aktive Bewegungen gesteigert (Tremor senilis) oder verringert zu werden (Tremor bei Paralysis agitans, verbunden mit Pfötchenstellung der Finger und Pillendrehbewegungen).

Der Intentionstremor fehlt in der Ruhe und tritt erst bei willkürlichen (intendierten) Bewegungen auf (Multiple Sklerose, Lues cerebrospinalis, Kleinhirntumor). Man prüft ihn wie die Ataxie durch Zielbewegungen.

Neben dem Fingernasenversuch (siehe oben!) empfiehlt es sich, den Kranken bei offenen Augen mit dem Zeigefinger in die obere Oeffnung eines Höhrrohres hineinstossen zu lassen. Hierbei wird schon leichte Zittrigkeit der Bewegung erkannt. Starker Intentionstremor kann sich bis zum Bilde der Ataxie steigern, oder das Zittern und Schütteln ergreift den ganzen Arm, Kopf und Rumpf (Multiple Sklerose). Eine ähnliche Neigung zu allgemeiner Zittrigkeit, die bei Bewegungen zunimmt und Extremitäten und Rumpf in heftiges Schütteln bringt, kann sich bei Dementia paralytica mit Seitenstrangserkrankung des Rückenmarks entwickeln.

Selten ist der essentielle Tremor, der auf erblicher Anlage beruht. Bei Hysterischen kommen die verschiedensten Formen von Zittern und Schütteln vor.

Oft findet sich bei leichtem Tremor, doch nicht nur bei alkoholischem, das Quinquaudsche Symptom: Der Untersucher fühlt ein leises Knarren an den gestreckten Fingern des Patienten, die ihm dieser einige Sekunden oder Minuten hindurch leicht auf die Handfläche aufgesetzt hält.

Fibrilläre Muskelzuckungen: Kontraktionen einzelner Muskelbündel, die ein Wogen, aber keinen Bewegungseffekt hervorrufen. (Bei spinaler Muskelatrophie; aber auch bei nervösen Zuständen.)

Krampfzustände.

Krampf bedeutet unwillkürliche Muskelkontraktionen. Handelt es sich um eine länger anhaltende Verkürzung, spricht man von tonischem Krampf; bei rhythmisch wechselnden Zuckungen und Erschlaffungen von klonischem Krampf. Ausserdem sind zu merken:

Athetose: Eigentümliche langsame Bewegungen der Finger, seltener der Zehen, die nach cerebralen Lähmungen beobachtet werden: Beugen, Strecken, Ab- und Adduzieren der einzelnen Finger.

Choreatische Zuckungen können am ganzen Körper oder halbseitig oder allein an der Hand, im Gesicht usw. auftreten. Es sind kurze, unwillkürliche und unzweckmässige Muskelzuckungen, die nur bei oberflächlicher Betrachtung als beabsichtigt imponieren, und welche die gewollten Bewegungen durchkreuzen und erschweren. Bei darauf gerichteter Aufmerksamkeit und psychischer Erregung werden sie heftiger. (Bei Sydenhams Chorea minor und Huntingtons Chorea chronica; ausserdem symptomatisch bei Hirnherden (einseitig), auch bei Dementia senilis, Dem. paralytica.)

Myotonie: Willkürlich kontrahierte Muskeln können nicht sogleich wieder erschlafft werden, sondern verharren gegen den Willen in Kontraktion; z. B. lässt sich die geballte Faust erst nach einiger Zeit allmählich wieder öffnen. Nach längerer Ruhe besonders ausgesprochen. (Thomsensche Krankheit.)

Trousseaus Phänomen: Durch Druck auf die grossen Gefässe und Nerven am Arm (und Bein) lassen sich symmetrische tonische Krämpfe hervorrufen mit Geburtshelferhand-Stellung: bei Tetanie.

Ueber Krampfanfälle bei Epilepsie, Hysterie und Jacksonsche Anfälle siehe S. 70 und 71!

7. Beine.

Hier gelten hinsichtlich Lähmung, Tonus, Atrophie, Krampf im allgemeinen die Ausführungen des vorigen Kapitels.

Die grobe Kraft wird wieder durch aktive Bewegungen und Widerstandsbewegungen geprüft:

Aktiv: Der Patient hebe in Rückenlage die Beine einzeln und gestreckt von der Unterlage ab bis zum rechten Winkel. Er suche abwechselnd allein auf dem rechten und linken Bein zu stehen; er steige aus Stand und möglichst ohne Zuhilfenahme der Hände auf einen Stuhl, indem er bald das rechte, bald das linke Bein voranstellt.

Widerstand: In Rückenlage suche der Kranke das Knie krumm zu machen, während der Untersucher das Knie niederdrückt: Vergleich zwischen rechts und links. Dann trete Patient mit dem Fusse aus, während der Untersucher einen Gegendruck auf die Fussohle ausübt. In Bauchlage beuge der Kranke den Unterschenkel, während der Fuss niedergehalten wird, usw. Scheint der Patient sich nicht ordentlich anzustrengen, ist die von ihm geleistete Kraft auffallend gering, so lässt man plötzlich im Widerstande nach und beobachtet, ob eine ruckartige Bewegung erfolgt, oder ob die Antagonisten unzweckmässiger Weise mit angespannt waren.

Sehr wichtig zur Beurteilung von Lähmungszuständen ist der Gang (siehe S. 54). Bei spastischen Lähmungen (vgl. S. 46) sind die Beine meist steif ausgestreckt. Bei dem Versuche, sie plötzlich passiv im Knie zu beugen, stösst man auf einen erheblichen Widerstand, der manchmal kaum zu überwinden ist. Neben der Steigerung der Sehnenreflexe finden sich meist noch Patellarklonus und Fussklonus, dazu der Babinskische Zehenreflex (siehe S. 53!). Beugekontrakturen in Hüft- und Kniegelenk finden sich besonders im letzten Stadium der Dementia paralytica. Bei Atrophie macht man die vergleichenden Messungen des Beinumfanges rechts und links in gleichen Abständen oberhalb und unterhalb des oberen und unteren Patellarrandes (bei gleicher Stellung der Beine).

Wichtig für Meningitis ist das Kernigsche Zeichen: Unfähigkeit, die Unterschenkel in sitzender Stellung zu strecken, wegen Kontraktur der Flexoren. Die als Symptom verwertbare Kontraktur im Kniegelenk tritt nur dann auf, wenn der Winkel zwischen Oberschenkel und Rumpf 90—100° beträgt. Wird der Winkel ein spitzer, zeigt sich schon unter normalen Verhältnissen Behinderung.

Die Sehnenreflexe der Beine zeigen ein sehr konstantes Verhalten und besitzen darum eine hohe differentialdiagnostische Bedeutung.

Der Patellarreflex oder das Kniephänomen ist der wichtigste Sehnenreflex. Er besteht in einer Zuckung des M. quadriceps nach Beklopfen der Patellarsehne. Sein Fehlen (Westphalsches Zeichen) ist ein wichtiges Symptom bei Hinterstrangserkrankung im Rückenmark. (Tabes. Dementia paralytica.)

Der Reflexbogen des Kniephänomens setzt sich zusammen aus sensiblen Fasern des N. cruralis, hinteren Wurzeln und Hinterstrang des Lendenmarks (centripetaler Teil des Reflexbogens) und aus motorischen Ganglienzellen des Lendenmark-Vorderhorns derselben Seite, vorderen Wurzeln, motorischen Fasern des N. cruralis, der den M. quadriceps versorgt (centrifugaler Teil). Das Kniephänomen fehlt bei Erkrankung des N. cruralis (dabei Sensibilitätsstörungen, Druckempfindlichkeit des Nerven, atrophische Lähmung des Quadriceps), ferner bei Schädigung des Vorderhorns (z. B. Poliomyelitis anterior; atrophische Lähmung des Muskels). Liegen diese Fälle nicht vor und fehlt doch das Kniephänomen, handelt es sich um eine Hinterstrangserkrankung im Rückenmark. (Seltene Ausnahmen siehe S. 52!)

Steigerung des Kniephänomens, bei der schon leichtes Beklopfen der Sehne mit dem Finger eine oder mehrere heftige Kontraktionen des Quadriceps und Vorschnellen des Unterschenkels auslöst, ist ein Zeichen für

Erkrankung der Pyramidenbahn (Cerebral oder im Seitenstrang des Rückenmarks). Besonders bei multipler Sklerose, Lues cerebrospinalis und Dementia paralytica. Einseitige Steigerung spricht mehr für einen cerebralen Sitz der Pyramidenbahnläsion (z. B. bei Blutung in die Capsula interna).

Die Pyramidenbahn (Willkürbahn) zieht von den motorischen Zentren der vorderen Zentralwindung durch Capsula interna, Fuss des Hirnschenkels, ventralen Teil des Pons und der Medulla oblongata, kreuzt dann grösstenteils hinüber zum Seitenstrang der entgegengesetzten Seite des Rückenmarks, bleibt zum kleineren Teile im gleichseitigen Vorderstrange. Die Pyramidenseitenstrangbahn lässt ihre Fasern in den verschiedenen Höhen des Rückenmarks allmählich zu den motorischen Vorderhornzellen treten und übt einen hemmenden Einfluss auf die spinalen Reflexvorgänge aus. Bei seinem Wegfalle durch Zerstörung der Pyramidenbahn sind die Sehnenreflexe hochgradig gesteigert.

Methoden zur Prüfung des Kniephänomens.

Das Kniephänomen wird im Sitzen oder Liegen geprüft. Sitzt der Kranke auf einem Stuhle, so stelle er das Bein leicht vor, so dass die Patellarsehne deutlich zu fühlen und die Muskulatur entspannt ist. Nicht nur das Knie, sondern auch der Oberschenkel sei entblösst, damit auch eine leichte Zuckung des Quadriceps dem Auge des Untersuchers nicht entgeht. Auf diese Zuckung und nicht auf den Ausschlag des Unterschenkels kommt es an. Der Untersucher stehe auf der rechten Seite und ziele genau auf die Patellarsehne. Zum Schlage benutze man einen schweren Perkussionshammer. Es ist fehlerhaft, bei schwachem Reflex mit der Hand, dem Höhrrohr, einem Schlüssel u. dergl. die Sehne zu beklopfen. Spannt der Kranke seine Muskeln an, suche man ihn durch Fragen abzulenken, lasse ihn rechnen oder lesen.

Liegt der Kranke auf dem Rücken, so stelle man sich auf seine rechte Seite, hebe mit der linken Hand seinen Oberschenkel etwas an, ohne sich jedoch den Anblick des Quadriceps zu verdecken, und fordere den Kranken auf, den Unterschenkel schlaff fallen zu lassen. Ist dann das Knie leicht gekrümmt, führe man den Schlag auf die Patellarsehne. Man kann auch den Kranken ein Bein über das andere legen lassen.

Jendrassikscher Kunstgriff: Gelingt es mit obigen Methoden noch nicht, das Kniephänomen zu erzielen, so lasse man den Kranken die gekrümmten Finger beider Hände ineinander haken und im Momente des Schlagens auf Kommando mit beiden Händen kräftig ziehen.

Bei negativem Ergebnisse begnüge man sich niemals mit einer Prüfung. Ist die Sehne sehr schlaff, muss das Knie stärker gebeugt werden. Bei fetten Personen ist die Sehne schlechter zu treffen. Lokale Veränderungen (Arthritis im Knie) können von Einfluss sein.

Ausnahmen: Angeborener Mangel des Kniephänomens ist ausserordentlich selten; eher schon kann eine überstandene Affektion des N. cruralis in Betracht kommen (Alkoholneuritis, Diphtherie, Beriberi u. dergl.), die das Kniephänomen dauernd zum Schwinden gebracht hat.

Einseitiges Fehlen kann durch meningitische Prozesse am Rückenmark mit Beteiligung hinterer Wurzeln bedingt sein (Lues cerebrospinalis usw.) Im Coma und direkt nach einem epileptischen Anfalle können die Sehnenreflexe vorübergehend aufgehoben sein.

Eine gewisse Lebhaftigkeit der Sehnenreflexe findet sich öfters bei Nervösen, auch leichte Ungleichheit. Man muss sich hüten, daraus zu weitgehende Schlüsse zu ziehen.

Der Achillessehnenreflex ist nicht ganz so konstant: Zuckung des Gastrocnemius bei Beklopfen der Achillessehne. Sein Schwinden ist ebenfalls ein Symptom von Hinterstrangserkrankung, seine Steigerung von Läsion der Pyramidenbahn.

Man prüft ihn im Liegen, indem man bei gebeugtem Knie die Fussspitze anhebt und doralwärts drängt, um nun schräg von unten her die angespannte Achillessehne zu treffen. Bei Steigerung des Reflexes kommt es zu lebhafter Plantarflexion des Fusses. Besser noch lässt man den Patienten auf einem Stuhle knieen, so dass die Fusspitzen frei herabhängen, und schlägt dann von oben auf die Achillessehne. Der Patient darf nicht spannen.

Patellarklonus kann sich bei Steigerung des Kniephänomens finden.

Man schiebt die Patella mit Daumen und Zeigefinger der rechten Hand (Links stehen!) von oben her in kräftigem Ruck abwärts und hält sie dann durch leichten Druck in dieser Stellung. Die Patella gerät dabei in lebhaft auf- und abzuckende Bewegungen. Gleichmässiger und unerschöpflicher Patellarklonus ist fast stets organisch bedingt.

Ein nur angedeuteter Klonus, von wenigen Schlägen, oder ein mehr unregelmässiger, der nicht bei Nachlassen des Druckes gleich sistiert, findet sich manchmal bei funktionellen Störungen (Hysterie, traumatische Neurose etc.) neben lebhaften Sehnenreflexen.

Fussklonus (Fusszittern) kommt bei Steigerung des Achillessehnenreflexes vor.

Man stützt mit der Linken das leicht gebeugte Knie des Patienten und zerrt mit der anderen seine Fussspitze in kräftigem Ruck dorsalwärts. Dann tritt eine Reihe von rhythmischen

Plantarflexionen des Fusses ein, so lange man auf die Fussspitze einen sanften Druck dorsalwärts wirken lässt. Sitzt der Patient und hat den Fuss nur mit den Zehen auf den Boden aufgestellt so genügt unter Umständen ein Druck auf den Oberschenkel, um unerschöpflichen Fussklonus hervorzurufen.

Auch der ausgebildete gleichmässige Fussklonus ist fast stets ein Zeichen für Erkrankung der Pyramidenbahn. (Multiple Sklerose, Lues cerebrospinalis, Herd in der inneren Kapsel usw.; seltener bei Dementia paralytica.) Bei funktionellen Störungen ist er nur angedeutet, unregelmässig. (Vgl. das bei Patellarklonus Gesagte!)

Der **Zehenreflex** ist der wichtigste Hautreflex: Bestreicht man mit dem Stiel eines Perkussionshammers die Fusssohle in langem Strich von unten nach oben, so tritt bei Gesunden eine Plantarflexion der grossen Zehe, bei **Pyramidenbahnläsion eine Dorsalflexion der grossen Zehe ein: Babinskisches Zeichen.**

Auf die Bewegung der übrigen Zehen kommt es nicht an. Einwandfrei ist das Babinskische Zeichen, wenn bei Bestreichung des **äusseren** Fussrandes die grosse Zehe sich isoliert dorsalwärts bewegt. Bewegungen im Fussgelenke durch zu starkes Streichen trüben die Beobachtung. Dorsalflexion des ganzen Fusses beweist nichts. Am besten streicht man von unten nach oben am äusseren Fussrande entlang. Ist auf diese Weise überhaupt kein Reflex zu erzielen, mache man den Strich mit einer Nadel oder steche in die Fusssohle. Doppelseitiges Fehlen der Zehenreflexe hat keine besondere Bedeutung. Einseitiges Fehlen im Coma nach frischer Apoplexie weist zuweilen auf die Seite der Lähmung hin.

Das Babinskische Zeichen findet sich normalerweise nur bei Kindern in den ersten Lebensmonaten. Es kann ausserdem vorübergehend vorhanden sein im Scopolaminschlafe und direkt nach epileptischen resp. epileptiformen Krampfanfällen. Sonst ist **Babinski ein Zeichen von organischer Affektion des Zentralnervensystems und zwar von Schädigung der Pyramidenbahn.** Doppelseitig besonders bei multipler Sklerose und Lues cerebrospinalis; einseitig bei cerebralen Herden (Arteriosklerose des Gehirns.)

Oppenheim hat darauf hingewiesen, dass man auch mit dem Daumen an der Innenfläche des Unterschenkels herabfahren kann, um Plantar-, resp. (bei spastischen Zuständen) Dorsalflexion des Fusses und der Zehen zu bekommen (Oppenheims Zeichen). Weniger zuverlässig.

Mendel-Bechterewscher Reflex: Beklopfen des Fussrückens in der Gegend des Os cuboideum III macht normalerweise Dorsalflexion der 2.—5. Zehe, bei Pyramidenstrangerkrankung öfter Plantarflexion. Sehr inkonstantes Zeichen.

Die Ataxie der Beine (vgl. S. 47) prüft man durch den Knie-Hackenversuch:

Der Patient liegt auf dem Rücken und führt bei geschlossenen Augen die Ferse des einen Beines zum Knie des anderen. Bei Störung der Koordination kommt es zu deutlichem Ausfahren. — Oder es wird dem Kranken aufgegeben, in derselben Lage mit einem Fusse in der Luft eine 8 zu beschreiben.

Beim Gang achte man darauf, ob der Patient das eine Bein schont oder nachschleppt: Parese (lokale Veränderungen am Beine sind auszuschliessen!); ob er taumelt und nach der Seite schwankt wie ein Betrunkener: cerebellare Ataxie. Diese Gleichgewichtsstörung nimmt bei Augenschluss zu: Kehrtwendung nicht möglich.

Bei Parese beider Beine sind die Schritte kurz, mühsam, schlürfend, mit Neigung zum Einknicken. Bei Hemiplegie wird das gelähmte Bein nachgezogen, ohne dass die Fussspitze vom Boden kommt, und eventuell im Kreise herumgeführt. Bei Peroneus-Lähmung hängen der äussere Fussrand und die Fussspitze (Varo-equinus-Stellung), und beim Gehen muss das Bein übermässig in Hüfte und Knie gehoben werden: Steppergang (doppelseitig bei Alkohol-Neuritis). Auch durch sehr starkes Zittern kann der Gang gestört werden bei multipler Sklerose. Für Paralysis agitans ist charakteristisch ein gebückter, trippelnder Gang mit Neigung zum Schiessen nach vorwärts und rückwärts: Propulsion und Retropulsion. Bei Senilen findet sich auch ängstliches Trippeln auf der Stelle mit Zurücklegen des Oberkörpers (Trepidante Abasie). Hier spielen wohl ängstliche Vorstellungen mit. Zahlreich sind die rein funktionellen Gangstörungen. Die nur psychisch bedingte Unfähigkeit des Hysterikers zu stehen und gehen nennt man Astasie und Abasie.

Besonders zu merken sind folgende zwei Typen organischer Gangstörung:

1. Der spastisch-paretische Gang: Patient geht schlürfend mit kurzen, steifen Schritten, ohne die Kniee recht zu beugen oder die Füsse ordentlich vom Boden abzubringen: Doppelseitige Seitenstrangserkrankung des Rückenmarks. (Multiple Sklerose, Dementia paralytica mit Seitenstrangserkrankung, Lues cerebrospinalis usw.)

2. Der ataktische Gang: Patient geht unsicher, stampfend, schleudert die Beine übermässig und tritt mit den Hacken auf. Die Kniee werden beim Heben stark ge-

beugt, beim Niedersetzen übermässig nach hinten durchgedrückt (Genu recurvatum). Bei Augenschluss kommt der Kranke leicht ins Taumeln: Tabes dorsalis, Dementia paralytica mit Hinterstrangserkrankung.

Rombergsches Zeichen: Schwanken bei Stehen mit geschlossenen Augen und Füssen bis zum Hinstürzen. (Hinterstrangserkrankung bei Tabes und Dementia paralytica, Affektion des Kleinhirns, der Kleinhirnseitenstrangbahnen, Schädigung des Vestibularapparates (vgl. S. 36); gelegentlich auch bei Delirium tremens, epileptischer Verwirrtheit usw.).

Dieses Phänomen wird öfters in übertriebener Weise bei funktionellen Störungen (Hysterie, Neurasthenie, traumatische Neurose usw.) dargeboten, wird dann aber meist bei Zureden besser.

Arthropathie: Am Knie- oder Fussgelenk (seltener an den Armen) tritt ohne Schmerz und Rötung eine Schwellung auf: die Gelenkenden werden zerstört, Callus gebildet, eine dauernde Deformität bleibt zurück. (Tabes dorsalis, Dementia paralytica mit Hinterstrangserkrankung.)

Druckempfindlichkeit der grossen Nervenstämme spricht für neuritische Prozesse (Neuralgie, Alkoholneuritis). Die Druckpunkte des Ischiadicus liegen seitlich von Lendenwirbelsäule und Kreuzbein, in der Mitte zwischen Trochanter major und Tuber ischii, an der dorsalen Fläche des Oberschenkels in der Mittellinie; der Druckpunkt des N. tibialis in der Mitte der Kniekehle; der des N. peroneus direkt hinter dem Capitulum fibulae aussen; die des N. cruralis etwa unterhalb der Mitte des Poupartschen Bandes und abwärts auf der Vorderfläche des Oberschenkels. Sind auch die Muskeln, z. B. die Waden, druckempfindlich, handelt es sich um eine Neuro-Myositis.

Die häufigste Neuralgieform am Beine ist die Ischias: Schmerzen und Druckpunkte im Verlaufe des Ischiadicus und seiner Aeste Tibialis und Peroneus. Charakteristisch ist dann das Lasèguesche Phänomen: Patient liegt auf dem Rücken. Sein gestrecktes Bein wird passiv bis zum rechten Winkel langsam angehoben. Bei Ischias tritt durch Dehnung des Ischiadicus bei diesem Versuche starker Schmerz ein, der sofort sistiert, wenn das Bein im Knie gebeugt wird.

Crampus heisst ein schmerzhafter tonischer Krampf der Wadenmuskulatur. Besonders nach Anstrengungen, bei chronischem Alkoholismus, nach Morphiumentziehung.

8. Rumpf.

Von Hautreflexen sind zu prüfen:

1. Abdominal- oder Bauchdeckenreflex: Rasches Bestreichen der Bauchdecken mit dem Hammerstiele ruft Kontraktion der Bauchmuskeln hervor. Nicht konstant.

Verschwindet besonders häufig bei multipler Sklerose. Kann aber auch im Alter, bei schlaffen Bauchdecken, bei Adipositas und aufgetriebenem Leibe fehlen.

Man kann zweckmässig einen oberen und unteren Abdominalreflex, oberhalb und unterhalb des Nabels, unterscheiden, die sich nicht ganz gleich verhalten. Der obere Reflex ist der konstantere.

2. Cremasterreflex: Bei Bestreichen der Innenfläche des Oberschenkels kontrahiert sich der M. cremaster derselben Seite und zieht den Hoden empor. — Verschieden stark ausgeprägt, fehlt namentlich im Alter öfters, ferner bei Leistenhernie, bei Hydro- und Varicocele.

Pathologisch ist vor allem halbseitiges Fehlen der Hautreflexe. Es kann das gelegentlich im Coma nach einer Apoplexie die Seite der Lähmung erkennen helfen.

Vasomotorisches Nachröten hat man die Erscheinung genannt, dass nach Bestreichen der Rumpfhaut, z. B. mit dem Stiel des Perkussionshammers, eine umschriebene Rötung zurückbleibt. Ist die letztere so ausgeprägt, dass man auf diese Weise ganze Worte auf die Haut schreiben kann, spricht man von Dermographie; hebt sich die Rötung in Form von Quaddeln ab, von Urticaria factitia. Gesteigertes vasomotorisches Nachröten kommt bei Nervösen vor (Hysterie, Neurasthenie, traumatische Neurose usw.), aber auch bei Gesunden. Statt Nachröten kann sich Nachblassen einstellen.

Die mechanische Muskelerregbarkeit kann ebenfalls gesteigert sein, so dass Beklopfen des Muskelbauchs mit dem Hammer statt einer schwachen Zuckung deutliche Wulstbildung im Muskel zur Folge hat: Idiomuskuläre Kontraktion. Besonders deutlich gewöhnlich im M. pectoralis major. Bei kachektischen Individuen und bei nervösen Zuständen aller Art.

Druckempfindlichkeit des Jugulum und der Hypochondrien (sogenannte Ovarie), im Bereiche der Brustdrüse (Mastodynie) findet sich oft bei Hysterie und anderen nervösen Zuständen; des Epigastriums vor allem bei Alkoholisten mit gastrischen Störungen; der Wirbelsäule namentlich bei Neurasthenie und traumatischer Neurose. Diese sogenannte Spinalirritation geht meist mit Hyperästhesie der Haut einher, dagegen pflegt hier nicht, wie bei Caries der Wirbelsäule, Stauchen der Schultern und Schlag auf den Kopf oder gegen die Fusssohlen heftigen Schmerz an einer umschrieben druckempfindlichen Stelle der Wirbelsäule auszulösen; ferner würde sich bei Caries allmählich eine Deformität einstellen (Gibbus usw.).

Bei Interkostalneuralgie sind drei Druckpunkte des betreffenden Interkostalraums zu merken: Neben der Wirbelsäule, in der Axillarlinie, auf dem Sternum. Gleichzeitig kann Herpes zoster auftreten: Reihenweise angeordnete wässrige Bläschen auf gerötetem Grunde, die sich halbgürtelförmig um den Thorax ziehen. Entwicklung in wenigen Tagen. (Seltener ist Herpes zoster im Gesicht oder an den Extremitäten; stets folgt er dem Verlaufe eines Nerven.)

Blasen- und Mastdarmstörungen sind im allgemeinen Zeichen eines spinalen Leidens (Lendenmark). Man spricht von Incontinentia urinae et alvi, wenn infolge von Lähmung der Patient unter sich gehen lässt. Dabei kann der Urin dauernd abträufeln. Besteht die Unfähigkeit, willkürlich Urin zu lassen, spricht man von Retentio urinae. Retentio findet sich auch bei funktionellen Erkrankungen (Hysterie, Katatonie). Bewusstlose und Demente sind auch ohne Lähmungszustände unrein mit ihren Exkrementen.

Decubitus, Druckbrand, entwickelt sich leicht an Stellen, die aufliegen, besonders in der Kreuzbeingegend, über dem Trochanter und an den Fersen. Gefährdet sind alle Siechen, die ihre Lage nicht wechseln können, am meisten Rückenmarkskranke mit Neigung zu trophischen Störungen. Bei diesen findet sich öfters auch abnorme Knochenbrüchigkeit.

9. Sensibilität.

Hinsichtlich des Grades einer Empfindungsstörung unterscheidet man Hyperäs hesie = abnorm starke. Hypästhesie = abnorm schwache Empfindung, Anästhesie = Fehlen einer Empfindung. Parästhesie bezeichnet eine spontan auftretende abnorme Empfindung wie Kribbelgefühl u. dgl.

Hinsichtlich der Genese der Empfindungsstörungen unterscheidet man:

1. Periphere durch Schädigung sensibler Nerven: Ovale oder rhomboidale Zonen, dachziegelförmig übereinanderliegend, entsprechend dem Verbreitungsgebiete der sensiblen Nerven (vgl. Schema S. 58).

2. Segmentäre durch Schädigung von Rückenmarkssegmenten: Streifenförmige Zonen an Rumpf und Gliedmassen, die der Längsachse der Extremitäten parallel verlaufen, ohne immer den ganzen Umfang eines Gliedes einzunehmen (vgl. Schema S. 59).

Ausserdem kommen bei einzelnen Rückenmarkskranken (Tabes dorsalis, Dementia paralytica usw.) strumpf- und manschettenförmige Zonen an den Extremitäten vor.

3. Cerebrale: Bei Rindenaffektionen handelt es sich neben gelegentlichen streifenförmigen Zonen mehr um Schädigung einzelner Empfindungsqualitäten (Ortssinn, Lagegefühl, stereognostischer Sinn). Besonders beteiligt ist die

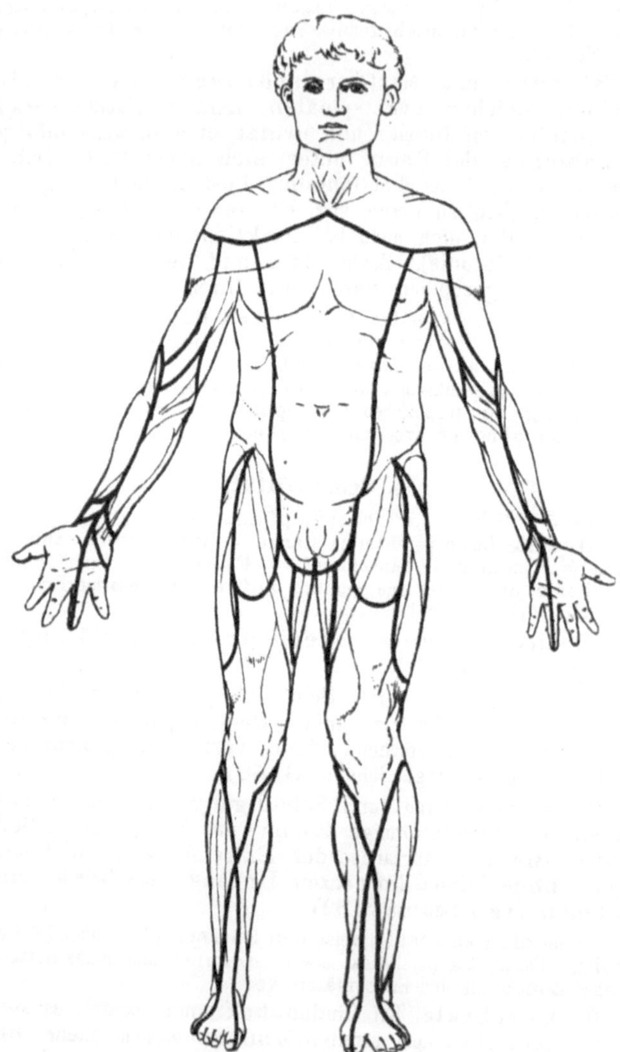

Sensibilitätsschema für periphere Nerven nach Freund.

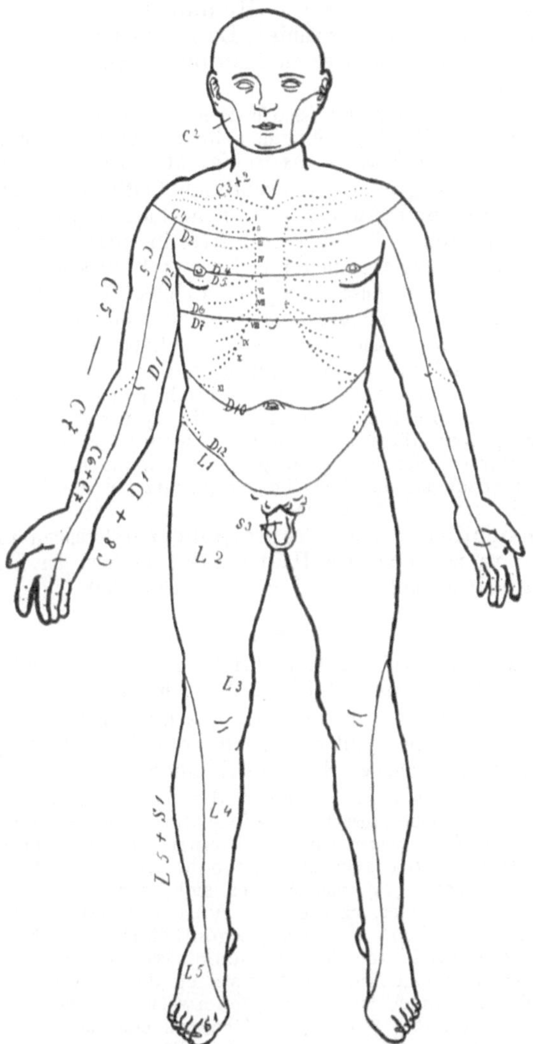

Spinales Sensibilitätsschema für die Segmentdiagnose der Rückenmarkskrankheiten nach W. Seiffer.

Tiefensensibilität der distalen Gliedabschnitte. Bei Durchbrechung der ganzen sensiblen Leitungsbahn (z. B. in der Casula interna) kommt es zu Hemianästhesie einer ganzen Körperhälfte.

Dabei fehlt meist eine scharfe Begrenzung der Sensibilitätsstörung in der Mittellinie: Einzelne schmale Zonen mit erhaltenem Gefühl ragen fingerförmig in das Gebiet der Anästhesie hinein.

4. Psychogene, d. h. psychisch bedingte. Besonders bei Hysterie: Betroffen sind alle Empfindungsqualitäten an einem Körperteile oder Gliedabschnitte in einer Umgrenzung, die nicht irgendwelchen anatomischen Verhältnissen, sondern der naiv populären Anschauung entspricht. Wird eine ganze Körperhälfte in Form der hysterischen Hemianästhesie betroffen, so findet sich meist eine scharfe Grenze in der Mittellinie, und das Gesicht bleibt in der Regel frei.

Auch sämtliche Sinnesorgane derselben Seite können hier beteiligt sein. Endlich vermag sich die hysterische Anästhesie über den ganzen Körper auszudehnen. Dennoch pflegt sich solch Kranker keine Verletzungen zuzuziehen und kann mit den Händen feine Verrichtungen ausführen im Gegensatz zu dem Verhalten bei organischen Gefühlsstörungen.

Hinsichtlich der Art der Empfindungsstörungen unterscheidet man solche der Hautsensibilität und der Tiefensensibilität (Muskel, Bänder, Sehnen, Gelenke).

1. Hautsensibilität.

Die Hautsensibilität zerfällt in die Qualitäten Tast-, Schmerz-, Temperaturgefühl und den Ortssinn.

a) Tastgefühl: Die Prüfung geschieht mit dem Pinsel oder einem kleinen Wattebausch, eventuell mit der Fingerkuppe und mit leichten Nadelberührungen.

Pinsel: Dem Patienten werden die Augen zugehalten oder mit einem Handtuche bedeckt. Um die Aufmerksamkeit anzuregen, wird jede Berührung zweckmässig mit einem „Jetzt" angekündigt, und der Patient hat dann mit „Ja" oder „Nein" zu antworten. Sagt er fortgesetzt „Ja", empfiehlt es sich, zur Kontrolle einige Male „Jetzt" zu rufen, ohne eine Berührung erfolgen zu lassen. Heisst es immer „Nein", lasse man gelegentlich einige Berührungen unangekündigt und vermeide ein gleichmässiges Tempo. Jetzt würden alle Reaktionen mit „Nein" beweisen, dass die Berührungen tatsächlich empfunden wurden, möglicherweise allerdings weniger gut als an gesunden Stellen. Die Grenzen einer anästhetischen Zone markiere man sich gleich mit einem Blaustifte (Dermograph) und zeichne nachher das ganze Ergebnis in ein Schema ein. Um an einer Extremität das Vorhandensein segmentaler Sensibilitätsstörungen festzustellen, muss man mit der Prüfung rings um das Glied herumgehen. Zu beachten ist ferner, dass sich die Grenzen einer anästhetischen Zone erweitern, wenn man mit der Prüfung von dieser Zone aus nach dem Gesunden fortschreitet, sich dagegen einengen, wenn man die Prüfung im Gesunden beginnt. Erhält man öfters widersprechende Angaben, ist es gut, jeden Punkt, dessen Berührung angeblich nicht gefühlt wurde, genau mit einem Kreuz anzustreichen und nachher von Zeit zu Zeit wieder zu prüfen. Manchmal liegt eine hypästhetische Zone mit „unsicheren" Antworten an der Grenze des anästhetischen Gebietes. Auch vergleiche man die Sensibilität korrespondierender Hautstellen rechts und links und frage, ob die Berührung beiderseits die gleiche Empfindung bedingt. Namentlich bei Hysterie bestehen häufig Differenzen. Dagegen hüte man sich zu fragen, auf welcher Seite die Empfindung besser sei, um nicht die Antwort zu beeinflussen.

Nadel: Man prüfe in der Weise, dass man die Haut bald mit dem Kopf, bald leicht mit der Spitze berührt und den Kranken angeben lässt, ob er „Spitz" oder „Stumpf" gefühlt hat. — Glaubt er, statt einer Spitze gleich mehrere zu fühlen, spricht man von Polyästhesie.

b) Das Schmerzgefühl prüft man ebenso mit leichten und tiefen Nadelstichen. Aufhebung der Schmerzempfindung heisst Analgesie, Herabsetzung Hypalgesie, Steigerung Hyperalgesie.

Man muss den Patienten dahin belehren, dass es nicht darauf ankommt, ob er den Stich aushalten kann, sondern ob er ihn überhaupt als Schmerz, als Brennen, oder nur als Berührung empfindet. Die Empfindung des Schmerzes kann auch verlangsamt sein, so dass zunächst nur eine Berührung, dann erst der Schmerz verspürt wird (manchmal bei Tabes). Bei Vergleichen zwischen rechts und links steche man an beiden Stellen gleichzeitig und frage dann, wo der Patient den Stich gemerkt hat. Wenn Stiche überhaupt nicht empfunden werden, kann ein längerer Strich mit der Nadelspitze (Summation der Reize) zuweilen noch gefühlt werden. Einen starken Reiz setzt auch Kneifen einer Hautfalte.

Beachtung verdient, dass sich oft bei schmerzhaftem Reiz die Pupillen erweitern!

c) Bei dem Temperaturgefühl handelt es sich um die Untersuchung von Warm und Kalt. Am einfachsten berührt man die Haut abwechselnd mit zwei Reagenzgläsern, deren eines mit kaltem, das andere mit warmem Wasser gefüllt ist. Die Differenzen dürfen nicht so stark sein, dass sie Schmerz erregen. Man spricht von Thermanästhesie, wenn der Kranke Warm und Kalt verwechselt.

Die Berührung der Haut darf nicht zu kurz erfolgen. Oft werden die Antworten bei Uebung besser. Man untersuche namentlich den Temperatursinn an den distalen Enden der Extremitäten. Bei Aufhebung der Empfindung an den Fingern finden sich daselbst manchmal alte Brandblasen.

Dissoziation der Gefühlsempfindung besteht bei Syringomyelie (Höhlenbildung in der grauen Substanz des Rückenmarks), indem nur das Tastgefühl erhalten bleibt, Schmerz und Temperatursinn aber ausgefallen sind.

d) Ortssinn ist das Vermögen, Berührungen der Haut mit Pinsel, Nadel usw. zu lokalisieren und ferner, mehrere benachbarte Reize getrennt zu empfinden.

Man lasse sich die Stelle jeder Berührung mit dem Finger zeigen. Man setze zwei Nadelspitzen in wechselndem Abstande gleichzeitig nebeneinander auf und frage, wieviel Spitzen gefühlt werden (hier spricht man auch von Raumsinn). Beide Fähigkeiten sind an verschiedenen Körperstellen sehr ungleich entwickelt. Statt zwei Nadeln benutzt man praktischer einen Zirkel mit Gradeinteilung.

2. Tiefen-Sensibilität.

Bei der Tiefen-Sensibilität unterscheidet man Lagegefühl, Vibrationsgefühl, Kraftsinn oder Drucksinn, stereognostischen Sinn.

a) Lagegefühl bedeutet die Empfindung für die augenblickliche Lage aller Körperteile. Diese ist gestört, wenn der Patient bei geschlossenen Augen nicht anzugeben vermag, welche passiven Bewegungen und Stellungsänderungen man an seinen Fingern, seiner Hand, seinem Fuss usw. vornimmt.

Ist nur eine Körperseite betroffen, ahmt der Patient zweckmässig mit dem entsprechenden Gliede der gesunden Seite die passiven Stellungsänderungen direkt nach. Der Untersucher umfasse das zu bewegende Glied jedesmal mit mehreren Fingern und übe von allen Seiten einen möglichst gleichmässigen Druck aus.

b) Vibrationsgefühl: Wird eine schwingende Stimmgabel auf einen dicht unter der Haut liegenden Knochen aufgesetzt, so ruft sie normalerweise ein summendes Gefühl in Periost und Kapselbändern hervor (Pallästhesie). Die Störungen dieses Gefühls haben noch geringe klinische Bedeutung.

c) Kraftsinn ist die Fähigkeit, die Schwere verschiedener Körper abzuschätzen, mit denen ein Glied belastet wird. Man prüft ihn mit Kugeln von gleicher Grösse und verschieden hohem Gewicht (Kinästhesiometer). Von geringer Bedeutung als eigentliche Gefühlsstörung, dagegen häufig falsche Antworten bei Schwachsinnszuständen.

d) Der stereognostische Sinn setzt sich eigentlich zusammen aus Tastgefühl, Raumsinn, Lagegefühl. Doch hat seine (isolierte) Störung eine selbständige klinische Bedeutung erlangt als wichtiges Zeichen von Gehirnrindenaffektion (Tumor u. dgl.). Der Patient vermag dann nicht bei geschlossenen Augen die Form von Körpern, wie Würfel, Pyramide, Kugel, Walze u. dgl. durch Abtasten zu erkennen. Auch Geldstücke eignen sich zur Prüfung.

Stereognostischer Sinn und Lagegefühl können zusammen mit der Hautsensibiltät bei Tabes dorsalis gestört sein. Bei peripheren Prozessen pflegen sie intakt zu bleiben. Stets bedenke man, dass scheinbare Beeinträchtigung der Sensibilität bei Geisteskranken durch mangelhafte Reaktion auf äussere Reize (Unaufmerksamkeit, Hemmung usw.) vorgetäuscht sein kann.

10. Innere Organe.

Diese sind stets genau zu untersuchen nach den Regeln der inneren Klinik. Jedes Mal ist von Herz, Lungen, Puls, Urin der Befund zu notieren.

Asthmaartige Zustände und Tachypnoe kommen bei Hysterie vor. In jedem Coma kann Cheyne-Stokessches Atmen auftreten: Tiefe und flache Atemzüge bis zur Atempause wechseln miteinander ab. Starke Pulsverlangsamung mit epileptiformen Anfällen heisst dagegen Stokes-Adamsscher Symptomenkomplex. Vagusreizung durch Hirndruck bei Tumor, bei Commotio kann Pulsverlangsamung machen. Mitunter tritt auch bei Nervösen durch Niederhocken mit gebeugtem Kopfe Pulsverlangsamung auf (Vagotoniker). Pulsbeschleunigung (Tachykardie) ist ein Hauptsymptom der Basedowschen Krankheit. Anfallsweises Herzjagen, Herzklopfen, Arhythmie des Pulses finden sich manchmal bei Neurasthenie, traumatischer Neurose; ferner Labilität des Pulses: Emporschnellen der Frequenz bei leichter Anstrengung. Auffallende Rigidität und Schlängelung der Arterien legen den Verdacht auf eine arteriosklerotische Gehirnerkrankung nahe (Messung des erhöhten Blutdrucks). Eiweiss im Urin tritt spurweise nach epileptischen Anfällen, reichlicher bei Delirium tremens auf. Hier finden sich auch zuweilen Zylinder. Bei Zuständen von Bewusstlosigkeit lenkt Albuminurie den Verdacht auf Urämie, Zucker im Urin auf Coma diabeticum. Ausserdem ist alimentäre Glykosurie bei nervösen Zuständen aller Art nicht selten (Neurasthenie, traumatische Neurose[1]), Hysterie usw.). Auch Kombinationen von Diabetes und Psychose kommen vor. Bei

---

[1]) Hier kann der experimentelle Nachweis bei Begutachtung von Wert sein: 2—6 Stunden nach Darreichung von 100 g Traubenzucker ist die Urinzuckerprobe positiv.

Depressionszuständen findet man nicht so ganz selten vorübergehend Zucker. Aceton tritt im Urin bei Nahrungsverweigerung auf, ausserdem in schweren Formen von Diabetes. Gallenfarbstoffe finden sich bisweilen bei Delirium tremens. Aufgetriebener Leib mit Blasendämpfung besteht bei Retentio urinae (s. S. 57).

Erhöhte Vaguserregbarkeit (als Ursache nervöser Herz-, Magen-, Darm- usw. Symptome) soll sich dadurch erweisen lassen, dass schon Injektion von 0,01 ccm Pilokarpin nach 5 Minuten Schweiss auf der Stirn und Speichelfluss hervorruft, während andererseits nach Injektion von 1 ccm Adrenalin die gewöhnlich einsetzende Glykosurie ausbleibt. (Pharmakologischer Versuch nach Eppinger und Hess). Nicht zuverlässig.

11. Liquor cerebrospinalis.

Der Liquor cerebrospinalis kann beim Lebenden durch Punktion der Hirnventrikel oder durch die Quinckesche Lumbalpunktion gewonnen werden. Im ersteren Falle muss zur raschen Durchdringung des Schädelknochens ein elektrisch getriebener Bohrer in Anwendung kommen[1]), wärend die Lumbalpunktion sich mit einem einfachen Troikart vornehmen lässt.

Methode.

Der Patient liegt flach auf der linken Seite, den Kopf gebeugt, die Knie angezogen, den Rücken möglichst krumm. Dicht über oder unter einer gedachten geraden Linie, welche die beiden Cristae iliacae verbindet (und den 4. Lendenwirbel trifft), sticht man im Zwischenwirbelraum den Troikart (oder eine Platiniridiumnadel) ziemlich senkrecht auf die Mittellinie der Wirbelsäule ein. Man ist hier sicher, das Rückenmark nicht mehr zu verletzten, da dasselbe nur bis zum 2. Lendenwirbel herabreicht. Nach Durchbohrung des Duralsackes zieht man den Mandrin heraus und steckt, falls Flüssigkeit abtropft, rasch an seiner Stelle in die Hohlnadel ein passend eingeschliffenes hohles Metallstück, das mittels Gummischlauchs an ein gläsernes Steigrohr angeschlossen ist. Die Höhe, welche der Liquor in diesem erreicht, wird einfach durch ein daneben gehaltenes Bandmass bestimmt und gibt den Druck in Millimetern an. Dann lässt man zu Untersuchungszwecken vorsichtig etwas Flüssigkeit in sterile Glasröhrchen abtropfen. Sobald der Druck in der Flüssigkeit stärker sinkt, zieht man die Hohlnadel heraus und verschliesst die Wunde mit einem Pflaster. Den im Steigrohr und Schlauch befindlichen Liquor tue man zur Untersuchungsflüssigkeit. Gewöhnlich entnehme man nicht mehr als 5 ccm. Nachher soll der Patient 24 Stunden zu

[1]) Solche Hirnpunktion kann auch bei Tumorverdacht zur Gewinnung von Gewebsfetzen für die mikroskopische Untersuchung dienen. Bei Dementia paralytica wurden auf diese Weise lebende Spirochäten gefunden.

Bett bleiben und zunächst flach liegen, da sich sonst gelegentlich Kopfschmerz und Erbrechen einstellen können.

Druck.

Der normale Druck in der Lumbalflüssigkeit beträgt ca. 50 bis 120 mm Wasser. Stark erhöhter Druck findet sich bei Hydrocephalus und Gehirntumor: 200—700 mm und darüber. Fällt der Druck sehr rasch, besteht die Gefahr, dass durch einen Tumor der hinteren Schädelgrube das Foramen magnum wie durch einen Pfropf verschlossen, und damit die Kommunikation zwischen Schädel- und Rückenmarksflüssigkeit aufgehoben ist. Lässt man dann die Spinalflüssigkeit weiter abfliessen, anstatt sofort die Punktion zu unterbrechen, kann das Gehirn förmlich angesaugt, und durch Druck auf das Atmungszentrum in der Medulla oblongata Atemlähmung versursacht werden.

Untersuchung der Lumbalflüssigkeit.

Die Punktionsflüssigkeit soll klar und wasserhell sein, wenig Eiweiss und Zellen enthalten. Nur bei einzelnen organischen Erkrankungen des Zentralnervensystems (Dementia paralytica, Tabes dorsalis, Lues cerebri etc.) finden sich gleichzeitig pathologische Eiweissvermehrung und Vorhandensein zahlreicher Lymphozyten, eine sogenannte Lymphozytose. Bei Tumoren des Zentralnervensystems kommt es ebenfalls zur Eiweissvermehrung im Liquor, doch fehlt eine richtige Lymphozytose.

Blutbeimischung stört jede Untersuchung. War sie nicht zufällig bei der Punktion geschehen, sondern die Folge cerebraler oder spinaler Blutherde, lässt sich eine gelbe Färbung nicht durch Zentrifugieren beseitigen. Gelbfärbung (Xanthochromie) kann auch bei Rückenmarksgeschwülsten, Syringomyelie und vereinzelt bei meningealen Reizerscheinungen beobachtet werden. Eiter findet sich bei Meningitis purulenta, führt beim Stehen der Flüssigkeit zur Flockenbildung oder Gerinnung. Rückenmarkstumoren können im Liquor starke Eiweissvermehrung machen bis zur Gerinnung. Die im Liquor vorhandene Gesamteiweissmenge kann man bestimmen durch Zentrifugieren von 2 ccm Liquor mit 1 ccm des Essbachschen Reagens. Nissl hat dafür besondere graduierte Röhrchen angegeben, die spitz auslaufen. Hier gelten 1—2 Teilstriche als normaler Eiweissgehalt. (Zur Feststellung von speziell dem Auftreten pathologischen Eiweisses [Globulin] dienen die unter „Chemische Untersuchung“ angeführten Methoden.)

Die übrige Flüssigkeit wird ca. 3/4 Stunden zentrifugiert, dann völlig abgegossen und chemisch untersucht.

a) Chemische Untersuchung.

Nach Guillain-Parant: Alles normale Eiweiss im Liquor wird durch konzentrierte Magnesiumsulfatlösung ($MgSO_4$), die man zu gleichen Teilen dem Liquor hinzufügt, ausgefällt. Filtriert man dann die Flüssigkeit, so soll sie beim Kochen klar bleiben. Opaleszenz und Trübung bis zur Flockenbildung (durch Globuline) sind Zeichen, dass es sich um einen organischen Prozess handelt.

Modifikation von Nonne: Wird gesättigte neutrale Ammoniumsulfatlösung mit Liquor zu gleichen Teilen gemischt, ist eine (bis nach ca. 3 Minuten auftretende) Opaleszenz oder Trübung als pathologisch anzusehen und spricht für einen organischen Prozess im Zentralnervensystem (Phase I).

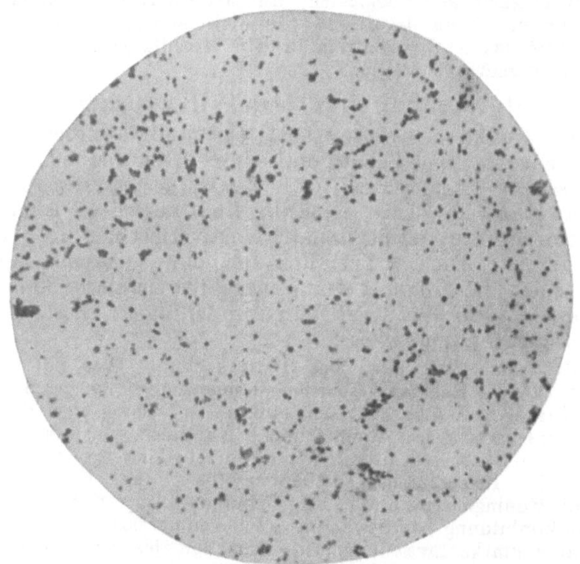

Lymphozytose: Positiver Ausfall bei Dementia paralytica. Schwache Vergrösserung. Mikrophotographie.

Filtriert man dann, setzt einen Tropfen Essigsäure zu und kocht, fällt das normal vorhandene Eiweiss aus (Phase II).

Methode nach Pandy: In ein Schälchen mit Karbolsäurelösung (Acid. carbol. liquefact. 1,0 auf 10,0) 1 Tropfen Liquor zusetzen: Auftreten einer wolkigen Trübung ist pathologisch.

Methode nach Noguchi: 5 ccm einer 10 proz. Buttersäurelösung mit 1 ccm Liquor aufkochen; dazu 1 ccm 4 proz. Natronlauge; aufkochen. Trübung besagt nichts. Pathologisch ist flockiger Ausfall, der bis nach einigen Minuten auftritt.

b) Mikroskopische Untersuchung.

Nach Abgiessen des zentrifugierten Liquor wird der Boden des Zentrifugierröhrchens mit einer (in der Flamme frisch ausgezogenen) Kapillarpipette abgekratzt, wobei sich das Zentrifugat in dieser von selbst hochsaugt. Dann wird der Inhalt der Pipette auf mehrere Objektträger geblasen, hier, sobald Lufttrockenheit eingetreten ist, durch Alkoholäther fixiert und nun, nach kurzem Abspülen, mit Unnas polychromem Methylenblau oder Ehrlichs Triacid gefärbt. Im ersteren Falle differenziert man nach einigen Minuten mit 96proz. Alkohol, im letzteren spült man nach ca. 7 Minuten mit Wasser

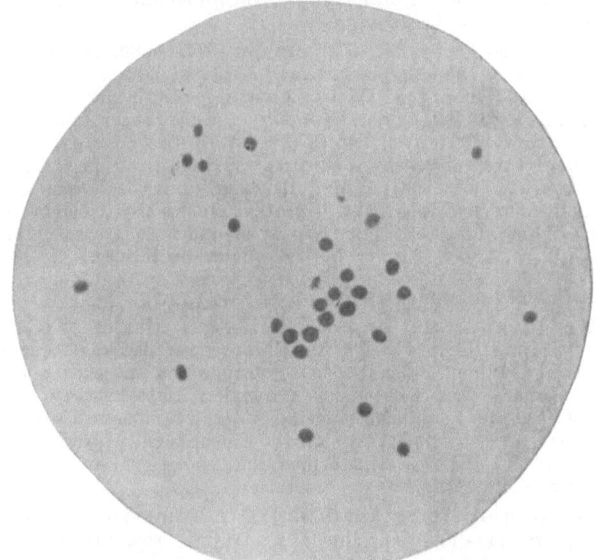

Lymphozytose: Positiver Ausfall bei Dementia paralytica. Starke Vergrösserung. Mikrophotographie.

ab. — Bei guter Differenzierung ist eine Verwechslung mit roten Blutkörperchen kaum zu besorgen. Dennoch kann, zumal in Grenzfällen, Blutbeimischung eine sicherere Deutung des Befundes unmöglich machen.

Normalerweise finden sich gar keine oder nur einige wenige kleine, einkernige Lymphozyten im Gesichtsfelde. Dichte Lymphozytenansammlung, so dass das Präparat bei schwächerer Vergrösserung einer mit Schrotschüssen bedeckten Scheibe (vgl. Fig. S. 66 u. 67) ähnelt, spricht stets für organische Veränderungen im Zentralnervensystem, in erster Linie für Dementia paralytica, Tabes, Lues cerebrospinalis.

Schwieriger ist die Deutung schwacher Lymphozytose. Hier sollen 3—5 Lymphozyten in einem Gesichtsfelde bei starker Vergrösserung (Zeiss D. D.; Leitz 7) die Grenze des Erlaubten überschreiten. Doch ist, um Zufälligkeiten auszuschliessen, stets eine genaue Durchsicht aller Präparate erforderlich. Schwache Lymphozytose findet sich bei verschiedenen Prozessen, besonders bei multipler Sklerose.

Bei Meningitis epidemica wie tuberculosa zeigen sich neben den kleinen Lymphozyten hauptsächlich grosse ein- und mehrkernige Leukozyten.

Um in der Zeissschen Zählkammer (wie bei Blutkörperchen) die Zahl der Lymphozyten genauer festzustellen, mischt man (nach Fuchs-Rosenthal) nicht zentrifugierten Liquor in einer Pipette mit Methylviolett, dem Eisessig zugesetzt ist zur Zerstörung der Erythrozyten (Methylviolett 0,1. Aq. dest. 50,0. Acid. acet. glac. 2,0), wartet mindestens 10 Minuten, bringt dann einen Tropfen in die Zählkammer, zählt aus und dividiert durch 3. Normal sind bis 5 Lymphozyten im Kubikmillimeter; mehr als 10 Zellen bedeuten sichere Pleozytose. Bei Paralyse und Lues cerebrospinalis finden sich oft grosse Mengen bis zu mehreren Hundert.

Wassermannsche Serodiagnostik.

Das (wahrscheinlich luetische Antikörper enthaltende) Blutserum Syphlitischer zeigt die Eigenschaft, dass es, versetzt mit einem (Antigene euthaltenden) Auszuge von luetischen Fötalorganen (aber auch mit gewissen normalen Körperbestandteilen), eine sogenannte Komplementbindung oder Komplementablenkung hervorruft: Durch Einwirkung dieser Mischung unterbleibt die Lösung roter (Hammel-)Blutkörperchen durch ein artefizielles (Kaninchen-)Blutserum.

Solch positiver Ausfall der Wassermannschen Reaktion im Blutserum spricht für frühere syphilitische Infektion, negativer Ausfall nicht absolut dagegen.

Positiver Ausfall im Liquor cerebrospinalis findet sich bei luetischer Erkrankung des Zentralnervensystems, fast stets bei Dementia paralytica, nicht so regelmässig bei Tabes dorsalis und Lues cerebrospinalis.

Nimmt man zum Versuch statt 0,2 ccm Liquor grössere Mengen (etwa 0,4—0,8 ccm), lässt sich auch hier mit grösserer Häufigkeit positive Reaktion erwarten. (Auswertungsmethode.)

Ausnahmsweise tritt die Wassermannsche Reaktion im Blut bei nicht luetischen Krankheiten ein wie Scharlach und Malaria.

Man erhält das Blut am besten durch Venenpunktion in der Ellenbogenbeuge.

12. Elektrische Untersuchung.

Normalerweise ruft faradischer Strom indirekt (vom Nerven aus) und direkt (vom Muskel aus) eine „tetanische“ Muskelkontraktion für die ganze Dauer des Stromschlusses hervor. Dagegen tritt bei galvanischem Strome nur im Momente des Schliessens und Oeffnens eine kurze, blitzförmige Zuckung ein, und zwar an der Kathode (negativem Pol) stärker als an der Anode (positivem Pol).

Das Gesagte gilt besonders vom mittelstarken galvanischen Strom. Die Zuckungsformel lautet hier: KaSZ; AnSZ; AnÖZ. D. h. die Kathodenschliessungszuckung ist am stärksten, es folgen dem Grade nach Anodenschliessungszuckung und Anodenöffnungszuckung. Nur bei ganz starken Strömen kommt es zur Kathodenöffnungszuckung Gleichzeitig wird die Kathodenschliessungszuckung tetanisch. Schwache Ströme erzielen überhaupt nur bei der Kathodenschliessung eine Zuckung.

Bei der Untersuchung setze man die grosse, indifferente, Elektrode (als Anode!) auf die Brust des Patienten, die kleine Unterbrecher-Elektrode (als Kathode!) auf den zu untersuchenden Nerven oder Muskel auf. Die ungefähre Lage der geeignetsten Reizstellen ergibt sich aus den üblichen Schemas; der erregbarste Punkt wird durch Umhersuchen ausprobiert. Durch Stromwenden lassen sich Anode und Kathode vertauschen.

1. Quantitative Veränderung der elektrischen Erregbarkeit: Faradisch wie galvanisch ist ein relativ starker Strom erforderlich, um die Minimalzuckung des Muskels auszulösen; Herabsetzung der Erregbarkeit (bei einfacher Atrophie und Dystrophie). Oder es genügt schon ein auffallend schwacher Strom: Steigerung der Erregbarkeit, so dass man z. B. bei Tetanie unschwer galvanischen Anoden-Tetanus bekommt.

Der faradische Strom wird gemessen nach dem Rollenabstand (R. A.): Je kleiner der Rollenabstand, desto stärker der Strom. Der galvanische Strom wird gemessen nach Milli-Ampère (M.-A.). Je mehr M.-A., desto stärker der Strom.

2. Qualitative Veränderung der elektrischen Erregbarkeit: Die Zuckungen verlieren bei galvanischer Reizung ihren blitzförmigen Charakter, werden träge und wurmförmig, und die Zuckungsformel ändert sich um in AnSZ > KaSZ: Entartungsreaktion.

Bei kompletter Entartungsreaktion ist der Muskel weder direkt noch indirekt mehr für den faradischen Strom erregbar; für den galvanischen nur noch direkt: Dabei ist die Zuckung träge, wurmförmig und stärker an der Anode als an der Kathode. Häufiger ist partielle Entartungsreaktion verschiedenen

Grades. Das Wesentlichste bleibt immer die Trägheit der Zuckung.

Entartungsreaktion findet sich bei degenerativer Muskelatrophie (periphere Neuritis, Vorderhornerkrankung, spinale Muskelatrophie), nicht bei Dystrophie und bei cerebralen Lähmungen.

Myotonische Reaktion (Thomsensche Krankheit): Nach Unterbrechung des faradischen Stromes dauert die Muskelkontraktion noch fort. Fliesst ein stärkerer galvanischer Strom einige Zeit durch den Muskel, so zeigen sich Wellen, die von der Kathode zur Anode ziehen (Erbsche Wellen).

Myasthenische Reaktion (Myasthenia gravis): Bei mehrmaligem Reizen mit dem faradischen Strome wird der Muskel rasch unerregbar und zuckt erst nach längerer Pause wieder.

Akustikus-Reizung: Setzt man die eine Elektrode auf das Ohr auf, hört der Patient schon bei schwachem galvanischen Strome einen Klang, der bei Kathodenschluss gewöhnlich deutlich lauter ist als bei Anode. Auch hier kann Umkehr der Formel krankhaft bedingt sein.

Vestibularis-Reizung: Schickt man den galvanischen Strom durch beide Ohren, empfindet der Normale erst bei 2—3 M.-A. Schwindel, der Nervöse früher.

13. Krampfanfälle.

a) Epileptischer resp. epileptiformer Anfall.

1. Aura (fehlt gelegentlich): Angst, Schwindel, unangenehme Sensationen. Sinnestäuschungen. Denkstörungen.

2. Paroxysmus.

α) Tonisches Stadium: Hinstürzen (Schrei, Verletzungen), tonische Anspannung der Muskeln. Zyanose. Bewusstlosigkeit. Weite und starre Pupillen. Dauer wenige Sekunden.

β) Klonisches Stadium: Allgemeine rhythmische, kurze Zuckungen. Zungenbiss. Schaum vor dem Munde. Röchelndes Atmen. Meist Pupillenstarre, zuweilen Hippus. Dauer mehrere Minuten Einnässen.

3. Soporöses Nachstadium: Schlafähnlicher Zustand. Allmähliche Wiederkehr des Bewusstseins. Oft Babinskischer Zehenreflex. Sehnenreflexe gesteigert oder herabgesetzt resp. erloschen. Temperatur erhöht. Eiweissspuren im Urin.

Nach dem Erwachen Amnesie. — Es sind durchaus nicht immer alle Symptome ausgeprägt. Häufung der Anfälle (Status epilepticus) verursacht rasch einen schweren körperlichen Krankheitszustand.

Bei genuiner Epilepsie, Dementia paralytica, Arteriosklerose des Gehirns, Tumor cerebri, multipler Sklerose, Lues cerebri, Intoxikationen, Delirium tremens, selten isoliert bei anderen Psychosen, am ersten noch bei Katatonie.

b) Jacksonscher Anfall.

Epileptiformer Anfall, bei welchem das Bewusstsein erhalten bleibt und nur die Muskeln der einen Körperhälfte in bestimmter Reihenfolge vom Krampf befallen werden: Gesicht, Arm und Bein. Beginn in dem Gebiete, dessen kortikales Zentrum vom Reiz getroffen wird. (Hier kann auch eventuell nachher Lähmung zurückbleiben). Konjugierte Deviation. Dauer nach Minuten; doch oft Häufung der Anfälle.

Bei organisch bedingter Rindenepilepsie: Herd in der Gegend der motorischen Zentren einer Hemisphäre (Arteriosklerose mit Erweichung oder Thrombose, Tumor, Abszess, Trauma, Hirnblutung, Lues cerebri etc.), seltener bei Dementia paralytica; sehr selten bei genuiner Epilepsie.

c) Hysterischer resp. hysteriformer (psychogener) Anfall.

Psychisch bedingt, erzeugt kein schweres körperliches Krankheitsbild selbst bei stundenlanger Dauer und enormer Häufung. Selten Nachts. Sehr viel komplizierter und abwechslungsreicher als epileptische Anfälle; die Bewegungen machen vielfach einen gewollten Eindruck. Man kann die Anfälle häufig nach Belieben auslösen und coupieren. Meist lässt sich als Ursache eine Gemütserregung nachweisen.

1. Aura (fehlt meist): Quälende Sensationen. Erregtes Wesen.

2. Paroxysmus: Vorsichtiges Umfallen ohne Verletzungen, Emporbäumen des Körpers zum Kreisbogen (Arc de cercle). Gesichtsfarbe wenig verändert. Bewusstsein selten getrübt. Dann wilde leidenschaftliche Bewegungen, theatralische Stellungen (Attitudes passionnelles). Auch pathetische Aeusserungen (Halluzinationen).

Nach dem Erwachen ist ein Zustand der Erschöpfung möglich; seltener Schlaf. Erinnerung meist erhalten. Zungenbisse sowie Einnässen und Babinski fehlen. Auch nach massenhaften Anfällen kein Fieber. Mydriasis auf der Höhe des Anfalles, wobei es manchmal nicht gelingen will, Lichtreaktion nachzuweisen (vorübergehende absolute Starre, vgl. S. 24).

In anderen Fällen kommt es zu Lach-, Wein-, Nies-, Schnaufkrämpfen usw.

Hysteriforme Anfälle finden sich bei den verschiedensten Psychosen, besonders bei Katatonie; können sich auch zu echter Epilepsie hinzugesellen.

Apoplektiform nennt man einen Anfall, bei dem der Kranke wie durch eine Apoplexie (Gehirnblutung, Embolie eines Hirngefässes) plötzlich zusammenbricht und die Zeichen des Koma bietet, um sich dann aber unter Umständen, wenn keine Apoplexie vorlag, sehr rasch zu erholen. (Besonders bei Dementia paralytica, Lues cerebri, Epilepsie usw.)

D. Status psychicus.

Der psychische Status muss oft unter der Form einer einfachen Unterhaltung erhoben werden, wobei dem Patienten nicht einmal immer die Absicht des Arztes, ihn zu untersuchen, bekannt ist. Diese eigenartigen Verhältnisse der psychiatrischen Exploration bringen es mit sich, dass die Einhaltung eines bestimmten Schemas nur in groben Umrissen möglich sein kann. Grundsätzlich soll der Untersucher auf den Gedankengang des Patienten eingehen, ihn ausreden lassen, sein Vertrauen gewinnen und dennoch dauernd bestrebt bleiben, ihm während des möglichst unbefangenen Plauderns alles das zu entlocken, was für die Diagnose wichtig ist. Bei notwendigen Zwischenfragen muss man oft sehr vorsichtig und taktvoll verfahren, um nicht Misstrauen zu erregen, weil sonst der Kranke verstummen und weitere Auskunft verweigern kann. Dennoch ist es für den Anfänger wünschenswert, dass er eine Art Schema hat, nach welchem er bei seinen Beobachtungen und Fragen vorzugehen sucht, und in das er die erlangten Resultate einordnet, auch seine Beobachtungen über das äussere Gebahren des Kranken.

Auch wenn es dem Patienten bekannt ist, dass er psychiatrisch untersucht werden soll, wird man mit den Fragen besser vorsichtig verfahren, um nicht gewünschte Antworten zu suggerien oder den Untersuchten zu warnen, mit seinen Wahnideen zurückzuhalten.

a) Schema zum Status psychicus.

1. Stimmung und Affekte:

a) Depression: Traurig, ängstlich, entschlusslos, gereizt, misstraurisch, ratlos.

b) Exaltation: Heiter, albern, zornig, erotisch.

2. Motorisches Verhalten (Willenssphäre).

a) Hemmung und Sperrung: Stupor. Negativismus. Mutismus.

b) Erregung: Bewegungsdrang. Impulsive Handlungen. Redesucht.

c) Manieren: Stereotypien. Grimmassieren. Sprechmanieren.

3. Bewusstsein (Auffassung und Orientierung):

a) Bewusstlosigkeitszustände: Koma, Sopor, Somnolenz.

b) Bewusstseinstrübungen: Verwirrtheit. Delirien. Dämmerzustände. Bewusstseinseinengung. Petit mal.

4. Gedankenablauf (Ideenassoziation. Ueberlegen und Schliessen):

a) Formale Störungen: Denkhemmung. Ideenflucht. Inkohärenz. (Dissoziation der Vorstellungen und Zerfahrenheit.)

b) Inhaltliche Störungen: Sinnestäuschungen. Wahnideen. (Ueberwertige Ideen). Zwangsvorstellungen.

5. Intellektuelle Fähigkeiten:

Gedächtnis (inkl. Merkfähigkeit; Amnesien); Urteilsfähigkeit, ethische Begriffe.

b) Untersuchungsmethoden:

1. Stimmung und Affekte.

Zunächst achte man beim Patienen auf die Grundstimmung, welche er verrät nicht nur in seinen Worten, sondern vor allem in seinen Mienen, in seiner Haltung und seinen Bewegungen.

a) Depression.

Traurige Stimmung (Dysthymie) pflegt sich auszudrücken durch starre Gesichtszüge, gefaltete Stirn, glanzlosen, verschleierten Blick, herabhängende Mundwinkel, zusammengepresste Lippen. Die Körperhaltung ist starr, statuenhaft. Die seltenen Bewegungen geschehen langsam, zögernd, gehemmt. Die Sprache ist leise, tonlos. Schweigsamkeit, Neigung zum Weinen, Seufzen oder Jammern vervollständigen das Bild.

Angst äussert sich in starr und weit aufgerissenen oder unruhig umherrollenden Augen. Der Kranke beisst sich auf die Lippen, reibt die Hände aneinander, zerpflückt, was ihm in die Hände gerät, kaut seine Nägel, wiegt den

Oberkörper hin und her oder **tritt** unruhig von einem Bein auf das andere, stöhnt, seufzt, rauft sich die Haare. Der eine rührt sich kaum vom Fleck, erscheint förmlich zur Salzsäule erstarrt, bringt keinen Ton hervor: Aengstliche Hemmung. Der andere läuft laut jammernd umher, wälzt sich am Boden, klammert sich hilfeheischend an seine Umgebung an: Angsterregung. Oft sind körperliche Beschwerden mit der Angst verbunden, wie Beklemmungsgefühl (Oppression), Druck in der Herzgegend und Herzklopfen (Präkordialangst), jagender Puls, Trockenheit im Munde, Schweissausbruch. Die Pupillen sind meist weit.

Mit Traurigkeit und Angst vereinigt sich vielfach Entschlusslosigkeit: Unfähigkeit, sich zu irgendeiner Handlung aufzuraffen, oder ein planloses Hin und Her sich durchkreuzender Massnahmen. (Vgl. auch Aboulie auf S. 77.)

Seltener sind plötzliche Verzweiflungsausbrüche mit Gewalttätigkeit: Raptus. Lebensüberdruss kann stets zu Selbstmordversuchen führen. — Anhaltende Depression ist charakteristisch für Melancholie; bei anderen Psychosen tritt sie mehr episodisch auf.

Reizbares, vorwurfsvolles Wesen gegen die Umgebung kann sich gelegentlich mit Depression verbinden, häufiger mit Zuständen von Exaltation, wo es zur Zornmütigkeit führt. Dauernde Reizbarkeit findet sich vor allem bei nervösen Schwächezuständen, bei Epilepsie, Hysterie, Neurasthenie und in der Rekonvaleszenz nach Amentia.

Misstrauen kann mit Angst einhergehen, beruht aber in der Regel auf Verfolgungswahn (siehe dort!). Statt der Niedergeschlagenheit der Depression besteht mehr ein selbstbewusstes, lauerndes Wesen mit einsilbigen, vorsichtig abgewogenen Antworten.

Die Ratlosigkeit nimmt eine besondere Stellung ein, da hier der depressive Affekt mehr als Folge der Unfähigkeit zur Orientierung erscheint (siehe unter Bewusstseinsstörungen und bei Inkohärenz!)

b) Exaltation.

Heitere Stimmung (Hyperthymie) zeigt sich im lebhaften Mienenspiel, in den schnellen elastischen Bewegungen, im Lachen, Scherzen, Singen, Tanzen usw. Anhaltende Exaltation ist charakteristisch für Manie, episodisch kommt sie bei zahlreichen Psychosen vor.

Alberne, läppische Züge trägt die heitere Verstimmung vor allem bei der Katatonie und Hebephrenie. Gemacht kindisches

Wesen, oft mit Baby-Sprache, nennt man Moria oder Puerilismus (besonders dort und bei Hysterie). Dagegen bezeichnet Euphorie mehr die sorglose Heiterkeit Schwerkranker, denen die Einsicht in ihren Zustand abgeht, z. B. bei multipler Sklerose, oft auch mit dem Charakter der allgemeinen Urteilsschwäche und Stumpfheit, z. B. bei Dementia paralytica. Besonders zu erwähnen ist der eigenarige Galgenhumor der Alkoholdeliranten.

Zornmütigkeit erwächst oft auf dem Boden der heiteren Verstimmung, indem das übermässig gesteigerte Selbstgefühl keinen Widerspruch verträgt. Ebenso können Grössenideen der Reizbarkeit zugrunde liegen, ferner plötzliche Zornesausbrüche die natürliche Reaktion auf quälende Sinnestäuschungen und Verfolgungswahnvorstellungen bilden. Die Reizbarkeit der Epileptiker und chronischen Alkoholisten kann zu förmlichen Wutparoxysmen Veranlassung geben.

Erotisches Wesen begleitet in der Regel die gehobene Stimmung und tritt, ausser in obscönen Aeusserungen und Gesten, in schamlosem Entblössen zutage, im Salben der Haare mit Speichel und Urin, Spucken, Onanieren, bei Frauen auch im Schmieren mit Menstrualblut. In leichteren Fällen bleibt es bei schmachtenden Blicken, Hüftenwiegen, Anschmiegen, innigem Händedruck, oder es wird eine affektierte Naivität, eine übertriebene Prüderie zur Schau getragen.

c) Apathie.

Apathie, Gleichgültigkeit gegen äussere Vorgänge, kann die dauernde Folge geistiger Stumpfheit sein bei Demenz oder nur die vorübergehende Reaktion nach Ablauf heftiger Erregungen. Man muss sich hüten, blosse Benommenheit (Sopor und Somnolenz) oder allgemeine Hemmung und Sperrung (Depression, Stupor) mit der Apathie der Verblödeten zu verwechseln. Auch Personen, die von bestimmten Wahnideen erfüllt sind oder sich um ihre eigene Gesundheit übertriebene Sorgen machen, können zeitweise eine verblüffende Interesselosigkeit für alles andere an den Tag legen. (Neurasthenie, Hysterie, Hypochondrie.)

Auffallender Energiemangel und Unaufmerksamkeit (Mangel an Einstellung) finden sich bei der Zerfahrenheit der Hebephrenen und Katatoniker. Hier kann aber die stumpfe Gleichgültigkeit gegenüber wichtigen Erlebnissen wechseln mit masslosen Wutausbrüchen über Kleinigkeiten. (Vgl. S. 93.)

d) Stimmungswechsel.

Plötzlicher Stimmungswechsel kann ohne genügende Motivierung auftreten, so dass schon im Verlaufe einer kurzen Unterhaltung der Kranke den einen Moment glücklich, den anderen tieftraurig erscheint. Derartige unerwartete Schwankungen (Labilität der Stimmung) sind meist Zeichen geistiger Schwäche, z. B. bei Dementia paralytica. Doch beruht das Zwangsweinen und Zwangslachen bei manchen organischen Gehirnprozessen (Multiple Sklerose, Arteriosklerose des Gehirns) wohl nicht auf psychischen Vorgängen. Länger dauernde, über Stunden und Tage sich erstreckende Stimmungsschwankungen finden sich bei Epileptikern, Hysterikern, Neurasthenischen. Morphinisten, die eben noch mürrisch und niedergeschlagen erschienen, werden nach Injektion lebhaft und angeregt. Auch bei Zirkulären kann sich die Stimmungslage gelegentlich ohne Vorboten wie mit einem Schlage vom Manischen zum Melancholischen und umgekehrt verändern. Manisch-Heitere können vor Zorn weinen. Seltener werden richtige Mischzustände bei Zirkulären beobachtet. Ganz regellos wechselnd ist der Affekt bei Verwirrten. (Vgl. S. 86.)

Bisweilen beobachtet man bei der Katatonie insofern eine verkehrte Reaktion auf Reize der Aussenwelt, dass der Kranke schon bei blosser Anrede in Lachen oder Weinen ausbricht. Entsprechen Mienen- und Gebärdespiel überhaupt nicht mehr dem herrschenden Affekte, spricht man von Paramimie. Desorientierte, ratlose Kranke, die, sich selbst überlassen, keinen besonderen Affekt zeigten, brechen mitunter in Tränen aus, wenn man sie durch Fragen behelligt (Amentia, Katatonie).

Neben Stimmungswechsel besteht nicht selten eine erhöhte Beeinflussbarkeit, Suggestibilität, so dass man beliebig je nach Tonfall und Art der Anrede Lachen oder Weinen erzielen, Niedergeschlagene durch ein Scherzwort heiter stimmen, Gereizte ablenken und besänftigen kann. Diese Beeinflussbarkeit findet sich besonders bei Dementen und Hysterischen.

2. Motorisches Verhalten (Willenssphäre).

Zu unterscheiden sind Hemmung und Erregung, die sich beide im äusseren Gebahren des Kranken scharf ausprägen.

a) Hemmung erzeugt Bewegungsarmut. Alle Verrichtungen geschehen langsam und zögernd. Es ist, als ob der Willensantrieb gegenüber einem inneren Widerstande erlahmte und stecken bliebe. Erst wiederholte, energische Aufforderungen werden befolgt. Die dargebotene Hand wird mühsam mit den Fingerspitzen berührt. Nadelstiche werden kaum abgewehrt. Schiebt man den Kranken vorwärts, macht er einige wenige Schritte und bleibt dann stehen. Der in die Hand gegebene Löffel mit Essen wird nur ein kleines Stück dem Munde genähert usw. Dabei ist die Sprache tonlos, zögernd und einsilbig oder versagt ganz.

Neben der Hemmung im engeren Sinne, die sich meist mit Depression vergesellschaftet zeigt, lässt sich eine Sperrung unterscheiden, bei der es den Anschein erweckt, als ob die angefangenen Bewegungen durch entgegengerichtete Impulse durchkreuzt und aufgehalten, ausgelöscht oder sogar in ihr Gegenteil verkehrt würden. Hier handelt es sich meist um katatonische Zustände. (Vgl. auch S. 78 unter Negativismus!)

Aboulie (Willensschwäche): Leichter Grad von Hemmung, bei welchem sich der Kranke zu keinem Entschlusse aufzuraffen vermag, findet sich bei allen Depressionszuständen, besonders bei Melancholie, Neurasthenie, Hypochondrie, ferner bei der katatonischen Zerfahrenheit. Zu vermeiden Verwechselungen mit der Apathie der Dementen! (Vgl. auch Entschlusslosigkeit S. 74.)

Subjektive Insuffizienz heisst das schmerzliche Gefühl der eigenen Unfähigkeit zu gewohnten Handlungen bei Melancholischen, z. B. zur Berufstätigkeit, Führen des Haushalts, Briefschreiben, sogar zum An- und Auskleiden. (Vgl. S. 91 unter Denkhemmung!)

Stupor nennt man einen Zustand schwerer allgemeiner motorischer Hemmung, der im Verlaufe der verschiedensten Psychosen, wenn auch am ausgeprägtesten bei Katatonie, auftritt und so weit gehen kann, dass die Kranken in unbequemen Stellungen regungslos verharren oder wie schlafend daliegen mit maskenartigem Gesicht, geschlossenen oder starr aufgerissenen Augen und spärlichem Lidschlag, ohne auf Anrede, Schütteln, Nadelstiche zu achten, ohne Nahrung zu nehmen, gereichte Speisen zu kauen, eingegossene Flüssigkeit zu schlucken. Oft lassen sie den Speichel aus dem Munde laufen, verunreinigen sich mit Kot und Urin.

Sucht man sie aufzusetzen, ihre Arme oder Beine anzuheben, so bemerkt man zu verschiedenen Zeiten ein sehr abweichendes Verhalten: Bald sind alle Glieder schlaff wie die eines Bewusstlosen und lassen sich passiv mühelos in jede Lage bringen, um losgelassen dem Gesetze der Schwere gemäss herabzufallen. Bald folgen sie mehr aktiv der ihnen gegebenen Richtung und sinken nachher nur allmählich zurück. Oder die Glieder verharren sogar, wenn sie aufgehoben wurden, einige Zeit steif emporgestreckt, um dann wieder herabgenommen zu werden: Katalepsie. Dagegen spricht man von Flexibilitas cerea, wächserner

Biegsamkeit, falls man beim Bewegen der Glieder auf einen gleichmässigen, federnden, doch ohne grosse Anstrengung zu überwindenden Widerstand der gesamten Muskulatur stösst. Hier bleiben dann emporgehobene Glieder bis zur Erschöpfung der Kräfte in der ihnen angewiesenen Stellung stehen, mag dieselbe noch so unbequem sein.

Der Stupor kann sehr verschieden stark ausgesprochen sein, er kann auch vorübergehend erheblich zurücktreten oder völlig verschwinden. Manche Kranke wachen zum Essen auf oder sorgen selbst für ihre Bedürfnisse. Ferner können impulsive Erregungen jederzeit die Starre durchbrechen. Manche Patienten wälzen sich im Bette umher, lächeln, antworten nur nicht, kneifen die Augen zu. Andere hocken in starrer Haltung, antworten einsilbig auf Befragen, versinken dann wieder. Manche befolgen Aufforderungen, wandeln steif umher wie Holzpuppen oder stehen immer auf demselben Fleck, tun nichts aus eigenem Antriebe. Nichtige Gegenstände, wie eine alte Brotrinde, werden öfters von ihnen krampfhaft umklammert, Tage und Wochen hindurch festgehalten.

Befehlsautomatie nennt man die vor allem bei Katatonikern zu beobachtende Erscheinung, dass die Patienten wie willenlose Maschinen Befehle ausführen, vorgemachte Bewegungen wiederholen (Echopraxie), andere Personen nachahmen, sie auf Schritt und Tritt begleitend, Worte, die sie hören, sinnlos nachplappern (Echolalie).

Man hebe den Arm, klatsche in die Hände, streiche sich den Bart und beachte, ob der Kranke diese Bewegungen nachahmt. Man kann den Kranken auch richtig exerzieren lassen nach militärischen Kommandos. Man rufe ihm Worte zu und beachte, ob er sie wiederholt.

Beim Negativismus hingegen setzt der Kranke jeder äusseren Einwirkung den härtnäckigsten Widerstand entgegen. Auch dieses Symptom ist am ausgesprochensten bei Katatonikern: Der im Stupor wie schlafend daliegende Kranke spannt, sobald man ihn berührt, seine Muskeln starr an. Bisweilen wird der ganze Mensch wie ein Brett infolge der enormen Muskelspannung. Dennoch handelt es sich um rein psychische Vorgänge, die jederzeit durch einen Affekt urplötzlich beseitigt werden können. Häufiger besteht nur allgemein ein blindes Widerstreben: Die Kranken wehren heftig ab, wenn man ihnen die Hand geben oder sie untersuchen will, sie spucken die ihnen gereichte Nahrung aus, wollen sich nicht waschen lassen, dulden die Kleider nicht an ihrem Körper, legen sich neben ihr Bett, sträuben sich, wenn sie zum Klosett gebracht werden, verrichten hier kein Bedürfnis, sträuben sich wieder auf dem Rückweg, verunreinigen dann sofort ihr Bett usw.

Befehlsnegativismus: Gelegentlich äusssert sich das triebartige Widerstrebeen in der Weise, dass die Kranken direkt das Gegenteil von dem tun, wozu man sie auffordert. Man fordere sie auf, den Mund zu schliessen, die Augen zu öffenen, rückwärts zu gehen usw.

Mutismus oder Matacismus, Stummheit, kann die Folge blosser Hemmung sein: Der Kranke macht Miene zu sprechen, bewegt tonlos die Lippen, bringt aber kein Wort heraus. Oder er strengt sich sichtlich an, die Sperrungen zu überwinden. Zahlreiche Mitbewegungen treten im Gesicht auf, dasselbe rötet sich; „tropfenweise" kommen einige abgerissene Laute hervor, dann verstummt er wieder. Oder die Sprache ist fast tonlos, gehaucht, wie bei Aphonie (vgl. S. 39). Oft ist der Mutismus nur ein Ausfluss von Negativismus: Mit anderen Personen spricht der Kranke fliessend. Manchmal geht er den einen Moment sachgemäss auf Fragen ein und gibt zu anderen Zeiten absichtlich verkehrte Antworten: Vorbeireden.

So wird das Alter falsch angegeben, ein unrichtiger Name genannt, absichtlich schlecht gerechnet, Gegenstände verkehrt bezeichnet. Oft erfolgen absolut sinnlose Antworten: z. B. Wie geht es Ihnen? „Europa!" In der Regel schiessen solche Kranke ohne langes Besinnen mit ihren Antworten heraus. Oft sieht man ihnen auch eine gewisse Freude an ihren Verkehrtheiten an. Dagegen pflegen die falschen Antworten bei Inkohärenz des Gedankenganges, in Verwirrtheits- und Dämmerzuständen, einen weniger beabsichtigten Eindruck zu machen. Die Kranken sind vielfach schwer besinnlich, suchen nach der entsprechenden Antwort, versinken, sich selbst überlassen, in einen traumhaften Zustand. Eine Mittelstellung nimmt das Gansersche Vorbeireden bei Hysterie ein. (Siehe S. 89.)

Von Pseudostupor darf man sprechen, wenn Kranke mit ihren Sinnestäuschungen so beschäftigt sind, dass sie trotz fehlender Hemmung sich um die Vorgänge der Aussenwelt nicht kümmern, ganz versunken erscheinen.

Sehr selten ist der Stupor bei heiterem Affekt; Manischer Stupor der Zirkulären (vgl. Mischzustände, S. 129).

Bei allen Stuporösen können Auffassung, Orientierung, Erinnerung gut erhalten sein.

b) Erregung oder motorische Unruhe kann der Angst entspringen (siehe S. 73), häufiger begleitet sie den heiteren Affekt. Hier äussert sie sich bei der Manie und verwandten Zuständen als Beschäftigungsdrang: Der Kranke ist Tag und Nacht in Bewegung und entwickelt eine unermüdliche Vielgeschäftigkeit. Alles wird zerstört, in seine Teile zerlegt und anders zusammengefügt. Der Kranke putzt sich tanzt, singt, schreit, redet unaufhörlich, treibt den tollsten Unfug. Dagegen trägt die Unruhe der Katatoniker und Hebephrenen mehr einen triebartigen, automatenhaften, unproduktiven Charakter: Sonderbares Wippen, Springen, Rutschen, Purzelbaumschlagen, pendelartiges Auf und Abgehen, Gestikulieren, Verrenkungen nach Art eines Schlangenmenschen usw., oft ohne jeden heiteren Affekt. (Vgl. auch unter Manieren, S. 83.)

Der Delirant kramt und sucht unter der Herrschaft seiner Sinnestäuschungen. Der Alkoholdelirant glaubt sich dabei meist in seinem gewohnten Berufe tätig: Beschäftigungsdelir. Der Epileptiker neigt besonders zu brutaler Tobsucht mit Angriffen auf die Umgebung. Heftigste motorische Unruhe mit Laufen, Wälzen, Schlagen, Treten, Brüllen usw. vermag jedoch überall sich episodisch zu entwickeln. (Vor allem bei Dementia paralytica, Manie, Katatonie, Amentia; bei dem sogenannten Delirium acutum.)

Impulsive Erregungen nennt man solche, die plötzlich in explosiver Weise einen Stupor durchbrechen, oder, seltener, bei bisher ganz geordnetem Verhalten sich anscheinend unmotiviert einstellen. Wieweit aber Sinnestäuschungen und Wahnideen zu Grunde liegen, lässt sich oft schwer sagen. Impulsive Handlungen (ohne ausreichendes Motiv) kommen auch bei Schwachsinn vor.

Bei Poriomanie (Fugue, Dromomanie) kann es sich um solch impulsiven Wandertrieb oder um Fortlaufen und Fortreisen in depressiver Erregung oder im Dämmerzustande handeln (siehe S. 87).

Redesucht findet sich bei den meisten Zuständen von Erregung:

α) Ideenflüchtiger Rededrang ist eine charakteristische Erscheinung der Manie: Der Gedankengang ist abspringend und entbehrt jener einheitlichen Beherrschung der Gedankenverbindungen, die zugunsten bestimmter Zielvorstellungen alle störenden Nebengedanken unterdrückt. Nach äusseren Aehnlichkeiten und Assonanzen werden die Sätze aneinandergereiht. (Ueberwiegen von Klangassoziationen vgl. S. 95.) Jedem auftauchenden Gedanken wird sofort Ausdruck gegeben. Zitate, Wortwitze, Reime, Vergleiche werden eingeflochten. Der Kranke verliert den Faden, kommt vom Hundertsten ins Tausendste. (Vgl. S. 92.)

Beispiel von Ideenflucht bei einer manischen Kranken, der gerade das Essen gebracht wird: „Jetzt gibt es zu essen. Die Ehe ist ein Gefängnis. Ich mag nicht verheiratet sein. Das ist so ein Zwang, und alles Gezwungene, das liebe ich nicht. Ich schwärme für Carmen Sylva. Ich habe so viele Liebschaften unterhalten. Das Herz haben sie mir gestohlen. Ich leide an Herzverkalkung, Herzverlagerung. Lerne zu leiden, ohne zu klagen. Es tat furchtbar weh, als mein erstes Kind zur Welt kam. Kriegen Männer auch Kinder?"

Den höchsten Grad der Ideenflucht bildet ein sich überstürzender Redefluss, der überhaupt keinen Zusammenhang mehr erkennen lässt: Logorrhoe.

Ausser bei Manie kommt Ideenflucht vor bei allen heiteren Erregungszuständen, bei Dementia paralytica, Epilepsie, Hysterie usw. Bei Hebephrenie und Katatonie fällt die grosse Gedankenarmut, die stete Wiederkehr derselben Worte und Wendungen auf. Es gibt auch eine ängstliche Ideenflucht; sie ist aber selten. (Vgl. Mischzustände.)

β) Sprachverwirrtheit (besonders bei Kranken der Katatoniegruppe, bei Amentia und epileptischer Verwirrtheit): Sinnloses Aneinanderreihen von Worten, nicht immer mit Redesucht verbunden. Die äussere Satzform kann erhalten bleiben, und nur der Inhalt total unverständlich sein. Oft findet sich Neigung zu Rhythmen, pathetischem Tonfall, lebhaften Gesten.

Beispiel: „Kann ein lang länger ein Gelingen sein? Ein R ein Y sein, damit S, damit Essen, damit Singen, damit Klopfen, ein Z wohl ein G, ein Eisen ein reiner Glaube sein? O möchten wir ein N, ein Bügeleisen, ein S sein! Möchte wohl ein St sein, möchte einer Rechten ein X eine Echse sein!" (Fall von Katatonie.)

In den leichteren Fällen bleibt der Inhalt des Gesagten verständlich; es ist nur der Gedankengang zerfahren, Im Gegensatz zur Ideenflucht erscheint dieser trotz seiner unvermittelten Sprünge auffallend eintönig, mit Neigung zu Wiederholungen, z. B.:

„Ach, ich kann Ihnen sagen, ich wäre gern mit zur Harzreise. Urlaub habe ich gehabt. Haben Sie den grossen Stern gesehen da draussen? Und ich habe geglaubt, dass da draussen der Abort wäre. Ach, ich kann Ihnen sagen, die arme Frau auf der Harzreise, die hat furchtbar geweint. Haben Sie Urlaub? Dann gehen Sie doch auf die Harzreise!" . . . (Fall von Hebephrenie.)

In den schwersten Fällen von Sprachverwirrtheit geht überhaupt jede Satzform verloren, und es kommt zum sogenannten Wortsalat; z. B,:

„123 Millionen, Kreuz, rote Watte, K, Punkt, 1906, sterbe als Mörder hier, Hermann X. ist Mörder, Zigarette, das Licht, die Sonne, Zaunkönig, Reissgefressen, Herr Jessen, Altona, Bernhard X, Schweinefleisch, Ludwig X, Steuermann, Lotse, Kriegsmarine, sterbe für niemand, 1906, N, Punkt, K, Punkt, Doppelpunkt . . ." usw. (Fall von Katatonie.)

In anderen Fällen trifft man auf eine geschraubte, hochtrabende Ausdrucksweise. Der Inhalt der Sätze ist teils unverständlich, teils finden sich Anknüpfungen an Vorgänge der Aussenwelt; auch sinnlose Reimereien, oft vorgetragen unter rhythmischen Körperbewegungen und in singendem Tonfall. So sang eine badende Kranke:

„Du hättest nicht sollen zu mir kommen,
Du hattest mir mein Herz genommen.
Sie wollten mich untertauchen,
Und da müsst' ich Euch alle ersaufen.
Ich weiss ja, wer ich bin.
Es hat noch einen Sinn . . ." usw. (Fall von Amentia.)

γ) Verbigeration, stereotype Wiederholung immer desselben Satzes, desselben Wortes, manchmal Stunden und Tage hindurch, findet sich ebenfalls besonders bei Katatonie und bei Verwirrtheitszuständen (Amentia, Epilepsie). Nicht zu verwechseln mit Perseveration bei Aphasie (vgl. S. 43).

δ) Manchmal kommt es auch zur Bildung neuer Worte, sogenannter Neologismen, und Schaffung einer eigenen Sprache, besonders bei Paranoia (Paraphrenie), Dementia paranoides, Dementia paralytica.

Beispiel einer vorgeblichen „Elephantensprache" bei Dementia paralytica: „Ernsta, das ist die Nojaka auch, ist diese Sorta Schlanga Königa Windmühla auch, da Ernsta, Ruga, Ritschka, Tschingara, das sind alle Bäckara auch. — Tirma, Zippla, Zwiebla auch . . ." usw.

In allen derartigen Fällen empfiehlt es sich, wörtlich mitzuschreiben. Verwechslungen mit Aphasie sind kaum zu befürchten. Der Sprachverwirrte knüpft an den Namen eines vorgezeigten Gegenstandes an, verändert wohl einzelne Silben und fügt neue Worte ein, besitzt aber einen ausgiebigen Sprachschatz. Gewöhnlich hört man die Namen der vorgehaltenen Gegenstände mehrmals in seinen Reden wiederkehren, während der Aphasische sich vergeblich bemüht, die richtige Bezeichnung zu finden, und durch seinen Mangel an Substantiven auffällt. (Ueber Sprechmanieren siehe S. 84!)

Die Schrift zeigt ziemlich die gleichen Störungen wie die Rede: Ideenflucht, Schriftverwirrtheit bis zum Wortsalat, Verbigeration mit spalten- und seitenlangem Wiederholen desselben Buchstabens, desselben Wortes, derselben Wendung oder sonderbar geschraubten Stil mit selbstgeschaffenen Wortformen, bizarren Schnörkeln. Bei manischem Schreibdrang wird nicht nur jeder Fetzen Papier, sondern auch Wäsche, Wände usw. mit Kritzeleien, auch obszönen Darstellungen bedeckt.

Hinsichtlich der Schrift bei Dementia paralytica vergleiche Seite 44! Wichtig ist hier neben der Zittrigkeit und dem schwachsinnigen Inhalte vor allem die Neigung zu Auslassungen von Buchstaben, Silben und Worten: z. B.

„Meine Verhält sind geregt. Nun will auch Hochzeit mahen Mit herlichen Grüss."

Trotz katatonischer Schriftverwirrtheit kann die äussere Form des Briefes einen korrekten Eindruck machen.

Das war z. B. in der folgenden schriftlichen Meldung eines Katatonikers an sein Bezirkskomando der Fall:

„Das eigenste Verhalten eines Herrn, der ein Examen scheinen könnte zu 12345, erklärt sich durch auswärtige Einflüsse, Viehhandel und auch Geflügelhandel, ferner Beobachtung von Schwindelanfällen in Elsass Lothringen."

c) Die als Manieren zusammengefassten Absonderlichkeiten im motorischen Verhalten der Katatonischen beruhen in letzter Linie wohl auf einer Mischung von Hemmung und Erregung. Streng genommen gehören zu den Manieren schon manche oben besprochene Erscheinungen, wie Katalepsie, Negativismus, Verbigeration usw. Das Charakteristische, das den Manieren anhaftet, ist das krampfähnlich Stereotype: Bizarre Posen, welche die Patienten hartnäckig festhalten, so dass man geradezu versucht ist, an Kontrakturen zu denken, hysteriforme Anfälle, choreiforme Bewegungsunruhe, Grimassieren, rhythmische Bewegungen aller Art. Der Gang ist schlürfend, trippelnd oder hüpfend. Manche Kranken stutzen vor jeder Schwelle, nehmen dieselbe womöglich in hohem Sprunge.

Bisweilen sind die Lippen rüsselförmig vorgeschoben, so dass man direkt von einem Schnauzkrampf sprechen kann, vor allem im katatonischen Stupor. Sehr auffällig ist gewöhnlich schon, wie die Kranken die Hand geben, ihre Kleider anziehen, sich legen, aufstehen, ihre Nahrung zu sich nehmen. Alles geschieht mit einer geschraubten Umständlichkeit, möglichst unzweckmässig oder ruckartig, grotesk. Frühzeitiges Auftreten von sehr starkem

Grimassieren ohne heiteren Affekt gilt bei Katatonie als ein Zeichen mali ominis. Wichtig sind auch die Sprechmanieren, da sie unter Umständen dem Unerfahrenen Sprachstörung vortäuschen können: Unter zahlreichen Grimassen und Gesten, nach unartikuliertem Gurgeln, Fauchen, Grunzen kommen die Worte tropfenweise hervor, zerhackt, einzelne Silben unnatürlich in die Länge gezogen oder mehrfach wiederholt, in sonderbarem Tonfall. (Katatonische Sprechweise.) Imitation der Babysprache findet sich nicht nur bei Katatonischen, sondern auch bei Hysterischen häufiger. (Vgl. Moria und Puerilismus S. 75 u. 157.)

3. Bewusstsein.

Unter Bewusstsein versteht man die Summe der sich in einem gegebenen Augenblicke abspielenden psychischen Prozesse. Man hat sich aber gewöhnt, die Helligkeit des Bewusstseins vor allem nach dem Grade der Auffassungsfähigkeit für äussere Reize zu beurteilen. Diese müssen eine bestimmte Intensität besitzen, um über die Schwelle des Bewusstseins zu gelangen. Je niedriger die Grenze liegt, um so grösser ist die Helligkeit des Bewusstseins.

a) Bewusstlosigkeitszustände:

α) Koma nennt man die totale Aufhebung des Bewusstseins, bei der selbst die stärksten Reize nicht mehr eine Reaktion hervorrufen.

Der Patient liegt regungslos da. Nur Puls und Atmung sind im Gange. Passiv angehobene Glieder fallen schlaff herab. Anrufen, Rütteln, Bespritzen, Stechen, Faradisieren bleiben völlig unbeachtet. Ebenso kann man stark riechende Substanzen unter die Nase halten usw., ohne dass eine Reaktion erfolgt. Die Bulbi gleiten oft langsam hin und her, wobei die Augenachsen nicht immer parallel bleiben. Zuweilen sind auch die Reflexe erloschen, vor allem Korneal- und Hautreflexe, seltener Pupillenlichtreflexe und Kniephänomene.

β) Im Sopor ist die Aufhebung des Bewusstseins keine vollständige. Bei stärkeren Reizen der beschriebenen Art kommt es zu Stöhnen, Verziehen des Gesichts, Abwehrbewegungen, auch zu Oeffnen der Augen mit momentanem Fixieren, Murmeln einzelner Worte, Lageänderungen u. dgl.

γ) Somnolenz ist eine schlafähnliche Unbesinnlichkeit, aus welcher der Patient vorübergehend noch teilweise zu erwecken ist. Energische Aufforderungen werden hin und wieder befolgt. Einzelne Antworten können erzielt werden. Sich selbst überlassen, versinkt der Patient aber wieder.

Ueberall bei diesen Zuständen handelt es sich um schwere körperliche Störungen, die zu einer Schädigung der Gehirnfunktionen geführt haben. Stets nehme man einen sorgfältigen somatischen Status auf.

Man denke besonders an Commotio cerebri, an Tumor des Gehirns (Pulsverlangsamung), Apoplexie (Röte des Gesichts), Typhus (Fieber), an Vergiftungen aller Art, Urämie (Zuckungen). Im Coma diabeticum besteht hochgradige Hypotonie der Bulbi mit Verbiegung der Kornea. Bei Morphiumvergiftung findet sich Miosis, im postepileptischen Sopor oft Babinskischer Zehenreflex und frischer Zungenbiss, bei Scopolamin-Intoxikation Mydriasis und Babinski. Auf Dementia paralytica können differente und verzogene lichtstarre Pupillen den Verdacht lenken; auf Meningitis Augenmuskelstörungen, Differenz der Pupillen, Nackensteifigkeit und Opisthotonus. Besteht nur Somnolenz, darf man hoffen, durch Prüfung von aktiven und passiven Bewegungen etwaige Lähmungssymptome an den Extremitäten nachzuweisen. Kernigsches Zeichen bei Meningitis s. S. 50! Auf Facialisdifferenz und das Verhalten der Hautreflexe am Rumpfe ist ebenfalls zu achten, der Geruch der Respirationsluft ist zu prüfen. Augenspiegel, Urinprobe und Lumbalpunktion können Aufklärung bringen.

Ferner hat die Differentialdiagnose zu berücksichtigen, dass auch der rein psychisch bedingte Stupor durch motorische Hemmung eine Reaktionslosigkeit auf äussere Reize zustande zu bringen vermag, obgleich die Auffassung erhalten sein kann.

Hier sind aber alle Reflexe vorhanden. Die Pupillen sind nicht eng wie im Schlafe. Hebt man die passiv gesenkten Lider, bleiben die Augen offen ohne Lidschlag und fixieren nicht, oder die Augen werden aktiv zugekniffen, die Bulbi fliehen unter die Oberlider, wenn man die Oeffnung zu erzwingen sucht. Der Puls ist meist mittelschnell, kräftig und regelmässig. Vielfach wird passiven Bewegungen aktiver Widerstand entgegengesetzt, oder es finden sich Katalepsie, Flexibilitas cerea, Schnauzkrampf (vgl. S. 83). Die Kranken verharren in unbequemen Lagen, die eine Willensanspannung voraussetzen, umschliessen irgendwelche Gegenstände krampfhaft mit der Faust, haben einen Zipfel des Betttuches zwischen den Zähnen, geben ihn nicht her. Manche lächeln, wenn man scherzend zu ihnen spricht, sie kitzelt. Bei Unterdrückung der Reaktion auf schmerzhafte Reize (Nadelstich) kommt es häufig zur Rötung des Gesichts, Spannung in der Muskulatur, Ansteigen des Pulses. Oefters wechseln die Kranken von Zeit zu Zeit ihre Lage, blinzeln, wirken unangenehmen Massnahmen zweckvoll entgegen, ziehen z. B. die zurückgeschlagene Decke wieder hoch. Durch Zureden, Anspritzen, Faradisieren sind viele (besonders beim hysterischen Schlafanfall, Lethargus) mit einem Schlage aus ihrem Stupor herauszureissen. Dennoch kann es Fälle geben, in denen ohne Kenntnis der Anamnese die Unterscheidung zwischen Koma und Stupor anfangs grosse Schwierigkeiten macht, um so mehr, wenn sich mit Stupor eine Bewusstseinstrübung verbindet. Erwähnt sei, dass bei wirklich Bewusstlosen und Narkotisierten auf Einspritzen von kaltem Wasser in ein Ohr der Bulbus nach dieser Seite hinrücken soll, ohne dass Nystagmus auftritt (vgl. S. 37).

b) Bewusstseinstrübungen:

Störungen in der Auffassung und Verarbeitung äusserer Reize mit mangelhafter Orientierung und Erinnerung finden sich bei Verwirrtheitszuständen, Delirien und Dämmerzuständen.

Man prüfe stets, ob Orientierung vorhanden ist für 1. die eigene Person (Name, Beruf, Adresse, Geburtsort, Alter, Geburtsdatum, Eheschliessung, Kinder usw.), 2. für Ort (jetzigen Aufenthalt und Personen der Umgebung), 3. für Zeit (Tag, Datum, Jahr, Tageszeit, Dauer des Aufenthalts in der jetzigen Umgebung). Diese drei Gebiete der Orientierung sind durchaus nicht immer in gleicher Weise geschädigt.

Meist verhalten sich freilich die Orientierung für Ort und Zeit ähnlich, so dass man dieselben auch wohl als Bewusstsein der Aussenwelt (Allopsyche) zusammengefasst und der Orientierung über die eigene Person (Autopsyche) und über den eigenen Körper (Somatopsyche) gegenübergestellt hat.

Nach Ablauf einer Bewusstseinstrübung pflegt die Erinnerung für die Erlebnisse der betreffenden Zeit lückenhaft zu sein oder ganz zu fehlen: Amnesie. Betrifft der Erinnerungsausfall auch die letzte Zeit vor der Bewusstseinsstörung, nennt man die Amnesie retrograd oder anterograd.

Retrograde Amnesien sind am häufigsten bei Epileptikern und Hysterikern, zumal wenn die Bewusstseinstrübung von einem Krampfanfalle eingeleitet wurde, und bei manchen Alkoholisten (Korsakowsche Psychose). Ferner können Commotio cerebri und Strangulation die letzten Ereignisse vor dem Unfalle auslöschen. Ueber Konfabulation siehe S. 107.

α) Verwirrtheit findet sich besonders bei Amentia, epileptischer Verwirrtheit inkl. petit mal, ferner episodisch bei den verschiedensten Psychosen. Ihre Symptome sind weitgehende Trübung des Bewusstseins mit ungetreuer, durch Illusionen gefälschter oder höchst mangelhafter Auffassung der Vorgänge der Aussenwelt und mit Desorientierung für Ort und Zeit, Ratlosigkeit, nachher Störung der Erinnerung (Amnesie). Zu beachten sind die häufig vorhandenen Schwankungen im Grade der Bewusstseinstrübung.

Dieser Schwankungen wegen prüft man am besten in der Weise, dass man mehrmals am Tage dem Patienten die gleichen Reihen von Orientierungsfragen vorlegt und die Antworten niederschreibt. Bei beginnender Aufhellung kehrt vielfach die Orientierung für den Ort früher zurück als für die Zeit. Bei Amentia sind die eigenen Personalien nur selten nicht ganz gegenwärtig. (Frauen nennen z. B. ihren Mädchennamen, andere Patienten wissen ihre Adresse nicht u. dgl.), während verwirrte Epileptiker und Hysteriker sich mitunter für eine andere Person halten und ganz verkehrte Angaben über ihre Personalien machen.

Häufig sind zahlreiche Sinnestäuschungen und Wahnideen wechselnder Art vorhanden (siehe dort!). Auch der Affekt kann sehr oft wechseln. Der Gedankenablauf ist bei echter Verwirrtheit zusammenhängend (vgl. Inkohärenz S. 92). Derartige Verwirrtheitszustände finden sich bei der Katatonie mehr vorübergehend, auf der Höhe der Erregung. Häufiger wird das Bild einer Verwirrtheit hier nur vorgetäuscht durch die katatonische Zerfahrenheit (vgl. S. 93). Alsdann kann die Orientierung erhalten sein.

β) Delirien nennt man relativ rasch ablaufende Verwirrtheitszustände mit meist lebhaften Wahnideen und Sinnestäuschungen und mit eigenartiger motorischer Unruhe in Form von Tag und Nacht dauerndem Umherkramen. Auch hier ist die Einwirkung äusserer Eindrücke durch mangelhafte Auffassung erschwert, während sich im Gegensatz zur Verblödung lebhafte innere Vorgänge abspielen.

Bei Delirium tremens besteht Desorientierung für Ort und Zeit bei stets erhaltener Orientierung für die eigene Person. Der Kranke glaubt in seinem gewohnten Berufe tätig zu sein (Beschäftigungsdelir), hat plastische Sinnestäuschungen zumal des Gesichts. Vorübergehend lässt sich seine Aufmerksamkeit anregen, und es erscheint dann sein Bewusstsein weit weniger getrübt. — Im epileptischen und hysterischen Delir ist dagegen vielfach das Bewusstsein der eigenen Persönlichkeit gestört. Häufig kommt es zu ekstatischer Verzückung. Ausserdem glaubt sich der Epileptiker leicht bedroht und wird rücksichtslos gewalttätig. Der Hysteriker wähnt sich mit Vorliebe in eine früher durchlebte, meist unangenehme Situation zurückversetzt (Reminiszenzdelir). Der Epileptiker bietet öfters aphasische Störungen dar.

γ) Die Dämmerzustände bilden das Grenzgebiet zwischen normaler Bewusstseinshelligkeit und Verwirrtheit resp. Benommenheit. Aeusserlich machen die Patienten noch zunächst einen geordneten Eindruck, obgleich Auffassung und Verarbeitung äusserer Eindrücke schwer gestört sind. Sie können eine Reihe komplizierter Handlungen gewohnheitsmässig verrichten, selbst grössere Reisen unternehmen, ohne aufzufallen, bis plötzlich eine unbegreiflich verkehrte Handlung die Schwere der Bewusstseinsstörung offensichtlich macht. Oder aber es werden sogar durch äussere und innere Reize nur noch schwache und undeutliche psychische Prozesse ausgelöst. Die Kranken erscheinen gleich Schlafwandlern wie träumend, ihr Tun automatenhaft. Der Blick ist leer, wie in die Ferne gerichtet, sie sind stumm oder murmeln unverständlich. (Besonders bei kurz dauernden epileptischen Zuständen. Vgl. Petit mal S. 90.) Manchmal ist die Sprache nur sonderbar verändert, lallend, der Gang unsicher. Immer sind plötzliche Schwankungen im Grade der Bewusstseinstrübung möglich.

Bei oberflächlicher Betrachtung mag man einen Dämmerzustand übersehen. Immer wird man bei näherer Prüfung nachweisen können, dass eine Störung der Auffassung besteht. Man stelle die üblichen Orientierungsfragen (Personalien, Ort, Zeit), frage nach Vorgängen der Jüngstvergangenheit, lasse lesen, abschreiben und Bilder benennen. (Zu empfehlen ist hier Heilbronners Bilderreihenmethode. Siehe S. 97.) Man gebe Rechenaufgaben, wobei es praktisch ist, die Fragen zuweilen sogleich umgekehrt zu wiederholen, um die Aufmerksamkeit zu prüfen: $6 \times 7 = ?$; $7 \times 6 = ?$ Bei Sortieren von Münzen, Karten, bunten Wollproben kommt es zu den überraschendsten Fehlern. Vielfach gelingt nicht das Rückwärtsaufsagen geläufiger Reihen, wie Monate, Alphabet, Wochentage.

Sehr zweckmässig ist es auch, dem Patienten (z. B. aus dem nichtpolitischen Tagesberichte einer Zeitung) mehrere kurze Erzählungen und Sätze vorzulesen und dann zu prüfen, wieweit er dieselben nacherzählen kann. (Probe nach Köppen.) Auch wenn man ihm durch geeignete Stichworte nachhilft, vermag er diese Aufgabe nicht zu lösen. Bald hat er gar nichts von dem Gehörten aufgefasst, bald nur Bruchstücke, ohne den Zusammenhang zu begreifen. Meist mischt er die verschiedenen Erzählungen hoffnungslos durcheinander. Bei sorgfältiger, wiederholter Prüfung lässt sich gewöhnlich feststellen, dass entsprechend den Schwankungen der Bewusstseinstrübung die Fähigkeit zur Auffassung und Reproduktion ausserordentlichen Schwankungen unterliegt. Alle Augenblicke scheint die Denkfähigkeit ganz zu versagen, und dann folgen plötzlich wieder Zeiten besserer geistiger Regsamkeit, bis sich schliesslich bleibende Aufhellung einstellt. Demgemäss ist auch die Erinnerung später eine höchst lückenhafte, inselartige.

Ueber die Verwendung des Assoziationsversuches siehe S. 93, über Merkfähigkeitsprüfungen S. 108! Stets achte man darauf, ob nicht Aphasie besteht! (Vgl. S. 39.)

Gewöhnlich wird bei Verwirrtheits- und Dämmerzuständen schon während der körperlichen Untersuchung die Erschwerung der gesamten Auffassung und die Verkennung der ganzen Situation von seiten des Patienten auffallen und zur speziellen Untersuchung auf Bewusstseinstrübung Veranlassung geben.

Während der länger dauernde epileptische Dämmerzustand sich schon der Verwirrtheit nähert und echte Inkohärenz des Gedankenablaufs erkennen lässt (siehe S. 92), handelt es sich bei dem hysterischen Dämmerzustande gewöhnlich mehr um eine Bewusstseinseinengung, indem ähnlich wie manchmal bei der normalen Zerstreutheit oder Befangenheit ein bestimmter affektbetonter Vorstellungskomplex dauernd das Bewusstsein beherrscht und die Vorgänge der Aussenwelt nur unvollkommen aufzufassen gestattet. Hier kommt es dann leicht zum sogenannten Ganser'schen Vorbeireden, bei welchem gerade die allereinfachsten Fragen, die sonst selbst der Verblödete zu wissen pflegt, falsch beantwortet werden. Finden sich gleichzeitig mit dem Vorbeireden ein traumhafter Gesichtsausdruck, gehemmtes Wesen und Klagen über Kopfschmerz, eventuell auch Sensibilitätsstörungen, so handelt es sich um den typischen Ganser'schen Symptomenkomplex, wie er am häufigsten im hysterischen Dämmerzustande vorkommt.

Solche Kranken können z. B. auf Aufforderung nicht von 1 bis 10 zählen, rechnen $2 \times 2 = 5$, nennen ein Messer „Schere“, Schlüssel „Stock“, Bürste „Katze“ usw. Dabei ist ihr Sprachschatz gut erhalten, und es geht aus der Art ihrer Antworten hervor, dass diese nicht planlos erfolgen, sondern in einem gewissen assoziativen Zusammenhange mit der richtigen Antwort stehen. Infolgedessen gewinnt ein derartiges Vorbeireden den Anschein des Gewollt-Unsinnigen und ist nicht immer leicht von echter Simulation zu unterscheiden. Häufig bei Untersuchungsgefangenen! (Vergl. S. 132. Ueber die Verwendung des Assoziationsversuches siehe S. 96! Ueber ähnliche Bilder bei Katatonie siehe S. 79!)

Löst der herrschende Vorstellungskomplex des hysterischen Dämmerzustandes bei öfterer Wiederkehr sich von der Gedankenwelt des Wachbewusstseins förmlich los, so dass er eine Sonderexistenz erlangt, dann kann es zu einer Art Spaltung der Persönlichkeit kommen: Neben der Persönlichkeit gesunder Tage steht die ganz andersartige Person des Dämmerzustandes: Alternierendes Bewusstsein, Doppel-Ich.

Tut der Kranke im hysterischen Dämmerzustande, als wäre er in eine frühere Periode seines Lebens,. z. B. in die Kindheit zurückversetzt, spricht man von Ekmnesie. (Ueber Puerilismus siehe S. 75.)

Petit mal (epileptisches Aequivalent): Anfallsartige Bewusstseinsstörung bei Epileptischen, von Sekunden bis Minuten währender Dauer, meist mit einzelnen somatischen Symptomen verbunden, wie Erblassen, Schweissausbruch, Zucken, Einnässen, Pupillenstarre. Der Grad der Bewusstseinsstörung kann schwanken zwischen leichter Trübung und tiefer Verwirrtheit.

Manchmal besteht nur momentan Schwindelgefühl, und es legt sich wie ein Schleier vor die Augen. Oder der Patient vollführt einzelne Bewegungen, von denen er nachher nichts weiss. Es handelt sich also nur um eine kurzdauernde Bewusstseinspause, eine sogenannte Absence. In anderen Fällen wandelt der Kranke umher im richtigen Dämmerzustande, begeht allerlei komplizierte Handlungen in automatenhafter Weise. Nachher besteht Amnesie: Automatisme ambulatoire. Endlich kann es auch zu plötzlichen Situationstäuschungen und Halluzinationen kommen mit Angstaffekt, Schreien und brutalen Augriffen auf die Umgebung.

Somnambulismus oder besser Noctambulismus (Schlafwandeln): Nächtlicher Dämmerzustand, zuweilen epileptischer, häufiger hysterisches Natur. Die Kranken verlassen ihr Bett, gehen wie im Schlafe umher, verrichten allerlei gleichgültige Handlungen, können aber auch plötzlich erregt werden. Nachher fehlt die Erinnerung.

Die Aufmerksamkeit ermöglicht uns, bestimmte äussere Eindrücke unabhängig von ihrer Stärke besonders zu beachten. Sie ist aufgehoben bei stärkerer Bewusstseinsstörung, gehemmt oder gesperrt bei Stupor, erhöht bei Exaltation, vorübergehend herabgesetzt bei der Ermüdung. dauernd abgestumpft bei der Demenz.

Zur speziellen Prüfung der Aufmerksamkeit dient Bourdons Methode: Der Patient hat in einem beliebigen, am besten ihm unverständlichen Texte bestimmte Buchstaben, z. B. jedes A, zu unterstreichen. Die Zahl der Fehler gibt den Grad der Unaufmerksamkeit an (vgl. S. 112).

4. Gedankenablauf (Ideenassoziation).

Sinnestäuschungen, die ins Bewusstsein gelangen, wo sie Gedächtnisbilder wachrufen, geben den Anstoss zum Ablauf einer Gedankenreihe: An die Ausgangsvorstellung schliessen sich weitere

Vorstellungen, sogenannte Assoziationen an, entweder auf Grund inhaltlicher Verwandtschaft oder nach äusseren Anklängen: Innere und äussere Assoziationen.

Zur inneren Assoziationsform würden gehören Vorstellungsverknüpfungen nach Ueber-, Neben- und Unterordnung, nach prädikativen Beziehungen, nach kausaler Abhängigkeit; zur äusseren Assoziationsform dagegen Verknüpfungen auf Grund des räumlichen und zeitlichen Nebeneinanders, auch nach sprachlichen Reminiszenzen und nach Klangähnlichkeit.

Andere Autoren unterscheiden vor allem Aehnlichkeitsassoziationen und Gleichzeitigkeitsassoziationen.

a) Die formalen Störungen des Gedankenablaufs stellen sich vor allem dar als Aenderungen seiner Geschwindigkeit oder als Zerfall der Vorstellungsreihen.

α) Verlangsamung des Denkens ist der Ausdruck der Hemmung. Denkhemmung findet sich besonders bei Depressionszuständen und äussert sich in Gedankenarmut und Einsilbigkeit. Meist besteht gleichzeitig Bewegungsarmut (siehe S. 76).

Man prüft die Denkhemmung in der Weise, dass man dem Kranken leichte Aufgaben stellt, wie einfache Rechenexempel, Ablesen der Uhr, Sortieren von Karten, Münzen, farbigen Wollproben, und die zur Lösung der Aufgabe verbrauchte Zeit abschätzt, eventuell direkt mit einer Sportsuhr misst. Bei hochgradiger Hemmung kann es geschehen, dass die Kranken ganz versagen, überhaupt keine Antwort herausbringen.

Bei starkem depressiven Affekte mag man solche Patienten noch zum Sprechen bringen, wenn man auf ihre traurigen Gedankengänge einzugehen sucht. Bei leichter Denkhemmung sind die angegebenen Prüfungen zu grob, um die geringfügige Abweichung von der Norm nachzuweisen. Hier wird aber das Schreiben eines Briefes, die Lösung grösserer Rechenaufgaben oder das Auswendiglernen eines kleinen Lesestückes gewöhnlich auf erhebliche Schwierigkeiten stossen. Vielfach gibt der Kranke selbst an, alles Denken mache ihm Mühe, er könne seinen Berufspflichten nicht nachkommen, den Haushalt nicht besorgen, sich überhaupt zu nichts aufraffen. (Vgl. Subjektive Insuffizienz S. 77.)

Denkhemmung ist nicht zu verwechseln mit der Interesselosigkeit der Apathie (siehe S. 75!), nicht mit der Aufmerksamkeitssperrung im Stupor (Katatonie; Mangel an Einstellung), auch nicht mit der Schwerfälligkeit und Einförmigkeit im Denken, die manchen Demenzzuständen (Dementia senilis, paralytica, Katatonie) eigen ist. Verblödete Epileptiker können ausserordentliche Umständlichkeit in ihren Erzählungen zeigen. Schlechte Denkleistungen werden weiter verursacht durch Haftenbleiben (Perseveration, vgl. S. 43), durch überrasche Ermüdbarkeit und mangelhafte Konzentrationsfähigkeit (Aprosexie) bei Neurasthenikern und Hysterischen.

β) Den Eindruck einer Beschleunigung des Gedankenablaufs hat man bei der in Exaltationszuständen wie Manie auftretenden Ideenflucht (vgl. S. 80).

Ob in Wirklichkeit eine solche Beschleunigung vorliegt, darüber sind die Ansichten geteilt. Manche Autoren neigen mehr zu der Auffassung, dass die Geschwindigkeit der Vorstellungsverbindungen bei der Ideenflucht im Gegenteil verlangsamt sei, und dass der Anschein einer Beschleunigung nur entsteht durch die Flüchtigkeit des Ablaufs und den bunten Wechsel der mannigfachen Vorstellungen infolge einer erhöhten Ablenkbarkeit. (Vergleiche S. 93).

Die Aufmerksamkeit wird abnorm leicht erregt, haftet aber an nichts. Nebenassoziationen werden nicht, wie normaler Weise, zugunsten der Zielvorstellung unterdrückt, sondern durchkreuzen den Gedankengang, der dadurch abspringend wird. Die Aneinanderreihung der Vorstellungen geschieht schliesslich nach ganz äusserlichen Anklängen unbekümmert um ihren Inhalt.

Besteht Rededrang, ist die Störung kaum zu übersehen. In leichteren Fällen trifft man bloss auf ausgesprochene Weitschweifigkeit. Die Aeusserungen aller solcher Kranken sind möglichst wortgetreu niederzuschreiben, am besten stenographisch.

γ) Inkohärenz oder Dissoziation des Gedankenablaufs bedeutet Zerfall der Vorstellungsreihen und führt zur Verwirrtheit (vgl. S. 86). Es handelt sich um weitgehende Lockerung bzw. Auflösung der gesetzmässigen Verknüpfungen der Vorstellungen untereinander. Die Kranken sind schliesslich ausserstande, zusammenhängend zu denken, erscheinen völlig unorientiert über Ort und Zeit und stehen ratlos den Vorgängen der Aussenwelt gegenüber.

Ihre Aeusserungen sind sinnlos, total sprachverwirrt (vgl. S. 81), ohne inneren Zusammenhang und ohne rechte Beziehungen zu den an sie gerichteten Fragen. Manchmal kommt es zur Perseveration, indem eine Vorstellung hängen bleibt und immer wieder in Wort und Handlung zur Erscheinung drängt, auch wenn sie keinerlei Begründung in den Vorgängen der Aussenwelt mehr findet, ähnlich der Perseveration bei Aphasie (siehe S. 43!). Gelegentlich besteht Verbigeration (siehe S. 82). Infolge der Zusammenhanglosigkeit des Gedankengangs neigt der Kranke zu ganz unerwarteten Verkehrtheiten. (Amentia, katatonische und epileptische Verwirrtheitszustände usw.)

Die Verworrenheit mit Desorientierung, welche sich auf der Höhe der Ideenflucht entwickelt (Manie), hat man als sekundäre Inkohärenz der primären gegenübergestellt.

Die Zerfahrenheit, wie sie sich besonders bei Katatonie und Hebephrenie findet, stellt einen leichten Grad von Lockerung des Gedankengangs dar. Seine einzelnen Glieder verlieren vielfach den gesetzmässigen Zusammenhang untereinander. An assoziativ verknüpfte Vorstellungen reihen sich ganz unvermittelte Gedankensprünge, die aber doch kein Fortschreiten in dieser oder jener Richtung, wie bei der Ideenflucht, zeigen, sondern ein planloses Hin- und Herfahren in denselben Bahnen. Auffallend sind in den krausen Reden die grosse Gedankenarmut und die Neigung zu stereotypen Wiederholungen (siehe Beispiel S. 81).

Sachgemässe Antworten wechseln mit überraschend sinnlosen Aeusserungen. Ablenkung der Aufmerksamkeit durch äussere Vorgänge bedingt nicht Richtungsänderung des Gedankenganges, sondern zusammenhanglose Einschiebungen zwischen die gelockerten Vorstellungen. Mit der Zerfahrenheit kann sich ferner ein auffallendes Missverhältnis zwischen Vorstellung und Gemütsleben zeigen. Die Affektbewegungen entsprechen nicht mehr dem Vorstellungsinhalte. Man spricht daher von einer Störung in der Koordination beider Gebiete, einer Spaltung des engen Zusammenhangs zwischen Denken und Fühlen. (Diese Erscheinung, die sich besonders bei Katatonikern findet, hat zur Schaffung des Namens Schizophrenie für Dementia praecox Veranlassung gegeben. (Vgl. S. 142.)

Ueber Stimmungswechsel und Apathie siehe S. 75!

Erhöhte Ablenkbarkeit bildet sowohl bei Ideenflucht als auch bei Zerfahrenheit und Sprachverwirrtheit eine häufige Erscheinung: Der Kranke verflicht jeden nebensächlichen Vorgang, der seine Aufmerksamkeit erregt, sogleich in seine Redereien.

Man ziehe während der Unterhaltung mit solchen Kranken wie zufällig die Uhr, das Taschentuch heraus, hebe eine Hand hoch oder räuspere sich und beachte, ob der Patient an diese Vorgänge anknüpft, sie vielleicht nachmacht. (Vgl. Echopraxie S. 78.)

Besondere Prüfungsmethoden für den Gedankenablauf.

1. Der Assoziationsversuch: Man kann die Bildung von Vorstellungen im Anschluss an einen experimentell ge-

setzten äusseren Reiz zu beobachten suchen, mag man nun dem Kranken ein Licht, Bilder, beliebige Gegenstände oder geschriebene Zahlen, Buchstaben und Worte vorhalten, mag man ihm bei geschlossenen Augen die Haut mit Nadel oder Pinsel berühren, ihm mit Schlüsseln vor den Ohren rasseln, in die Hände klatschen, tönende Stimmgabeln nähern, oder mag man Geschmacks- und Geruchsreize (z. B. Aether) in Anwendung bringen. Jedesmal handelt es sich darum, aus seinen Aeusserungen abzuleiten, in welcher Weise jene einfachen Reize Vorstellungen und Gedankenverbindungen bei ihm angeregt haben.

Das Mienenspiel, die Bewegungen des Kranken, seine sprachlichen Aeusserungen, die Zeit, bis eine Reaktion erfolgt, werden genau notiert. Eventuell kann man auch Fragen stellen, wie: Was riecht oder schmeckt besser? Was leuchtet oder klingt heller? Fühlt es sich spitz oder stumpf an? usw.

Bei Patienten, die zusammenhängend antworten, verwendet man zum Assoziationsversuche zweckmässig besondere Reizworte, die man ihnen zuruft, wobei es darauf ankommt, dass sie nach Möglichkeit die erste durch das Reizwort bei ihnen geweckte Vorstellung sogleich aussprechen. Die gleiche Prüfung wird eventuell nach einem Tage, einer Woche wiederholt, und die Ergebnisse werden verglichen.

Empfehlenswert ist es, eine bestimmte Zusammenstellung von geeigneten Reizworten zu verwenden, um vergleichbare Resultate zu bekommen. Man kann dann besser von Zeit zu Zeit die gleichen Reizworte bei demselben Kranken wieder durchprüfen. Reizwort und Antwort werden niedergeschrieben, und es ist dahinter zu bemerken, ob der Patient längere Zeit zur Antwort brauchte. Schon bei Gesunden schwankt diese Reaktionszeit sehr, beträgt bis über 6 Sekunden! Zum genaueren Messen genügt daher die Fünftelsekundenuhr.

In der nachfolgenden Reizwörter-Zusammenstellung sind absichtlich Worte wie „Feind, Gift, Stimme, König, reich“ eingefügt, um auch gleichzeitig über etwaige Wahnvorstellungen und Sinnestäuschungen dem Kranken Angaben zu entlocken.

B e i s p i e l von Reaktion eines Gesunden auf 50 Reizworte. Alle Antworten erfolgten prompt:

Rose: Tulpe	König: Reich
Apfel: Birne	Reisen: Fahren
Haus: Hütte	Frosch: Unke
Bett: Stuhl	Sonne: Mond
Geld: Beutel	Soldat: Gewehr

Pfleger: Pflegerin	Bilder: Buch
Gras: Heu	Engel: Stimme
Hund: Katze	Ring: Gold
Stark: Schwach	Loben: Tadeln
Schuld: Reue	Bier: Wein
Vogel: Säugetier	Schenken: Stehlen
Pferd: Kuh	Grün: Gelb
Kind: Mann	Traurig: Heiter
Sauer: Süss	Kirche: Dorf
Feind: Freund	Feuer: Wasser
Laufen: Gehen	Nadel: Spitz
Trommel: Pfeife	Lieben: Hassen
Schwarz: Weiss	Auge: Zahn
Glück: Unglück	Angst: Freude
Riechen: Schmecken	Lüge: Wahrheit
Gift: Schaden	Reich: Arm
Schneiden: Messer	Baum: Grün
Stimme: Gehör	Mutter: Vater
Krank: Gesund	Berg: Gebirge
Gefängnis: Strafe	Arbeit: Faulheit

Es empfiehlt sich, vor Beginn des Versuches den Patienten an einem Beispiele genau zu erklären, was man von ihnen verlangt.

Manche Personen, zumal Ungebildete, neigen in ihren Antworten zur Satzform, beginnen vielfach mit „Wenn“ und suchen eine Erklärung zu geben, die dann besonders bei Imbezillen sehr ungeschickt ausfällt. Allgemeinbegriffe und Verben bedingen im allgemeinen eine längere Reaktionszeit als Concreta. Rein äusserliche Anknüpfungen überwiegen solche nach dem Inhalt und treten bei Herabsetzung der Aufmerksamkeit noch mehr hervor, namentlich in Form von Klangassoziationen. Zeigt die Antwort eine stark subjektive Färbung (z. B. Apfel — „ess' ich gern“; Arbeit — „grässlich“), so spricht man von einer egozentrischen Reaktion. Zu dieser sollen die Epileptiker besonders neigen. Perseveration kann sich in der Weise äussern, dass die Aufmerksamkeit an einer bestimmten einmal geweckten Vorstellung hängen bleibt, so dass auch auf die nächstfolgenden Reizwörter Antworten gegeben werden, die sich noch auf jene bestimmte Vorstellung beziehen. (Oefters bei affektbetonten Vorstellungen der Melancholiker und Hypochonder, ohne besonderen Affekt bei Katatonie.) Uebrigens sind manche Kranke von ihren Wahnideen so erfüllt, dass sie die Reizworte überhaupt nicht beachten, sondern fortgesetzt nur ihre Ideen vortragen.

Bei **Denkhemmung** und **Ermüdung** ist die Reaktionszeit auffallend lang, und es werden nur ganz spärliche Vorstellungen produziert. Bei anscheinender **Denkbeschleunigung** dagegen antwortet der Kranke meist mit ganzen Sätzen und Wortreihen, die oft einen ausgesprochen ideenflüchtigen Charakter tragen. Bei Inkohärenz hat man völlig zusammenhanglose oder nur nach äusserem Klange aneinandergereihte Reaktionsworte zu erwarten, dazu Perseveration. Bei Zerfahrenheit mischen sich richtige mit sinnlosen Reaktionen.

Von Wahlreaktionen spricht man, wenn der Kranke, dem die Reizworte zugerufen werden, bei einer bestimmten Gruppe von Worten möglichst rasch ein verabredetes Zeichen zu geben hat.

Man bedenke aber, dass durch Assoziationsversuche in der Regel nur die sprachliche Reaktion geprüft wird, und dass von vielen Psychosen gerade die Sprachgewohnheiten relativ wenig beeinflusst werden. Die Assoziationen Kranker und Gesunder verhalten sich im allgemeinen nicht sehr verschieden, und es spielt daher der Assoziationsversuch in der psychiatrischen Diagnostik immer nur eine untergeordnete Rolle.

Gelegentlich beobachtet man, dass der Patient, obgleich er zu antworten scheint, auf den Sinn der Reizworte überhaupt nicht eingeht, sondern als Antwort beliebig Gegenstände aus seiner Umgebung nennt. Es könnte sich hier um eine Art Denkhemmung oder um einen Mangel handeln, indem dem Kranken „absolut nichts einfällt". Demgemäss beobachtet man auch bei Schwachsinnigen diese Reaktion. Häufiger findet sich diese Erscheinung bei hysterischer Bewusstseinseinengung (vielleicht durch eine Auffassungsstörung, ähnlich der beim Ganserschen Vorbeireden, bedingt) und bei Leuten, die absichtlich zurückhalten (Kriminelle vgl. S. 89). Auch auffallend lange Reaktionspausen können dadurch verursacht sein, dass durch das Reizwort ein Vorstellungskomplex getroffen wurde, der für den Patienten eine besondere Bedeutung besitzt oder von ihm verheimlicht wird. Er unterdrückt die zunächst auftauchenden Vorstellungen und sucht gewissermassen nach einem unverfänglichen Reaktionswort: Komplexreaktion.

Jungs Reproduktionsmethode: Wenn man nach vollendeter Aufnahme von 50 oder 100 Assoziationen sich von der Versuchsperson noch einmal angeben lässt, was sie vorher auf die einzelnen Reizworte geantwortet hat, so versagt normalerweise die Erinnerung nur selten. (In dem oben angeführten Beispiele wurde keine Antwort ausgelassen, obgleich es der Versuchsperson nicht bekannt gewesen war, dass sie gefragt werden würde.) Wo Fehler gemacht werden, soll es sich um Komplexreaktionen handeln können. Es ist sogar versucht worden, durch passende Auswahl der Reizworte nachzuweisen, dass jemand von einem Ereignisse (Verbrechen) nähere Kenntnis hatte, für das er Unwissenheit oder Amnestie behauptete (psychologische Tatbestandsdiagnostik). Doch hat sich dieses Verfahren nicht bewährt.

Endlich kann man beim Assoziationsversuche in der Weise vorgehen, dass man nach jeder Reaktion auf ein Reizwort den Patienten fragt, was er sich bei seiner Antwort gedacht habe (Fuhrmannsche Probe).

2. Heilbronners Bilderreihenmethode: Dem Kranken wird eine Serie von möglichst einfachen schematischen Zeichnungen vorgelegt.

Alle Bilder stellen den gleichen Gegenstand, z. B. eine Windmühle (Fig. 8), dar. Das erste Bild ist nur soweit ausgeführt, dass der Gesunde eben den Gegenstand als solchen erkennt, während auch andere Lösungen möglich erscheinen. In jedem folgenden Bilde sind charakteristische Einzelheiten zugefügt, so dass die Darstellung allmählich immer eindeutiger wird. Dem Kranken legt man die Serie stückweise vor mit der Frage: „Was ist das? Nach was sieht das aus? Was ist hier anders als im vorigen Bild?“ Alle Antworten werden genau protokolliert.

Beispiele (nach Heilbronner):

1. Lampe.

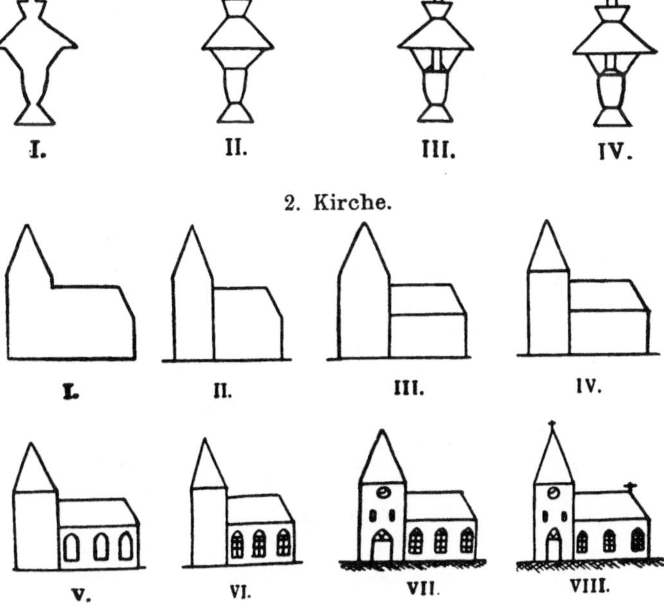

3. Schiebkarre.

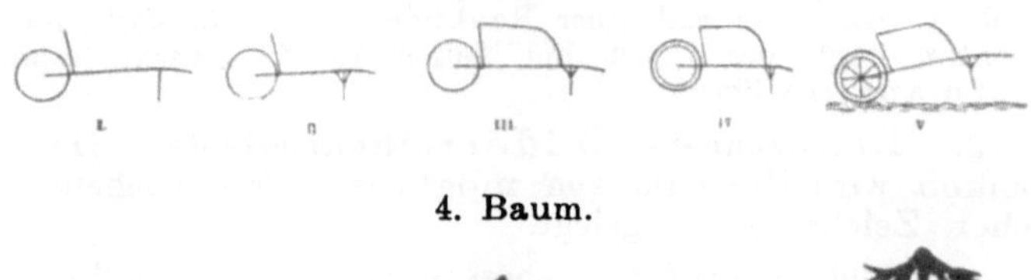

4. Baum.

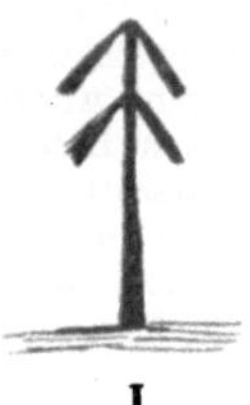
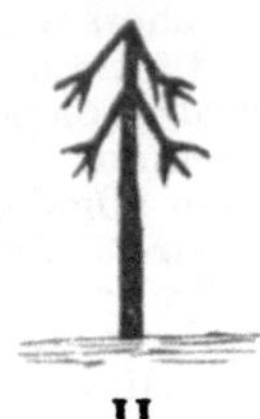
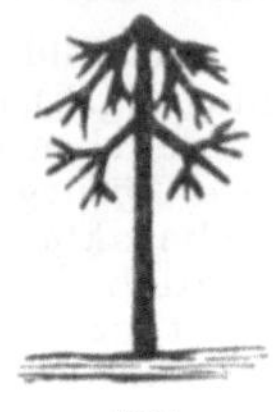

I. II. III.

5. Kanone.

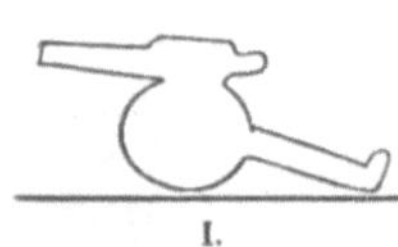
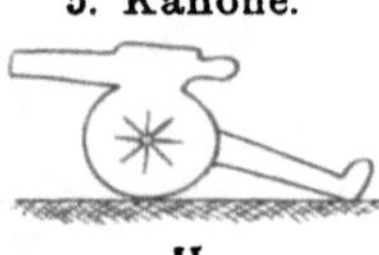
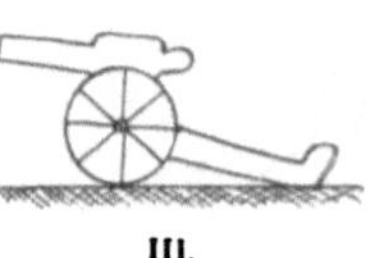
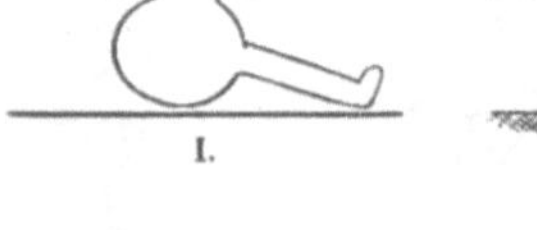

I. II. III.

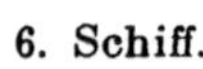

6. Schiff.

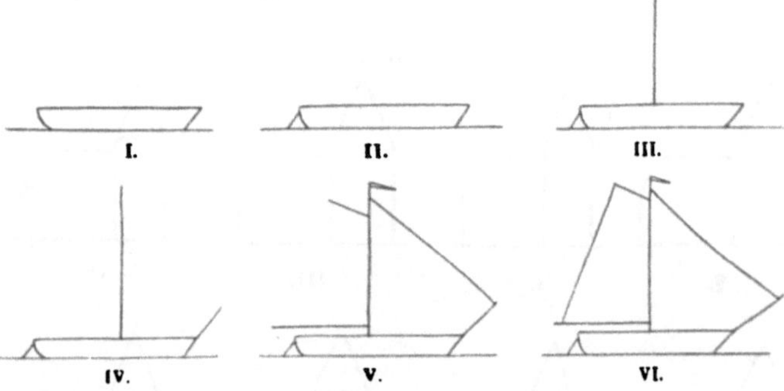

7. Fisch.

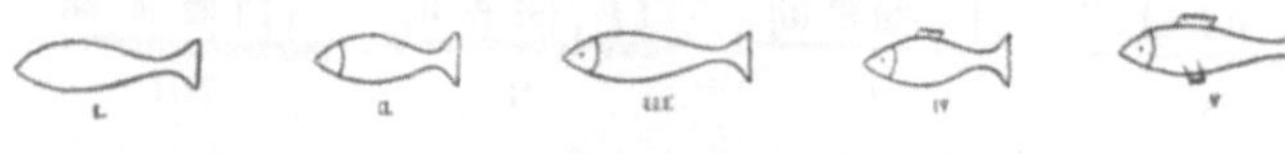

8. Windmühle.

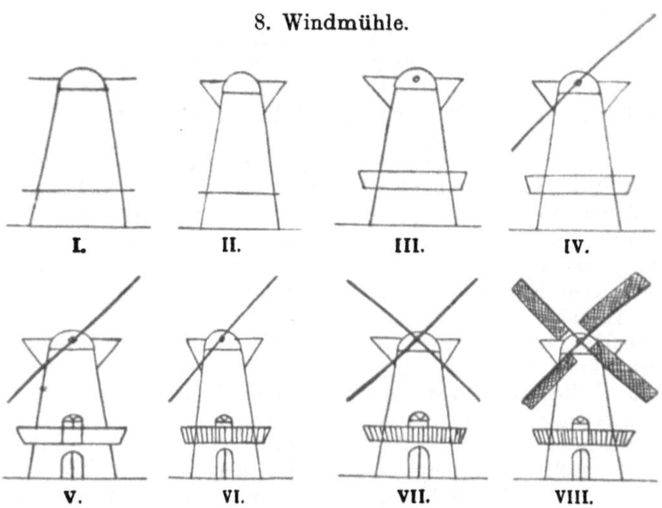

(Aus Monatsschr. f. Psych. u. Neur. Bd. 17.)

Verwirrte Kranke mit Inkohärenz neigen dazu, lediglich die einzelnen Striche und Punkte zu beschreiben. Sie fassen wohl die Partialeindrücke auf, ohne aber diese zu einem sinnvollen Ganzen zusammenzuschliessen. Sie geben auch an, was auf dem neuen Bilde hinzugekommen ist. Eventuell trennen sie einen Teil des Bildes, erklären z. B. die Windmühlenflügel als „Spazierstöcke“. Ferner lassen sie vielfach Perseveration erkennen.

Der Ideenflüchtige geht mit Eifer an die Aufgabe heran und hat gleich eine Reihe von z. T. recht sonderbaren Lösungen bereit. Der Melancholische mit Denkhemmung zeigt eine hochgradige Ungeschicklichkeit nicht nur im Benennen der einzelnen Bilder, sondern auch in der Angabe der Unterschiede usw. Uebrigens tritt auch stärkere Bewusstseinstrübung in mangelhafter Auffassung der Partialeindrücke zutage, z.B. beim epileptischen Dämmerzustande.

3. Rosenfelds Rhythmusprüfung: Weitgehende assoziative Störungen lassen sich gelegentlich auch in der Weise sichtbar machen, dass man ein Glas in rhythmischer Weise mit einem Metallstab anschlägt und den Kranken auffordert, das nachzumachen. Bemerkenswert ist dann Unfähigkeit trotz ernstlicher Versuche.

b) Inhaltliche Störungen des Gedankenablaufs.

Selbst bei wohlerhaltenem formalen Gedankenablauf und durchaus geordnetem äusserlichen Gebahren können

Sinnestäuschungen und Wahnideen vorhanden sein, die den Vorstellungsinhalt fälschen und den Kranken, der an ihre Realität glaubt, zu verkehrten Schlüssen und Handlungen verleiten. Ihre Feststellung ist deshalb besonders wichtig, weil sie oft eine zwingende Gewalt über den Patienten ausüben.

a) Sinnestäuschungen.

Die Sinnestäuschungen zerfallen in Halluzinationen und Illusionen. Die ersteren entstehen im Gehirn, ohne dass ein entsprechender Reiz der Aussenwelt die peripheren Sinnesorgane zu erregen braucht, erscheinen aber dem Kranken als Sinnesempfindungen. Dagegen liegt den Illusionen stets eine periphere Sinneserregung zugrunde. Dieselbe hat nur eine krankhafte Umwandlung erfahren: Aus dem Ticken der Uhr, dem Tropfen der Wasserleitung dem Bellen des Hundes usw. werden Worte herausgehört. Baumschatten werden für Gestalten von Tieren und Menschen angesehen, im Essen Gift geschmeckt und gerochen. Oder die Gesichter der Umgebung erscheinen verzerrt, Kleider und Schuhe abnorm klein, das Zimmer riesig vergrössert.

Im einzelnen ist nicht immer sicher zu entscheiden, ob es sich um Halluzinationen oder Illusionen handelt. Die Sinnestäuschungen können alle Sinnesgebiete betreffen. Am zahlreichsten und im buntesten Wechsel trifft man sie bei den Delirien, der Amentia und katatonischen Verwirrtheit.

Ihr Auftreten wird vielfach begünstigt durch Abschluss äusserer Reize, also durch die Dunkelheit und Stille der Nacht, durch Einzelhaft, Dunkelzimmerbehandlung, ferner durch Erblindung und Taubheit.

Halluzinationen.

1. Gesichtstäuschungen (Visionen): Bald elementarer Art (Funken, Flammen, Sterne), bald unbestimmt schattenhafter Natur (Gestalten, Landschaften), bald scharf und plastisch hervortretend, auch in ständiger Bewegung (besonders bei Alkoholdeliranten), bald farblos wie eine Photographie, bald bunt (Häufigkeit der roten Farbe bei Epilepsie).

Bei Delirium tremens herrschen Tiervisionen vor. Man kann hier oft Gesichtstäuschungen direkt hervorrufen durch Druck auf die geschlossenen Augen, oder man lasse die Patienten ein weisses Blatt Papier, eine kahle Wand fixieren und sagen, was sie dort sehen, lasse sie Inschriften dortselbst ablesen oder führe sie ans Fenster und lasse sie erzählen, was alles draussen vorgeht. Manche Kranke zeichnen sogar ihre Visionen auf.

Im übrigen frage man den Patienten, ob ihm nachts Bilder oder Erscheinungen vor die Augen gekommen sind und dergl. Vereinzelt bemerkt man, wie der Kranke, sich selbst überlassen, nach der Decke starrt, in Verzückung gerät usw. (Religiöse Visionen der Epileptiker.)

2. Gehörstäuschungen: Falls elementarer Art (Brausen, Donnern, Läuten, Schiessen), Akoasmen genannt. Treten sie als Worte oder „Stimmen“ auf, heissen sie Phoneme. Diese sind bald laut, wie Umgangssprache, bald leise flüsternd, undeutlich. Sie erklingen von aussen und werden sogar nach der Richtung lokalisiert, manchmal nur auf einem Ohr gehört, oder es sind sogenannte „innere Stimmen“.

Zuweilen lässt sich an der Klangfarbe erkennen, ob sie von Männern, von Frauen herrühren oder direkt von einer bestimmten Person. (Bei Paranoia, Katatonie, Halluzinose der Trinker, seltener bei anderen Psychosen.) Können die Kranken nicht den Inhalt der Stimmen genau wiedergeben, handelt es sich wohl mehr um Einfälle, die allerdings auf den Patienten den Eindruck äusserer, vielleicht übernatürlicher Einwirkung hervorrufen können.

Man frage den Kranken geradezu, ob er „Stimmen“ hört, und lasse sich diese beschreiben. Bei Verfolgungswahn forsche man, ob die „Leute“ über den Kranken sprechen, höhnische Bemerkungen über ihn machen, ihm drohen; bei religiösen Wahnideen, ob er Gottes Stimme gehört hat. Halluzinanten halten sich oft für sich, lächeln und sprechen vor sich hin, kriechen unter die Decke, verstopfen sich die Ohren, schelten. In der Unterhaltung verstummen sie plötzlich, blicken zur Seite, sagen „Ach so!“, werden unmotiviert gereizt. Bedenklich sind imperative Halluzinationen, die dem Kranken Befehle erteilen, weil sie ihn zu gefährlichen Handlungen veranlassen können.

Man kann manchmal Gehörstäuschungen provozieren, wenn man den Kranken auffordert, still zu sein und zu lauschen, ob er etwas hört. Man kann auch eine Stimmgabel erklingen, die Wasserleitung laufen lassen und fragen, ob der Patient Worte heraushört. Alkoholdeliranten führe man in eine Ecke des Zimmers und fordere sie auf zu telephonieren. Manche hören dann Antworten auf ihren Anruf. Bei sehr lebhaften Akoasmen kann auch wohl die elektrische Reizung des Acusticus (siehe S. 70) Stimmenhören auslösen. Ein Patient provozierte selbst seine Gehörstäuschungen, indem er Papier zerknitterte. Rhythmische Gehörstäuschungen bei Alkoholkranken sollen an den Takt des Carotispulses anknüpfen können.

Mitunter handelt es sich um Gedankenlautwerden oder Doppeldenken: Die eigenen Gedanken klingen mit in Form von Nachsprechen oder Vorsprechen, wenn der Kranke denkt, redet, liest, schreibt. Oder es werden zu seinen Gedanken von den Stimmen höhnische Bemerkungen gemacht. Solche Halluzinanten meinen dann, jeder kenne ihre Gedanken. — Häufig werden obszöne Worte halluziniert oder sonderbare Wortgebilde, die nun der Kranke in seinen Sprachschatz dauernd aufnimmt: Neologismen.

Verbinden sich Gesichts- und Gehörstäuschungen, so dass die Visionen reden, spricht man von zusammengesetzten Halluzinationen. (Vgl. auch unter Gefühls- und Bewegungshalluzinationen!)

3. Geruchs- und Geschmackstäuschungen sind deshalb wichtig, weil sie leicht aus Vergiftungsfurcht zur Nahrungsverweigerung führen. (Besonders bei paranoischen Zuständen.)

Auch diese sind manchmal durch Fragen, wie: „Wie riecht es hier?" oder „Wie schmeckt dieses Wasser?" zu provozieren.

4. Gefühlstäuschungen (Haptische): Häufig bei Alkoholdeliranten, die mit einem halluzinierten Hute grüssen, mit eingebildeten Werkzeugen arbeiten, sich Fäden aus dem Munde ziehen, eine imaginäre Zigarre zwischen die Lippen stecken.

Man kann dem Alkoholdeliranten Gefühlstäuschungen suggerieren, ihm z. B. auf die Handfläche drücken und sagen: „Hier sind 10 Pfennig!" Dann bedankt sich wohl der Kranke und hält die Hand krampfhaft geschlossen. Findet er das Geld beim Oeffnen der Hand nicht, sucht er am Boden umher, behauptet, er habe gefühlt oder gesehen, wie ihm die Münze aus der Hand gefallen sei usw.

Beobachtet werden ferner das Gefühl, berührt, bestrahlt, elektrisiert zu werden (bei physikalischem Verfolgungswahn); wollüstige Sensationen an den Genitalien, die den Eindruck erwecken, das Opfer unsittlicher Manipulationen zu sein; zahllose hypochondrische Empfindungen bei Paranoia, Dem. paranoides, Amentia usw.

Mitunter schliessen sich sonderbare Berührungs- und Organgefühlsempfindungen an Gesichts- und Gehörstäuschungen oder an richtige Gesichts- und Gehörsempfindungen an. Der Patient sieht die Suppe auslöffeln und fühlt, wie diese in ihn hineingefüllt wird usw. (Besonders bei paranoiden Zuständen der Katatoniegruppe.)

5. Kinästhetische, Bewegungs- und Lagegefühlshalluzinationen führen zu sonderbaren Stellungen und Bewegungen: Die Kranken haben die hypochondrische Empfindung, dass Teile des eigenen Körpers die Lage ändern (die Nase rutscht, das Herz dreht sich um usw.), oder sie bemerken in der Aussenwelt Bewegungen (das Bett dreht sich, wird emporgehoben, die Wände stürzen, der Boden schwankt). Sehr auffallend sind die Gleichgewichtsstörungen der Alkoholdeliranten, die oft nicht wissen, ob sie liegen oder stehen, oder die angstvoll die vermeintlich einstürzenden Wände zu stützen suchen.

β) Wahnideen.

Die Wahnideen zerfallen in Verfolgungswahn, Kleinheitswahn und Grössenwahn. Der Kranke ist von ihrer Richtigkeit überzeugt, ist für Zureden unzugänglich.

1. Verfolgungs- oder Beeinträchtigungswahn (Persekutorische Ideen): Der Kranke wittert überall Beziehungen zu seiner Person, Intriguen und Schikanen, glaubt sich auffällig angesehen, beobachtet, hört Bemerkungen über sich, liest aus Zeitungsartikeln Anspielungen heraus, wird misstrauisch, ängstlich, gereizt. Schliesslich entwickelt sich ein fixiertes Wahnsystem: Eine weitverzweigte Gesellschaft verfolgt ihn. Er wechselt Stellung und Wohnung, reist umher; überall trifft er die Verfolger. Bisweilen setzt er sich zur Wehr mit Drohungen, Eingaben, selbst tätlichen Angriffen, denen dann gänzlich Unschuldige zum Opfer fallen: Verfolgter Verfolger.

Diese klassische Entwicklung erfährt der Verfolgungswahn besonders bei der chronischen Paranoia (resp. Paraphrenie. Siehe Seite 132), wo er allmählich bei voller Besonnenheit zur Entfaltung gelangt. Ferner tritt er mehr plötzlich und unter den Zeichen ängstlicher Erregung auf bei der akuten Halluzinose der Trinker, bei der akuten Paranoia nach Erschöpfung, nach Morphium- und Kokainmissbrauch, episodisch auf dem Boden der Hysterie und Epilepsie, der Katatonie, des zirkulären Irreseins. Einige flüchtige Verfolgungsideen pflegen bei Delirien und Verwirrtheitszuständen aufzutauchen. Auch bei der misstrauischen Menschenscheu der Neurastheniker fehlt es hin und wieder nicht an leichten Ansätzen zu entsprechender Wahnbildung, desgleichen bei beginnender Aufhellung nach einer Amentia. Sehr viel ausgesprochener und bis zu einem gewissen Grade systematisiert können die Verfolgungsideen der Katatoniker und Hebephrenen sich darstellen. Doch fehlt es an einem tiefgehenden Affekt. Die

Kranken ziehen im Gegensatze zu den Paranoikern auch keine entsprechenden Konsequenzen aus den sie beherrschenden persekutorischen Vorstellungen. Ganz unsinnigen Ideen begegnen wir bei der Dementia paranoides und D. paralytica. Wenn Melancholiker Verfolgungswahnvorstellungen äussern, so geschieht es gewöhnlich in dem Zusammenhange, dass sie für ihre Schlechtigkeit gestraft werden sollen. Seltener beteuern sie, sie seien unschuldig verdächtigt.

Halluzinationen auf allen Gebieten sind in Verbindung mit Verfolgungswahnideen häufig. Namentlich spielen schimpfende und drohende Stimmen eine grosse Rolle. Jederzeit kann Grössenwahn hinzutreten.

Man spricht dagegen von überwertiger Idee, wenn es sich nur um eine zirkumskripte und affektbetonte irrige Vorstellung handelt bei sonst anscheinend normalem Denken. (Bei Psychopathen. Wirkliche Geisteskrankheit braucht da noch nicht vorzuliegen!) Die überwertige Idee unterscheidet sich von der Zwangsvorstellung (s. S. 107) durch Fehlen der Kritik.

Liegt die vermeintliche Beeinträchtigung auf rechtlichem Gebiete (Prozesse), spricht man von Querulantenwahn. Uebertragen die Kranken ihre Wahnideen auf Personen ihrer Umgebung, so dass diese ebenfalls daran glauben und psychisch erkranken, spricht man von einem induzierten Irresein.

Eifersuchtswahn, Wahn der ehelichen Untreue, ist am häufigsten bei Alkoholisten. Bei seiner Feststellung kommt es nicht sowohl darauf an, ob der Verdacht begründet ist, als vielmehr in welcher Weise ihn der Betreffende stützt und weiter ausbaut, wie er allen Einwendungen zum Trotz unbelehrbar an Irrtümern festhält.

Im physikalischen Verfolgungswahn glaubt sich der Patient durch sonderbare Maschinen, Röntgenstrahlen, Elektrizität usw. beeinflusst. Hier gewinnen die Wahnvorstellungen leicht einen ganz abenteuerlichen Charakter und führen zu den sonderbarsten Vorsichtsmassregeln. Manche Kranke zeichnen auch die Maschinen, von denen sie sich gepeinigt wähnen, auf. Gewöhnlich sind gleichzeitig hypochondrische Wahnideen vorhanden. Weniger Gebildete reden auch wohl von Behexung und Zauberei, religiös Verrückte von Besessenheit durch Teufel usw.

Kranke mit Verfolgungswahn können sich lange Zeit durchaus unauffällig benehmen. Manche haben allmählich gelernt, dass man ihre Ideen für krankhaft erklärt, halten deshalb mit diesen zurück oder stellen sie sogar in Abrede: Dissimulieren.

Solche Kranke kommen nicht selten zu Aerzten in die Sprechstunde, um sich geistige Gesundheit bescheinigen zu lassen. Man hüte sich, derartige Wünsche zu erfüllen ohne Kenntnis der Vorgeschichte und ohne längere eigene Beobachtung. Fragt man auf Grund der Anamnese direkt nach den Wahnideen, zeigt sich gewöhnlich, dass jede Krankheitseinsicht fehlt: Sie leugnen alles ab, wollen es nicht mehr wissen oder geraten in Affekt und verraten dabei ihre wahre Auffassung.

Andere Kranke sind auffallend misstrauisch, reizbar, anmassend, beschweren sich über schlechte Behandlung durch Angehörige und Vorgesetzte und leiten dadurch den Untersucher auf ihr Wahnsystem hin. Oder sie klagen dem Arzte zunächst nur allerlei nervöse Beschwerden, und bei näherem Befragen stellt sich erst heraus, dass sie diese auf Einwirkung ihrer Feinde, verbrecherische Massnahmen früherer Aerzte und dgl. zurückführen.

2. Kleinheitswahn findet sich bei depressiven Zuständen und zerfällt in Versündigungs-, Verarmungs- und hypochondrischen Wahn.

Der Versündigungswahn ist am häufigsten bei Melancholikern, dann im Beginne von Katatonie und Hebephrenie. Der Kranke beschuldigt sich früherer Verfehlungen, fürchtet dafür bestraft zu werden und neigt in seiner Angst nicht selten zum Selbstmord.

Verfolgungsideen können hinzutreten. In einzelnen Fällen, zumal bei älteren Leuten, nehmen die Selbstbeschuldigungen ganz ungeheuerliche Dimensionen an: Der Patient hat die ganze Menschheit syphilitisch infiziert, alle Städte entvölkert, den Kaiser vergiftet. (Negativer Grössenwahn, besonders bei Melancholie und Dementia paralytica.)

Bei Verarmungswahn meint der Kranke, er könne das Essen nicht mehr bezahlen, müsse mit seiner ganzen Familie verhungern und dergl. Meist besteht gleichzeitig Versündigungswahn. (Melancholie, Dementia paralytica, Dementia senilis usw.)

Hypochondrischer Wahn: Der Patient entdeckt überall an seinem Körper krankhafte Prozesse, liest darüber nach, hält sich für unheilbar. Auch Geistesgesunde können vorübergehend von ähnlichen Gedanken gequält werden, sind aber der Belehrung zugänglich; der Hypochonder nicht.

Dazu kommen bei diesem die sonderbarsten Sensationen und Gefühlstäuschungen. Sehr häufig ist die Angst, durch Onanie Rückenmark und Gehirn zugrunde gerichtet zu haben. Versündigungswahn oder Verfolgungswahn können gleichzeitig mit vorhanden sein (Melancholie, Paranoia, Dementia paranoides usw.

An hypochondrische Wahnideen denke man immer bei Leuten, die zahlreiche Beschwerden klagen bei mangelndem objektiven Befunde, und sei vorsichtig mit der Annahme einer Simulation. Geht man auf die Klagen näher ein und forscht, wie sich der Zustand entwickelt hat, was der Betreffende an sich beobachtet, was für Schlüsse er daraus gezogen hat, so wird ein etwaiger wahnhafter Gedankengang sich in der Regel bald enthüllen.

Hypochondrische Zustände leiten bei Jugendlichen nicht selten eine Hebephrenie oder Katatonie ein. Die Dementia senilis und Dementia paralytica können ebenfalls so beginnen. Epileptiker, Hysteriker, Neurastheniker bringen mehr episodisch in ihren Verstimmungen hypochondrische Klagen vor.

Bei der Exploration schwer hypochondrischer Kranker verfährt man zweckmässig so, dass man ihnen die einzelnen Körperteile und Organe nennt und fragt, was sie daran bemerkt haben. Erkundigt man sich direkt nach einzelnen Symptomen, suggeriert man leicht eine Unzahl neuer Beschwerden.

3. Grössenwahn, expansive Ideen; der Kranke ist von hoher Abkunft, sehr klug, sehr stark, sehr reich, besitzt Orden und Titel, hat grosse Erfindungen gemacht, ist berufen, die Welt zu reformieren, verfügt über übernatürliche Fähigkeiten, ist Kaiser, Christus, Gott. Am kolossalsten und häufigsten ist der Grössenwahn bei Dementia paralytica, etwas seltener bei der Katatoniegruppe, mehr oberflächlich und scherzhaft bei der Manie, ausserdem episodisch bei epileptischer und hysterischer Bewusstseinstrübung sowie Dementia senilis.

Er baut sich bei der Paranoia (resp. Paraphrenie) meist auf Verfolgungsideen auf: Der Kranke wird wegen seiner grossen Vorzüge, seiner hohen Abkunft, seines Reichtums verfolgt. Nur gelegentlich tritt er hier primär auf als Erfinderwahn oder aber als Idee, von einer hochgestellten Persönlichkeit geliebt zu werden, von fürstlicher Abkunft zu sein, ein grosser Prophet, Christus u. dgl.

Autistisches Denken: Ausschliessliche Beschäftigung mit Wahngebilden unter Ausserachtlassen realer Vorgänge bedingt eine eigentümliche Art zu denken, frei von dem Einflusse des Augenscheins. Die Kranken ziehen sich möglichst von der Aussenwelt zurück, „kapseln sich ab“, „verpuppen sich“, sind nur mit ihren Ideen beschäftigt.

Infolge von Erinnerungstäuschung, Paramnesie, behaupten manche Kranke mit Wahnideen, ihre ersten derartigen Beobachtungen schon als Kind gemacht, damals schon Visionen gehabt und Stimmen gehört zu haben.

Konfabulation nennt man die Erzählung eingebildeter Erlebnisse, denen kein wirklicher Vorgang zugrunde liegt. Am häufigsten finden sich Konfabulationen bei Kranken mit Orientierungs- und Erinnerungsstörungen. (Besonders bei der Korsakowschen Psychose.) Auf die Frage, wo sie gestern waren, was sie heute gemacht haben, phantasieren sie lange Geschichten zusammen, mit denen sie ihre Gedächtnislücken ausfüllen. Hier prüfe man stets die Merkfähigkeit (S. 108.)

Pathologische Einfälle sind plötzlich auftauchende Wahnideen, meist mit dem Charakter des Grössenwahns, deren Unrichtigkeit die Patienten nachher selbst einsehen.

Mit Pseudologia phantastica bezeichnet man die krankhafte Neigung zu phantastischen Erzählungen und Lügen bei erhaltener Besonnenheit. (Vor allem bei Hysterie und Imbecillität, ferner im Beginne der Hebephrenie.)

γ) Zwangsvorstellungen.

Die Zwangsvorstellungen unterscheiden sich dadurch von Wahnideen, dass der Patient sich ihrer Krankhaftigkeit bewusst ist und ihnen nur nicht zu widerstehen vermag. Sie treten anfallsweise unter heftigem Angstgefühl auf, das einem Gefühle der Befreiung weicht, sobald der Patient ihnen nachgibt. Erst später folgen Reue und Scham ob der bewiesenen Schwäche.

a) Grübel- und Fragesucht: Zwang, über gleichgültige, unfruchtbare Fragen nachzugrübeln: Wozu gibt es Menschen? Warum hat der Tisch 4 Beine? Wieviel Pflastersteine hat die Strasse usw. Oder der Zwang, mit zufällig gesehenen Zahlen, z. B. Droschkennummern, zu rechnen, sich auf gleichgültige Namen und Daten besinnen zu müssen.

b) Zweifelsucht: Délire du doute: Immer wieder nachfühlen, ob die Tür geschlossen, das Streichholz ausgeblasen usw. Keine Zeit mehr zu etwas anderem.

c) Phobien: Angst, über einen freien Platz zu gehen (Agoraphobie), über eine Brücke, auf einen Turm zu steigen usw. Bei jedem Versuche tritt hochgradige Angst auf, die Beine versagen. Erythrophobie ist die Furcht zu erröten; Mysophobie die Furcht vor Beschmutzung, die zu fortwährendem Waschen zwingt; Délire du toucher: allgemeine Berührungsfurcht.

d) Zwangsantriebe, meist unterdrückbar, durch die begleitende Angst sehr quälend: Jemanden zu töten, Feuer anzulegen, sich aus dem Fenster zu stürzen und dgl.

e) Zwangsreden: Zwangsweises Hervorstossen eines obscönen Ausdrucks: Koprolalie: oder Nachsprechen eines gehörten Wortes: Echolalie.

f) Zwangsdenken: Affekterfüllte Erlebnisse oder sinnlose Gedankenverbindungen tauchen immer wieder auf und stören das Denken. Ein Wort, eine Melodie ist aus dem Gedächtnis nicht loszuwerden.

Seltener sind sexuelle Zwangsvorstellungen. (Vgl. Parhedonien S. 175.)

Zwangsvorstellungen finden sich episodisch bei Neurasthenie, Hypochondrie, Hysterie, ferner im Beginne der Hebephrenie und Katatonie, der depressiven Phase des manisch-depressiven Irreseins und zwar hier auch periodisch auftretend; mehr angedeutet bei Epilepsie, Arteriosklerose des Gehirns; endlich isoliert als sogenanntes Zwangsirresein und zwar dann bei Psychopathen (s. S. 132).

5. Intellektuelle Fähigkeiten.

Zu unterscheiden hat man hier vor allem Gedächtnis, Urteilsfähigkeit, ethische Begriffe. Weitgehende Störungen sind typisch für angeborenen Schwachsinn (Idiotie, Imbezillität) und erworbenen (Dementia paralytica, senilis usw.).

a) Gedächtnis.

Das Gedächtnis bildet die Grundlage alles Wissens. Mit jeder Intelligenzprüfung ist stets eine Prüfung des Gedächtnisses verknüpft. Man hat aber zu unterscheiden zwischen der Erinnerung an früher erworbene Kenntnisse und dem Gedächtnis für Ereignisse der Jüngstvergangenheit. Letzteres heisst Merkfähigkeit. Es pflegt am meisten bei der Korsakowschen Psychose der Alkoholisten, nach Kopftrauma, Strangulation, bei Amentia und bei der presbyophrenen Form der Dementia senilis zu leiden, dann auch bei Dementia paralytica und arteriosclerotica, Lues cerebri, Dementia epileptica usw.

Man prüft die Merkfähigkeit durch Fragen nach Ort und Zeit, nach den Vorgängen der letzten Stunden, Tage, Wochen, Monate, nach bekannten politischen Tagesereignissen. Man spricht dem Patienten mehrstellige Zahlen, eine kleine Geschichte vor und lässt ihn sie nach einiger Zeit wiederholen. Oder man macht ihn in einem Bilderbuche, einer Fibel auf bestimmte Bilder aufmerksam und lässt ihn dieselben nachher heraussuchen. Auch die Heilbronnerschen Bilderreihen (S. 97) mit ihren Unterschieden zwischen den einzelnen Bildern können Verwendung finden. Ferner gebe man gleichzeitig verschiedene Aufträge und kontrolliere ihre Ausführung. Von besonderen Methoden sind zu empfehlen:

Ziehens Retentionsprüfung: 1. Lösung einer Aufgabe aus dem kleinen oder grossen Einmaleins. 2. Nachsprechen zweier Reihen von je 6 einstelligen Zahlen. 3. Frage: Wie hiess das vorhin gelöste Exempel? — Bei schwerer Merkfähigkeitsstörung empfiehlt es sich, dem Patienten vorher mitzuteilen, dass er das Exempel behalten soll: Wissentliches Verfahren. Oder man nenne ein ungewöhnliches zusammengesetztes Wort, lasse bis 20 zählen und dann das Wort wiederholen.

Ziehens Paarworte: Man nennt dem Kranken langsam 10 Wortpaare, z. B. Haus — klein, Blume — rot, Zimmer — gross, Kleid — schön, Fluss — breit, Baum — hoch, Garten — mein, Stuhl — schwer, Hund — teuer, Teppich — bunt. Nach einiger Zeit (Minuten bis halbe Stunde) nennt man das erste Wort eines jeden Paares und lässt den Kranken aus dem Gedächtnis das Zugehörige sagen. Die Adjektiva müssen so gewählt sein, dass sie zu mehreren Substantiven passen.

Riegers Fingerversuch: Jeder Finger einer Hand des Arztes wird mit einer anderen Zahl bezeichnet. Der Patient hat dann auf Emporstrecken eines Fingers mit der zugehörigen Zahl zu antworten: z. B. bei Zeigefinger 6, bei Daumen 14 usw. (Nicht leicht.)

Bei Verdacht auf Uebertreibung komme Ziehens Simulationsversuch in Anwendung: Der Vollsinnige behält 6—7 langsam im Rhythmus vorgesprochene einstellige Zahlen in der Regel leicht; dass 3 Zahlen nicht richtig nachgesprochen werden, kommt, abgesehen von Zuständen schwerster Denkhemmung und Dissoziation, äusserst selten vor. Selbst vorgeschrittene Paralytiker, Kranke mit Dementia senilis scheitern, so lange sie überhaupt die Aufgabe noch verstehen, in der Regel erst bei 4 Zahlen. Sogar bei dem Korsakow'schen Symptomenkomplexe werden 3 Zahlen meist noch richtig wiederholt. Nichtnachsprechen von 3 Zahlen darf daher unter Umständen den Verdacht auf Simulation erregen, um so mehr, wenn die falsche Zahl immer an derselben Stelle gebracht wird, davor stets eine Pause stattfindet, und wenn gerade die erste und letzte Zahl vergessen werden, die sich erfahrungsgemäss am besten einprägen.

Ist die Merkfähigkeit sehr stark gestört, wird selbst ein schmerzhafter Reiz, wie ein Nadelstich, sogleich wieder vergessen. Der Kranke zuckt nicht zurück, wenn ihm die Nadel von neuem genähert wird. (Aber auch bei Zuständen von Willenssperrung! Siehe S. 77.)

Das Gedächtnis für die Vergangenheit prüft man durch Fragen nach Personalien, Daten des Lebensgangs und nach den Schulkenntnissen. Man lasse die Kranken lesen und schreiben, womöglich ihren Lebenslauf anfertigen. Bei beginnender Dementia paralytica werden im Lesen oft sinnentstellende Fehler gemacht, beim Schreiben grobe orthographische Schnitzer und Auslassungen (vgl. Schrift S. 44 und 83). Sehr zweckmässig sind Rechenexempel.

Kraepelins Rechenmethode: Reihenartig fortlaufende, planmässige Rechenversuche geben ein Mass für die Leichtigkeit, mit welcher der Kranke über die in der Kindheit erworbenen Zahlenverbindungen verfügt. Man lasse den Patienten einstellige Zahlen, die in senkrechten Reihen vorgeschrieben sind, auf ein gegebenes Zeichen addieren und prüfe die Fehlerzahl und die Zeit, die für jede Reihe gebraucht wird. (Die Methode eignet sich auch zur Prüfung der Ermüdbarkeit.)

Erinnerungslücken für bestimmte Zeitabschnitte, Amnesien, können durch damals vorhandene Bewusstseinsstörungen verursacht sein. Man bedenke aber, dass auch der Gesunde sehr viel vergisst. Bei Dementia paralytica und Dementia senilis leidet allmählich die gesamte Erinnerung. Bei der katatonischen Verblödung (Dementia praecox, D. hebephrenica) ist öfters das Gedächtnis auffallend gut erhalten, und es treten Gemütsstumpfheit und Energiemangel in den Vordergrund, während bei der epileptischen Verblödung grosse Gedächtnisschwäche sich meist mit brutalem Egoismus, Reizbarkeit und Bigotterie verbindet.

Die Erinnerungsfähigkeit kann auch stark beeinträchtigt sein durch Affekt oder Rausch.

Mit der Annahme einer Demenz bei apathischen oder sprachverwirrten Hebephrenen und Katatonikern sei man stets sehr vorsichtig! Hier handelt es sich häufig nur um Hemmung oder Zerfahrenheit, nicht um intellektuelle Ausfallserscheinungen, und weitgehende Besserungen, ja Heilungen können noch eintreten, wie sie wirkliche Demenz niemals gestatten würde. Bei organischen Hirnleiden ist an die Möglichkeit einer Aphasie (S. 39) zu denken. Auch ohne solche kann es infolge übergrosser Ermüdbarkeit zu Perseveration (S. 43) und dadurch schlechten Antworten kommen.

b) Urteilsfähigkeit und ethische Begriffe.

α) Intelligenzprüfung bei erworbenem Schwachsinn: Die Urteilsfähigkeit wird meist gleichzeitig mit dem Gedächtnis, der Orientierung, den etwaigen Wahnideen durch dieselben Fragen geprüft. So lässt es auf starke Urteilsschwäche schliessen, wenn ein nicht verwirrter Kranker am heissen Sommertage meint, es sei Januar, ohne dass ihn der Blick auf die grünen Bäume stutzig macht; oder wenn er bei Fehlen von Bewusstseinstrübung und stärkerer Gemütserregung kritiklos an durchaus widerspruchsvollen Vorstellungen festhält und absolute Einsichtslosigkeit für die eigene Lage zeigt. So können sieche Paralytiker unsinnige Grössenideen vortragen, mit ihrer enormen Kraft prahlen und dgl.

Unsinnige Sätze, wie „der Schnee ist grün", „die Hunde krähen", „das Pferd spricht", fallen dem Urteilsschwachen, dem sie vorgelegt werden, manchmal nicht auf. Er geht auch wohl ernsthaft darauf ein, wenn ihm der Arzt eine Million verspricht, ihm eine Prinzessin zur Frau anbietet u. dergl. (oft bei Paralyse).

Besonders bei Senilen findet sich häufig Grasheys Phänomen: 4 vorgesprochene Buchstaben (z. B. M-a-r-k) werden wohl wiederholt, doch nicht zu einem Worte zusammengefügt. (Vgl. S. 42.)

Will man Rechenaufgaben zur Prüfung heranziehen, bevorzuge man Additions- und Subtraktionsaufgaben oder das grosse Einmaleins, wo die Antworten nicht einfach gedächtnismässig erfolgen. Besser noch sind angewandte Exempel. Rückwärtsaufsagen bekannter Reihen (Wochentage, Monate usw.) sind zu empfehlen, ferner Umkehr einer zweimal vorgesprochenen Reihe von 5 Zahlen. Nach Ziehen können schon 6jährige Kinder 3 Zahlen richtig zurückzählen. Oder man gebe eine Multiplikationsaufgabe und kehre sie sogleich um. Der Schwachsinnige lässt sich verblüffen, rechnet $6\times7=42$; $7\times6=56$ u. dergl. Man lasse den Patienten laut vorlesen, ob er sinnlos Worte und Reihen auslässt, ohne es zu merken, lasse ihn zu der Zahl 666666 ein Gegenstück bilden mit der Zahl 8. Immer suche man die Prüfung dem Bildungsgange des Kranken möglichst anzupassen, Kaufleute rechnen besser als Bauern usw. Bewusstseinstrübung, Unaufmerksamkeit, Ermüdung, Denkhemmung können Urteilsschwäche vortäuschen.

Die Affektreaktion lässt sich eventuell in der Weise prüfen, dass man unerwartet und mit scheinbarer Ueberzeugung den Patienten einer schweren Verfehlung beschuldigt, um die unmittelbare Wirkung zu beobachten. Bei psychischer Stumpfheit und Verlust des Ehrgefühls bleibt jede Erregung aus. (Die Anwendung geschehe nur in geeigneten Fällen und mit grösster Vorsicht!)

Verblödungsprozesse beginnen manchmal mit einem überraschenden Verluste der früher vorhandenen höheren ethischen Begriffe. Hier fällt der Kranke seiner Umgebung durch seine unsozialen Handlungen auf und verrät bei der ärztlichen Untersuchung eine völlige Verständnislosigkeit für die Bedeutung seines Tuns.

Andererseits findet sich auch eine angeborene Verbindung glänzender Verstandesleistungen mit Roheit und Gemütlosigkeit oder mit haltloser Willensschwäche und masslosem Leichtsinn. (Man hat in derartigen Widersprüchen der Anlage psychische Degenerationszeichen gesehen. Vgl. S. 132.)

β) Intelligenzprüfung bei angeborener Geistesschwäche:

Es wäre wünschenswert, eine möglichst vollständige Uebersicht über die vorhandenen Kenntnisse und Fähigkeiten zu gewinnen. Allein man wird dieses Ziel mit wenigen Untersuchungen in beschränkter Zeit kaum je erreichen. Derselbe Mensch antwortet bei verschiedenen Gelegenheiten ganz verschieden gut. Nicht nur muss man stets mit der Möglichkeit der bewussten Uebertreibung rechnen, sondern es können auch Zerstreutheit, Befangenheit, Verzagtheit, Ermüdung an schlechten Antworten schuld sein. Es ist ferner nicht möglich, sich einen Fragebogen zusammenzustellen, den jeder Gesunde beantworten muss, und bei dem nur der Schwachsinnige versagt. Es gibt kaum ein Wissen, das man bei Gesunden mit Bestimmtheit voraussetzen darf. Wertvoll ist die richtige Beantwortung schwierigerer Fragen, ferner die Art der falschen Reaktion. Die Zahl der Auslassungen hat weniger Bedeutung. Bei sehr hochgradigem Schwachsinn wird überhaupt eine längere Prüfung kaum erforderlich sein. Will man sich also zur Intelligenzprüfung eines Schemas bedienen, so sei dasselbe nicht zu leicht. Am besten enthält es sowohl leichte wie schwere Fragen. Man kann dann für jeden Fall sich das Passende heraussuchen. Vergleichen kann man die Resultate doch fast nie, da Vorbildung und Lebensgang der einzelnen Patienten zu verschieden sind. Stets kontrolliere man die erlangten Ergebnisse an der Hand der Anamnese (Schulzeugnisse, Leistungen in der Lehre, im Berufe, eventuell Führungsbuch beim Militär). Besonderes Gewicht ist zu legen auf die Prüfung der Urteilsfähigkeit und der ethischen Begriffe. Ein selbstgeschriebener Lebenslauf ist immer wertvoll.

Nachstehendes Schema mag als Beispiel für Intelligenzprüfungen dienen. Die Antworten sind wörtlich niederzuschreiben. Die Form derselben kann von grösserer Bedeutung sein als der Umstand, dass sie richtig waren.

Zum Schlusse prüfe man noch einmal mit Bourdons Methode die Aufmerksamkeit (siehe S. 90), wobei es zweckmässig ist, einen dem Patienten unverständlichen und vorher abgemessenen Text (etwa von 100 Silben) zu wählen. Fällt diese Kontrollprüfung schlecht aus, bleibt zu untersuchen, wie weit die falschen Antworten im Fragebogen auf blosse Unaufmerksamkeit oder Unlust zurückzuführen sind.

Eine solche Unaufmerksamkeit kann z. B. veranlasst sein durch hysterische Zerstreutheit, katatonische Zerfahrenheit, neurasthenische Uebermüdbarkeit, melancholische Hemmung, durch Trübung der Auffassung bei Deliranten und verwirrten Epileptikern. Es kann aber auch die Unfähigkeit zur Konzentration sich schon als Teilerscheinung eines Intelligenzdefektes darstellen.

Unlust findet sich nicht nur bei Simulanten, sondern auch beim Negativismus der Katatoniker und bei der verständnislosen Faulheit mancher Schwachsinnigen, welche jede Exploration verabscheuen.

Schema zur Intelligenzprüfung[1]).

1. Orientierungsfragen über Personalien, Zeit, Ort, Umgebung.

(Wer bin ich? Mit wem liegen Sie im Saal zusammen? Wie heisst der Pfleger? u. dergl.)

2. Benennen von Gegenständen, Bildern, Farben:

Augen schliessen und sagen, was sich im Zimmer befindet. Beschreiben von Gegenständen aus dem Gedächtnis: Wie sieht ein Haus aus, ein Schiff, ein Pferd, ein Markstück? Lesen. Diktatschreiben. Lebenslauf.

3. Rechnen:

2 × 3 =	3 + 5 =	8 − 6 =
4 × 5 =	8 + 13 =	17 − 9 =
7 × 8 =	16 + 35 =	24 − 17 =
4 × 14 =	37 + 56 =	67 − 23 =
8 × 17 =	121 + 15 =	88 − 19 =
13 × 14 =	118 + 37 =	148 − 26 =

32 : 4 =	$^1/_2 + ^1/_4 =$
37 : 3 =	$^1/_2 + ^1/_3 =$
81 : 3 =	$^3/_4$ M. = ? Pfg.
144 : 24 =	$^2/_3$ m = ? cm

Wenn man von 27 Aepfeln den dritten Teil aufisst, wieviel bleiben übrig? Ich denke mir eine Zahl und nehme sie 8 mal, dann gibt es 56. Wie heisst die Zahl? Wieviel Zinsen bringen 150 M. zu 4 %?

Wenn man einen Tag 3,50 M. verdient, wieviel verdient man in einer Woche, Monat, Jahr? Eine Ware kostet 2,85 M. Wie-

1) In der Regel genügen schon die gesperrt gedruckten Fragen zur Feststellung von Schwachsinn bei Schulentlassenen.

viel bekommen Sie auf 10 M. heraus? Wieviel Tage sind es vom 10. August bis 4. September?

(Falls diese Aufgaben im Kopfe gar nicht gelöst werden können, gestatte man schriftliche Ausrechnung, notiere das aber. Manche Personen sind nur an schriftliches Rechnen gewöhnt.)

4. Allgemeine Kenntnisse:

Wie heisst der Kaiser? Seit wann regiert er? Wie hiess sein Vater? (Hilfsfrage: Wer war Kaiser Friedrich?) Was war 1870/71? Wer hat da gesiegt? Welche Schlachten kennen Sie aus dem Kriege? Welches Land haben die Deutschen damals erobert und behalten? Was wissen Sie von Bismarck? Was von Moltke? Was von Napoleon? Was von Friedrich dem Grossen? Gegen wen haben zuletzt die Türken Krieg geführt? Wer hat da gesiegt? Was wissen Sie von Albanien? Gegen wen haben wir in den Kolonien gekämpft? Was wissen Sie von Gustav Adolf? Was von Luther? Was von Schiller? Werke von diesem?

In welcher Stadt sind wir hier? Wieviel Einwohner hat sie? Zu welchem Lande gehört sie? (Zu welcher Provinz usw.) Welche Staaten bilden das Deutsche Reich? Welche Länder grenzen an Deutschland? In welchem Erdteil liegt Deutschland? Wie heissen die Erdteile? Welche Flüsse kennen Sie? Wo entspringen und münden diese? Welche Städte liegen an denselben? Welche Gebirge kennen Sie? Wie heisst die Hauptstadt von Deutschland, Frankreich, England usw.? Desgl. von Preussen, Bayern, Württemberg usw.? Wer regiert in Preussen, Bayern, Hessen, Hamburg? Wer in England, Russland, Frankreich, Türkei, Japan? Wie heissen die Himmelsrichtungen? Wie findet man dieselben? Wodurch wird es Tag und Nacht? Bewegt sich die Erde? In welcher Weise?

Wann werden die Blätter welk? Wann fällt der Schnee? Beschreiben Sie ein Gewitter? Welche Bäume kennen Sie? Wie unterscheiden sich Eiche und Tanne? Woher kommt das Brot, das Mehl? Welche Getreidearten kennen Sie? Woher kommt der Käse, die Butter? Woher kommt die Wolle? Wie heisst das weibliche, das männliche Pferd? Wieviel Beine hat die Fliege? Wie nennt man Fliegen, Käfer, Schmetterlinge mit einem Namen? Wie nennt man Löwen und Tiger mit einem Namen? Gehören die Fledermäuse zu den Vögeln? Was kennen Sie für Metalle? Aus welchen Metallen sind die Geldstücke gemacht?

Welche Gewichte kennen Sie? Was ist mehr: Pfund oder Kilogramm? Wieviel Gramm gehen auf 1 Pfund? Wie gross ist 1 Meter? (Zeigen.) Wieviel Zentimeter gehen auf 1 Meter? Wie gross ist 1 Kilometer? Wie lange geht man daran? Wieviel Sekunden hat die Minute? Wieviel Stunden hat der Tag? Wieviel Tage der Monat? Welche Monate haben 30, welche 31 Tage? Wieviel Wochen und Tage hat das Jahr? Was wissen Sie vom Schaltjahr? Monate vorwärts und rückwärts aufsagen. Uhr ablesen.

Wann ist Weihnachten und was wird da gefeiert? Wann ist Ostern, wann Pfingsten, und was wird da gefeiert? Was bedeutet die Taufe? Wieviele Gebote gibt es? Welches kennen Sie? Wer hat sie gebracht und von wo? (Hilfsfrage: Wer war Moses?) Was wissen Sie von David, Salomo, Abraham, Kain, Adam? Welche Religionen gibt es? Unterschied zwischen Katholisch und Evangelisch? Was wissen Sie vom Papst?

Wer macht die Gesetze? Wer sitzt im Reichstag? Wie heisst der Reichskanzler? Welche Wahlen kennen Sie? Welche Parteien gibt es? An wen zahlt man Steuern und wofür? Was geschieht mit den Steuern? Wozu sind Soldaten da? Wer wird Soldat? Wozu sind die Gerichte da? Unterschied zwischen Rechtsanwalt und Staatsanwalt? Was wissen Sie von den Invalidenkarten? Was kostet ein Brief an Porto (Stadt, Inland, Ausland)? Beschreiben Sie eine Zehnpfennig-Marke? Was sind Zinsen?

5. Unterschieds- und Verhältnisfragen:

Welcher Unterschied ist zwischen Katze und Hund? Zwischen Pferd und Esel? Zwischen Vogel und Schmetterling? Zwischen Zwicker und Brille? Zwischen Mund und Schnabel? Zwischen Kind und Zwerg? Zwischen Fluss und Teich? Zwischen Berg und Gebirge? Zwischen Treppe und Leiter? Zwischen Irrtum und Lüge? (Hilfsfrage: Was ist schlimmer?) Zwischen Geiz und Sparsamkeit? Wie verhalten sich zueinander Wald und Baum? Staat und Bürger? Soldat und Offizier? Sonne und Schatten? Dach und Haus?

6. Ethische Begriffe:

Was ist Mitleid, Neid, Dankbarkeit, Gerechtigkeit, Treue, Tapferkeit? (Beispiele bilden.) Wem sind Sie Dank schuldig? Wie können Sie sich dankbar zeigen? (z. B. den Eltern.) Oder: Wie nennt man das, wenn jemand anderen nichts gönnt; Schwächere schlägt; fremde Sachen fortnimmt? Was ist das Gegenteil von Dankbarkeit, Gerechtigkeit usw.? Wem haben Sie zu gehorchen? Warum? Was ist das Schlechteste, was ein Mensch tun kann? Darf man stehlen? Aber wenn es niemand sieht? Was hält Sie dann von der Tat zurück? (Welche Ueberlegung? Nur Furcht vor Strafe?) Wer hat das Stehlen verboten? Darf man lügen? Warum nicht? Was würde Ihnen die grösste Freude machen? Was würden Sie mit einem gefundenen Portemonnaie tun? Was würde Sie am tiefsten betrüben? Wer möchten Sie am liebsten sein; warum? Welchen Beruf würden Sie am liebsten wählen?

7. Scherzfragen lassen sich beliebig einfügen:

Was ist schwerer, 1 Pfund Blei oder 1 Pfund Federn? Wenn 24 Sperlinge auf einem Baume sitzen, und man schiesst 18 herunter, wieviele bleiben sitzen? Heisst es: Die Elbe mündet in der Ostsee oder in die Ostsee? Wenn 1 Ei 4 Minuten kochen muss, wie lange kochen dann 3 Eier?

8. Ferner dienen zur Prüfung der Urteilsfähigkeit noch folgende Methoden:

α) Fabelmethode (Ebbinghaus-Möller): Der Pat. hat eine Fabel nachzuerzählen, Ueberschrift und Nutzanwendung zu suchen, ein entsprechendes Beispiel zu nennen.

Besonders zweckmässig sind z. B. die Fabeln von Löwe und Maus (Grossmut des Löwen, der die Maus nicht frisst; Dankbarkeit der Maus, die den Löwen aus den Stricken befreit), von Rabe und Fuchs (Eitelkeit und Dummheit des Raben, der seine Stimme bewundern lassen will und den Käse verliert; Schlauheit und Unwahrhaftigkeit des Fuchses), vom Fuchs und den sauren Trauben etc.

β) Witzmethode (Ganter): Einfache Witze, z. B. aus den fliegenden Blättern, werden erzählt. Patient hat zu sagen, was er daran Witziges oder überhaupt Auffälliges findet.

Sehr geeignet sind Witze, bei denen die Unwissenheit eines Menschen lächerlich wirken soll. Der Kranke hat dann zu erklären, worin die Dummheit liegt. Z. B. die Geschichte vom Bauern, der am Schalter ein Eisenbahnbillet fordert und auf die Frage „Wohin?“ antwortet: „Das geht Sie nichts an“. Oder von der Frau, die gehört hat, dass Raben über 100 Jahre alt werden, und sich einen Raben kauft, um zu sehen, ob das wahr ist.

γ) Sprichwörtermethode (Finckh): Einfache Sprichwörter erklären und durch Beispiel erläutern lassen.

Z. B. Morgenstund' hat Gold im Mund; der Apfel fällt nicht weit vom Stamm; viele Köche verderben den Brei; wer andern eine Grube gräbt, usw.; der Krug geht so lange zum Brunnen, bis er bricht.

δ) Bilderbogenmethode (Henneberg): Man legt einen Münchener Bilderbogen vor, bei dem der Text entfernt wurde, und lässt den Zusammenhang der einzelnen Bilder sowie die in ihnen sich abspielende Handlung erklären.

Auch die Darstellung historischer Begebenheiten ist sehr geeignet.

Weiter beliebt sind:

ε) Masselons Methode: Aus 3 oder 4 gegebenen Worten einen Satz bilden; z. B. aus Soldat, Gewehr, Schlacht, Feind.

ζ) Partikelmethode (Ebbinghaus-Ziehen): Es wird dem Patienten ein Nebensatz mit der Partikel „Obgleich“ resp. „Wenn auch“ vorgesprochen, und er hat dann den ergänzenden Hauptsatz zu bilden. Z. B. „Obgleich die Suppe angebrannt ist . . .“

Antwortet nun der Patient mit „Essen wir sie doch"; lässt sich weiter fragen „Weil ....", worauf er wieder einen Nebensatz sinnvoll anzuschliessen hat.

η) Verdeutschung von Fremdwörtern (Henneberg): Die Worte werden übersetzt oder ihr Sinn erklärt. Z. B.: Amüsieren, Instrument, Qualität, modern. (Steigende Schwierigkeit der Aufgabe.)

Sehr empfehlenswert ist in allen Fällen

ϑ) Die Kombinationsmethode (Ebbinghaus): In einem Texte sind absichtlich an einzelnen Stellen Silben oder Worte fortgelassen, und jede solche Lücke ist durch einen Strich markiert. Der Patient hat diese Lücken sinngemäss zu ergänzen. Auffallende Störung dieser Kombinationsfähigkeit findet sich z. B. oft frühzeitig bei der erworbenen katatonischen resp. hebephrenen Verblödung.

Bei Beurteilung der Fehler kommt es vor allem darauf an, ob sich der Patient in den Zusammenhang der Erzählung richtig hineingedacht hat. Am besten wählt man ein leichtes und ein schweres Beispiel. In den nachstehenden Proben bedeutet jeder Strich eine Silbe.

Leichtes Beispiel:

Es schwamm ein Hund durch einen Wasserstrom und hatte ein — Fleisch — Maule. Da er nun das Bild des Flei— im Was— sah, glaubte er, es — auch Fleisch, und — — gierig danach. Da er aber das — auftat, entfiel ihm — Stück Fleisch, und das —ser führte es weg. Also ver— er Beides, das Stück — und den Schatten.

Schweres Beispiel:

Am folgenden Tage kamen Gewitter über uns hin. Wie von allen Sei— stieg dunkles Ge— auf; — — rollten gewaltig über die wei— Ebene, glühende — — zuckten lang über den — —; Regen fuhr — —. Aber nach — — Stunde war alle Feuch— — wieder weg und ein stürmischer — blies uns den Sand ins — —, dass wir Augen und — nicht — — konnten.

Am andern Tag, vor Mit—, sollten wir an ei— Stelle im trocknen Flussbett — — finden. Wir — — auch Löcher; sie waren aber leer. Da stiegen zwanzig — hinein und — — sie tiefer; aber es kam — Wasser. So konnten wir also we— trinken noch kochen.

(Etwas leichter ist es, wenn der Untersucher einen Text vorliest und nur hin und wieder ein wesentliches Wort auslässt, das dann der Patient, wenn der Untersucher schweigt, ergänzend nennen muss.)

Man erwarte aber nicht zuviel von allen diesen Prüfungsmethoden. Die fortgesetzte vorurteilsfreie Beobachtung des

Patienten, seines Verhaltens im Umgang mit Mitkranken, Pflegern, Aerzten, im Verkehr mit Angehörigen und Freunden, seiner Interessen und Liebhabereien, seiner Anstelligkeit und Ausdauer bei der Arbeit, kurz seiner gesamten Reaktionsweise gegenüber den Reizen der Aussenwelt unter weitgehendster Berücksichtigung des durch die Anamnese festgestellten Vorlebens wird in schwierigen, speziell kriminellen Fällen stets ein zuverlässigeres und praktisch brauchbareres Resultat ergeben, als alle noch so sorgsam konstruierten Intelligenzprüfungsbogen, mit denen man doch mehr oder weniger vom guten Willen des Betreffenden abhängig ist.

Intelligenzprüfung bei Kindern.

Bei der Untersuchung von Kindern ist es angenehm, zu wissen, welche Fähigkeiten und Kenntnisse man ungefähr bei den einzelnen Altersstufen erwarten darf. Eine dankenswerte Zusammenstellung geeigneter Proben verdanken wir Binet:

3 Jahre altes Kind:

1. Mund, Nase, Augen zeigen.
2. Wiederholung von 6 silbigen Sätzen, wie: Die Kuh gibt uns die Milch, und von zweistelligen Zahlen.
3. Auf einfachen Bildern die gesehenen Personen und Gegenstände nennen.
4. Angabe des Familiennamens.

4 Jahre altes Kind:

1. Benennen von täglichen Gebrauchsgegenständen.
2. Wiederholen von 3 Zahlen.
3. Angabe, ob Bub oder Mädchen.
4. Vergleich zweier (5 u. 6 cm langen) Linien: Welche ist länger?

5 Jahre altes Kind:

1. Welcher von 2 Gegenständen ist schwerer?
2. Nachsprechen von 10 silbigen Sätzen, wie: Der Lehrer lobt den fleissigen Schüler.
3. 4 Geldstücke richtig abzählen.
4. 2 Dreiecke zum Rechteck zusammenlegen (Vorlage).
5. Nachzeichnen eines Quadrats mit Tinte und Feder.

6 Jahre altes Kind:

1. Zeigen von rechter Hand, linkem Ohr.
2. Ist Vormittag oder Nachmittag?
3. Das Alter sagen.
4. 3 gleichzeitig gegebene Aufträge ausführen.
5. Nachsprechen von 16 silbigen Sätzen, wie: Die Katze lauert auf die Maus und fängt sie plötzlich im Sprunge.
6. Was ist ein Tisch, ein Pferd, eine Rose? (Verlangt wird Zweckangabe, noch nicht Gattungsbegriff.)

7 Jahre altes Kind:

1. Beschreibung eines Bildes (in Sätzen schildern, was die einzelnen Personen machen).
2. Lücken an vorgelegten Figuren erkennen.
3. Kopieren mit Tinte und Feder nach Vorlage: Der kleine Paul.
4. Abzählen von 13 Geldstücken.
5. Wieviel Finger an rechter, linker Hand, an beiden?
6. Nachzeichnen einer Raute mit Tinte und Feder.
7. Kenntnis der gangbarsten Münzen.
8. Nachsprechen fünfstelliger Zahlen.

8 Jahre altes Kind:

1. Zusammenzählen von 5 bekannten kleineren Münzen.
2. Kenntnis der Farben: rot, gelb, grün, blau.
3. Von 20 bis 0 rückwärts zählen.
4. Nach Diktat schreiben: Die Sonne scheint.
5. Unterschied von Schmetterling und Fliege, Holz und Glas, Knochen und Fleisch.
6. Eine kurze Geschichte wiedererzählen (mindestens 2 richtige Erinnerungen).

9 Jahre altes Kind:

1. Angabe von Wochentag, Datum, Jahr.
2. Aufsagen der Wochentage.
3. Ordnen von 5 verschieden schweren Kästchen (15, 12, 9, 6, 3 g) nach dem Gewicht.
4. Dem Kind ein Kästchen für 20 Pf. abkaufen; es soll auf 1 M, herausgeben.
5. Was ist ein Tisch, Pferd, Rose? (Verlangt wird Gattungsbegriff, kurze Beschreibung, aus welchem Stoff?)
6. Geschichte wiedererzählen (mindestens 6 richtige Erinnerungen).

10 Jahre altes Kind:

1. Aufsagen der Monate.
2. Kenntnis sämtlicher Münzen.
3. Satz bilden aus 3 nicht zu leicht gewählten Worten (2 Sätze erlaubt, doch sinnvoll!)
4. Leichte Intelligenzfragen: Was machst du, wenn du den Zug verpasst? Wenn du vom Freund unabsichtlich geschlagen wirst? Wenn du etwas zerbrichst, was dir nicht gehört?
5. Schwerere Intelligenzfragen: Was tust du, wenn du auf dem Weg zur Schule merkst, dass es später ist als gewöhnlich? Ehe du in einer wichtigen Angelegenheit einen Entschluss fasst? Wenn du nach deiner Ansicht über ein Kind gefragt wirst, das du wenig kennst? Warum entschuldigt man eher eine im Zorn verübte schlechte Handlung, als eine nicht im Zorn verübte? Warum soll man einen Menschen mehr nach seinen Taten beurteilen, als nach seinen Worten?

11 Jahre altes Kind:

1. Kritik absurder Sätze, wie: Ich habe 3 Brüder, Paul, Ernst und ich. Kann man so sagen? Warum nicht? Wie muss es heissen? — Neulich fand man im Wald eine Leiche, die in 18 Stücke zerschnitten war. Manche Leute glauben, dass Selbstmord vorliegt. Ist das möglich? — Gestern verunglückte ein Radfahrer auf der Strasse, so dass er sofort tot war. Man brachte ihn in ein Krankenhaus, wo man ihn bald zu heilen hofft. Ist das möglich? — Gestern las ich von einem Eisenbahnunglück ohne schlimmere Folgen; es waren bloss 48 Tote. Wie muss es heissen?
2. Bilden eines Satzes aus 3 Worten wie oben, doch nur ein Satz erlaubt.
3. In drei Minuten mindestens 60 Worte nennen.
4. Wann sagt man, dass jemand mitleidig (gerecht, neidisch) ist? Beispiel geben.
5. 10 unrichtig durcheinander gestellte Worte eines Satzes sinnvoll ordnen.

12 Jahre altes Kind:

1. Nachsprechen von 6—7 stelligen Zahlen.
2. Nachsprechen von 26 silbigen Sätzen, wie: Ich habe meinem Freund gesagt, dass er mich besuchen soll, wenn ich meine Aufgaben fertig habe.
3. Zu einem Wort in 1 Minute mindestens 3 Reimworte finden.
4. Kombinationsfragen: Mein Nachbar hat eben eigenartige Besuche empfangen, einen Arzt, Notar, Priester; was ist bei ihm wohl los? — Jemand ging im Wald spazieren, plötzlich blieb er erschreckt stehen. Dann lief er zu einem Schutzmann und sagte: Ich sah an einem Baumast . . . Was?
5. An einem Bild die Handlung verstehen und beschreiben (auch Gemütsbewegungen der dargestellten Personen).

Im allgemeinen soll als das „Intelligenzalter“ des Kindes die Altersstufe gelten, deren Fragen alle bis auf eine gelöst werden. Für je 5 richtige Antworten aus höheren Altersstufen darf noch ein Jahr zugelegt werden. Zurückbleiben um 1 Jahr gegen die Norm hat noch nichts zu bedeuten. Der Vorteil dieser Prüfungsmethode ist der, dass Schulwissen nicht ausschlaggebend ist bei Feststellung des intellektuellen Niveaus.

Allein leider verläuft die geistige Entwicklung des Kindes nicht immer in der gleichen Stufenfolge. Es zeigen sich individuell grosse Verschiedenheiten. Namentlich gilt von der Intelligenzprüfung bei psychopathischen Kindern im Grossen und Ganzen das Gleiche wie von der bei Erwachsenen. (S. oben!) Die Leistungen können an verschiedenen Tagen verschieden ausfallen. Auch wird man gut tun, stets eine kurze Prüfung der Schulleistungen anzuschliessen. Man lasse das Kind laut lesen (ob fliessend, mit Betonung oder buchstabierend, fehlerhaft, verständnislos), einen längeren Satz nach Diktat schreiben (Zahl und Art der Fehler), gebe verschieden schwere Rechenaufgaben z. B.:

In einem Korb sind 49 (703) Aepfel. Davon werden verkauft 8 (54), wieviel bleiben übrig?

Für ein Kleid braucht man 7 m Stoff. Wieviel Kleider macht man aus 89 m und wieviel Stoff bleibt übrig?

Ein Arbeiter verdient 250 M. im Monat April und gibt 190 M. aus. Wieviel hat er täglich gespart?

Wenn die Kinder in der Schule ähnliche Aufgaben gehabt haben, sollten sie ohne Mühe die richtige Lösung finden können.

E. Simulation und Aggravation.

Eine besondere Besprechung bedarf zum Schlusse des allgemeinen Teils die Frage der Simulation. Eine solche ist selten in reiner Form vorhanden. Häufiger begegnet dem Untersucher die Aggravation, die Uebertreibung einzelner Symptome.

Allein selbst da handelt es sich durchaus nicht immer um von vornherein beabsichtigte Täuschungsversuche; sondern oft hat der Arzt selbst durch ungeschickte Fragestellung bei der Untersuchung oder unvorsichtige Aeusserungen oder eine fehlerhafte Diagnose dem Kranken die betreffende Störung erst suggeriert. Nur der von Voreingenommenheit freie Untersucher, der die in Betracht kommenden Methoden beherrscht, ist vor Trugschlüssen sicher.

Auf körperlichem Gebiete finden sich Uebertreibungen vor allem bei der sogenannten traumatischen Neurose, bei Hysterie und Neurasthenie. In allen Fällen, wo Rentenansprüche in Frage kommen, sei man ganz besonders skeptisch „interessanten“ Befunden gegenüber und hüte sich vor vorschnellen Schlüssen auf organische Gehirn- und Rückenmarksaffektionen.

Man nenne kein Symptom objektiv, bei dessen Feststellung man auf die subjektiven Angaben des Patienten angewiesen ist (Gesichtsfeldeinschränkung, Sensibilitätsstörungen und Lähmungen von psychogenem Charakter, Druckpunkte und dergleichen). Bei Zittern und Schütteltremor lenke man die Aufmerksamkeit des Patienten durch komplizierte Aufgaben, Fragen, Erzählenlassen usw. ab und beobachte, ob dann der Tremor verschwindet. Simulierter Tremor zeigt bei längerer Beobachtung meist zunehmend gröbere und seltenere Bewegungen. Wird mit der einen Hand 8 gezeichnet, gerät der Tremor der andern Hand in Unordnung. — Romberg (siehe S. 55) ist verdächtig auf absichtlicher Uebertreibung bei unvermitteltem Einsetzen grober, übertriebener Schwankungen, die trotz Berührung eines Stuhls mit dem Finger oder sogar trotz festem Anlehnen an die Wand fortdauern, womöglich nun seitlich, die aber plötzlich bei Fingernasenversuch aufhören oder bei scheinbar zufälligem Bedecken der Augen (während der Pupillenprüfung) ganz fehlen. — Bei Uebertreibung des Kniephänomens treffe man einmal die Sehne überraschend schnell, halte ein anderes Mal mit dem erwarteten Schlage plötzlich im letzten Moment ein. — Der Gang wird am besten heimlich beobachtet. — Die Unterschiede zwischen echtem und falschem Patellar- und Fussklonus, die beste Art auf Anästhesie zu untersuchen, ohne eine solche zu suggerieren, die Beurteilung „lebhafter“ Sehnenreflexe usw. sind an den betreffenden Stellen unter Status somaticus bereits besprochen.

Zur Prüfung angeblicher Lähmung einer Extremität dient Erbens Trick: das betreffende Glied plötzlich in solche Lage zu bringen, dass es durch die eigene Schwere am passiven Zurückfallen verhindert wird.

Den Arm hebt man in Rückenlage einige Male bis zur Senkrechten; er fällt zurück. Hebt man ihn unerwartet bis über die Senkrechte hinaus, müsste er nach der anderen Seite fallen.

Den Unterschenkel bei Quadricepslähmung beugt man in Bauchlage (Kopf tiefer lagern!). — Bei behaupteter Unfähigkeit, den herabhängenden Arm im Ellenbogen zu beugen, halte man den Arm senkrecht empor und wiederhole die Aufforderung.

Höslins Versuch: Bei kraftvoller Muskelanstrengung gegen einen ausgeübten Widerstand schnellt bei plötzlichem Aufhören des Gegendrucks der betr. Gliedabschnitt eine Strecke in der intendierten Richtung vor. (Beugung und Streckung im Ellenbogengelenk, Hebung des Armes vorwärts und seitwärts, Streckung des Unterschenkels, Hebung des Oberschenkels in Rückenlage). Erfolgt bei diesem Versuche keine oder nur ganz träge Fortbewegung trotz unerwartetem Abbrechen des Gegendrucks, so geschah die Kontraktion zu lässig oder die Antagonisten waren mit in Tätigkeit. (Nur bei Hysterie und Hypochondrie ohne bewusste Absichtlichkeit denkbar; bei reiner Neurasthenie wäre Muskelschwäche erlaubt, nicht Anspannnng der Antagonisten.)

Händedruck muss stärker sein bei dorsalflektierter als bei volarflektierter Hand.

Bei kräftigem Widerstand gegen passive Bewegungen in einem Gelenk wird das nächstgelegene distale gleichzeitig aktiv fixiert: Bei Feststellung des Schultergelenkes auch das Ellenbogengelenk, bei kräftiger Widerstandsleistung im Ellenbogengelenk auch das Handgelenk. — Schmerzen sind verdächtig, wenn die übertriebenen Abwehrbewegungen schwinden bei abgelenkter Aufmerksamkeit. — Zur Kontrolle behaupteter Ueberempfindlichkeit gegen Geräusche empfehlen sich plötzliche Schalleindrücke.

Erscheint halbseitige **Taubheit** vorgetäuscht, mag man in das angeblich taube Ohr hineinsprechen; dann muss das unverschlossene gesunde Ohr noch Flüstersprache verstehen können. Hört der Patient nichts, simuliert er. Man kann auch das gesunde Ohr mit einem durchbohrten Pfropfen scheinbar verschliessen.

Auf **psychischem Gebiete** werden am häufigsten vorgetäuscht Demenz mit Gedächtnisschwäche, Verwirrtheit und Stupor.

Die übliche Intelligenzprüfung muss hier versagen. Gelingt es durch geeignete Fragen, das sogenannte Gansersche Vorbeireden (vgl. S. 89) zu provozieren, so beweist das, dass funktionelle Faktoren eine Rolle spielen, und steigert den Verdacht auf Uebertreibung. Bei schlechter Merkfähigkeit probiere man Ziehens Simulationsversuch (S. 109). Die Hauptsache bleibt immer, dass man durch möglichst unauffällige Beobachtung feststellt, ob die Orientierungsfähigkeit des Kranken hinsichtlich seiner Umgebung, sein Interesse für dieselbe, seine Art zu essen und seine Bedürfnisse zu besorgen, sein Verlangen nach Beschäftigung, seine Anstelligkeit usw. in einem entsprechenden Verhältnisse zu seinem Gebahren bei der Untersuchung stehen. Auch der Schlaf ist möglichst zu kontrollieren. Wichtig ist endlich, zu wissen, wie schnell und unter welchen äusseren Umständen der betreffende Zustand sich herausgebildet hat.

Niemals lasse man den zu Untersuchenden von vornherein empfinden, dass man ihm nicht glaubt, oder werfe ihm gar Simulation vor. Man erschwert sich damit nur die Feststellung des tatsächlichen Befundes. In schwierigeren Begutachtungsfällen empfiehlt sich Beobachtung in einer dafür eingerichteten Anstalt.

Besonders schwierig ist die Beurteilung bei den mit Uebertreibung gemischten Situationspsychosen der Kriminellen (vgl. S. 132).

Stets hüte man sich, Simulation und Hypochondrie zu verwechseln! Vgl. S. 105 und 131.)

II. Spezieller Teil.

Bei Vorherrschen eines heiteren oder traurigen Affekts denke man in erster Linie an Manie oder Melancholie. Bei Auffälligkeiten des motorischen Verhaltens in Form von Stupor, triebartiger Erregung, Manieren, Negativismus liegt die Annahme einer Psychose der katatonischen Gruppe näher. Bewusstseinstrübung mit Desorientierung über Ort und Zeit finden sich bei Delirien, Dämmerzuständen und der Amentia, ausserdem aber episodisch bei verschiedenen Geistesstörungen. Die Paranoiaformen zeichnen sich aus durch Verfolgungs- resp. Grössenideen und durch Sinnestäuschungen bei erhaltener Orientierung. Krampfanfälle in der Anamnese weisen auf die Möglichkeit von Epilepsie und Hysterie hin. Gedächtnisschwäche und Urteilslosigkeit sind die Zeichen des Schwachsinns, wobei Reste früheren Wissens für eine erworbene Demenz (Dementia paralytica, D. senilis usw.) sprechen im Gegensatz zur angeborenen Geistesschwäche, der Imbezillität.

Reflektorische Pupillenstarre nnd artikulatorische Sprachstörung mit typischem Silbenstolpern sichern bei jeder Form von Geistesstörung die Diagnose Dementia paralytica. Vorsicht ist nur da geboten, wo schwerer Alkoholismus oder eine Infektionskrankheit zugrunde liegt. (Vgl. Alkoholische Pseudoparalyse und Infektionsdelirien.) Ausschlaggebend sind die Liquorveränderungen (vgl. S. 65 u. 68).

Manisch-melancholische Gruppe.

(Manisch-depressives Irresein.)

Manie und Melancholie bilden nur verschiedene Erscheinungsformen des gleichen Leidens.

1. Manie.

Aetiologie: Sehr häufig besteht hereditäre Anlage, und zwar nicht selten gleichartige (vgl. S. 4). Auslösend wirken gelegentlich Gemütserschütterungen, Strapazen aller Art, Kopfverletzungen, Insolation, schwächende Krankheiten, Puerperium, Laktation, auch Menstruation. Bevorzugt ist das Alter von 15 bis 25 Jahren. Selten tritt der erste Anfall im höheren Lebensalter auf. Es besteht eine grosse Neigung zu Rezidiven resp. mehrmaliger Erkrankung an Manie, auch zum Abwechseln mit Anfällen von Melancholie.

Beginn: Der Ausbruch erfolgt ziemlich plötzlich, doch geht in der Mehrzahl der Fälle ein Tage bis Wochen dauerndes Vorstadium voraus, in welchem eine ängstliche, reizbare Stimmung mit unbestimmtem Krankheitsgefühl und allgemeinen nervösen Beschwerden besteht.

Verlauf: Im Vordergrunde des ganzen Bildes steht eine dauernd heitere Verstimmung mit gehobenem Selbstgefühl und Neigung zu raschem Stimmungswechsel, Bewegungsdrang mit Vielgeschäftigkeit, ideenflüchtiger Rededrang mit Ablenkbarkeit. Das Ermüdungsgefühl ist mehr oder weniger aufgehoben. Der Schlaf ist schlecht, kann zeitweise ganz fehlen. Die Nahrungsaufnahme ist mangelhaft, da der Patient sich keine Zeit dazu lässt. Häufig sind erotisches Wesen und heftige Zornausbrüche mit Gewalttätigkeit. Die Orientierung pflegt, abgesehen von Zeiten höchster Erregung, erhalten zu bleiben; nur besteht Neigung zur Personenverwechslung. Episodisch kommen Grössenideen und Sinnestäuschungen vor. Die Erinnerung an die Zeit der Krankheit bleibt im allgemeinen gut erhalten, fehlt nur für Zeiten stärkster Erregung.

Man unterscheidet in der Regel folgende Formen:

1. Hypomanie: Leichter Grad heiterer Erregung mit schlagfertiger Redesucht. Weitschweifigkeit, Vielgeschäftigkeit, Plänemachen, Schlaflosigkeit, Reizbarkeit.

2. Mania simplex: Ausgebildete heitere Erregung mit Bewegungsdrang und Ideenflucht. Personenverkennung, einzelne Sinnestäuschungen und Wahnideen möglich.

3. Mania gravis: Tobsüchtige Erregung mit Desorientierung und verworrener Ideenflucht: Logorrhoe. Sekundäre Inkohärenz. (Vgl. S. 93). Zeitweise geradezu deliröses Verhalten. Lebensgefahr durch Kollaps.

Prognose: Heilung des Anfalls in den allermeisten Fällen, doch grosse Neigung zu Neuerkrankung an Manie oder Melancholie. Die Dauer des Anfalls schwankt in der Regel zwischen $^1/_2$ und 1 Jahr, beträgt selten darüber (bis zu 2 Jahren). Sehr selten ist Uebergang in chronische Manie.

Therapie: Ueberwachung. Bettruhe. Protrahierte warme Bäder und Packungen. Tags Brom. Nachts Schlafmittel. Bei stärkster Erregung Injektion von Duboisin oder Skopolamin.

Untersuchung auf Manie:

Anamnese: Zu forschen nach Heredität und auslösenden Ursachen. Ist früher schon ein Anfall von Manie oder Melancholie voraufgegangen?

Status som.: Sind Lichtreaktion und Kniephänomene normal? Fehlt Sprachstörung? Fehlen Liquorveränderungen?

Meist finden sich bei der Manie: Lebhafter Blick. Rasche Bewegungen. Stimme vom Schreien heiser, Zunge und Lippen borkig belegt. Sistieren der Menses. Schlaflosigkeit.

Status psych.: Heitere Verstimmung? (Vgl. S. 74.) Motorische Unruhe und Beschäftigungsdrang? (S. 80.) Ideenflucht? (S. 80 und 92.)

Die übrigen Symptome siehe unter Verlauf.

Differentialdiagnose bei Manie:

Vor allem kommen in Betracht episodische heitere Erregungen im Verlaufe anderer Psychosen. Besonders zu berücksichtigen sind:

Dementia paralytica: Träge oder fehlende Lichtreaktion der Pupillen, artikulatorische Sprachstörung, Fehlen oder Steigerung der Kniephänomene, Lymphozytose und Eiweissvermehrung der Spinalflüssigkeit (vgl. S. 65); positiver Wassermann (S. 68), Urteilsschwäche, Gedächtnisabnahme.

Hebephrenie und Katatonie: Oberflächlicher Affekt, läppisch-albernes oder gleichgültiges Wesen ohne Initiative. Mehr triebartige, zwecklose Unruhe als Vielgeschäftigkeit. Sprachverwirrtheit, Wortsalat, Verbigerieren, Neologismen statt witziger Ideenflucht. Rascher Wechsel mit stuporösen Phasen: Negativismus, Mutismus. Neigung zu stereotypen Manieren.

Amentia: Schwere Verwirrtheit mit Desorientierung, Ratlosigkeit, massenhaften Halluzinationen und Illusionen, wechselndem Affekt. Aeussere erschöpfende Ursachen, besonders Vorausgehen fieberhafter Erkrankungen.

Paranoia acuta: Auch hier gelegentlich motorische Erregung mit gehobenem Selbstgefühl. Doch Wahnideen und Sinnestäuschungen nicht so flüchtig wie bei Manie: erstere schliessen sich meist zum System zusammen, stehen im Vordergrunde, Ideenflucht selten und ganz episodisch.

Dementia senilis: Alter. Fortschreitende Urteils- und Gedächtnisschwäche.

Epilepsie: In der Anamnese Krampf- und Schwindelanfälle. Zungenbisse wichtig! Rascher Ausbruch und rasches Abklingen. Meist Verwirrtheit und Desorientierung. In den Halluzinationen oft Engelvisionen, Gottesstimme, himmlische Musik u. dergl. oder Sehen von Blut und konzentrisch andrängenden Massen. Angstattacken, auffallende Gereiztheit mit explosiver Gewalttätigkeit. Selten echte Ideenflucht, häufig Perseveration, Verbigerieren, Aphasie.

2. Melancholie.

Aetiologie: Die gleichen Verhältnisse wie bei Manie. Auslösend wirken ausserdem vor allem Sorge, Kummer, Schwangerschaft, Klimakterium. Mit Vorliebe entwickelt sich das Leiden gerade im Rückbildungsalter, auch bei Männern. Es besteht immer eine grosse Neigung zu nochmaliger Erkrankung an Melancholie, auch zum Abwechseln mit Anfällen von Manie.

Beginn: Meist geschieht die Entwicklung allmählich. Ein Vorstadium mit Kopfschmerz, Schlaflosigkeit, Appetitmangel, allgemeiner Schlaffheit oder Unruhe, zahlreichen unangenehmen Empfindungen kann sich über Wochen und Monate erstrecken. Es entwickeln sich Niedergeschlagenheit, Neigung zum Grübeln und Weinen, Arbeitsunlust, Angstgefühl, steigende Verzweiflung bis zum Lebensüberdruss.

Verlauf: Im Vordergrunde des ganzen Bildes stehen anhaltend traurige Verstimmung bzw. Angst, Hemmung des Denkens mit Gefühl der eigenen Unfähigkeit (Subjektive Insuffizienz; S. 77), Bewegungsarmut und Einsilbigkeit, eventuell zeitweise ängstliche Erregung. Neben dem in der Regel vorhandenen Versündigungswahn mit Selbstvorwürfen können hypochondrische Vorstellungen oder Verarmungswahn sich ausbilden. Die Wahnideen sind meist sehr einförmig. Auch schreckhafte Sinnestäuschungen und einzelne Zwangsvorstellungen kommen vor. Seltener und mehr flüchtig sind Verfolgungsideen auf Grund der Angst. Zumal bei älteren Leuten findet sich gelegentlich negativer Grössenwahn (vgl. S. 105). Im Anfalle heftiger Angst kann es zu vorübergehender Trübung des Bewusstseins mit Neigung zu Gewalttätigkeit kommen: Raptus melancholicus. Sonst ist die Orientierung erhalten. Bei stärkster Hemmung des Denkens und Handelns bilden sich vorübergehend selbst stuporöse Zustände mit Katalepsie und Flexibilitas cerea aus (S. 77). Sehr gross ist die Selbstmordgefahr.

Man kann folgende Formen unterscheiden:

1. Melancholia simplex: Traurige Verstimmung mit leichter Denk- und Bewegungshemmung. Subjektive Insuffizienz. Aeusserlich geordnetes Gebahren. Doch auch hier besteht oft Selbstmordneigung.

2. Melancholia agitata sive activa, Angstmelancholie: Angst, motorische Unruhe, lautes Jammern, seltener ängstliche Ideenflucht und Tobsucht. (Vgl. Mischzustände S. 129.)

3. Melancholia attonita sive stupida sive cum stupore: Depressiver Gesichtsausdruck bei starker allgemeiner Hemmung bis zum Stupor. Einsilbigkeit bis zu Mutismus.

Prognose: In der Mehrzahl der Fälle Heilung des einzelnen Anfalls; doch beträgt die Krankheitsdauer $^1/_2$ bis 1, ja bis 5 Jahre und mehr. Seltener ist der Ausgang in chronische Schwächezustände. (Hinzutreten von Arteriosklerose?) Der Tod kann durch Komplikationen oder Selbstmord erfolgen. Dazu kommt die grosse Neigung zu Neuerkrankung an Melancholie oder Manie.

Therapie: Strengste Ueberwachung! Bettruhe. Abends längeres warmes Bad. Tags Opium (siehe S. 183), Pantopon oder Codeïn (3mal tägl. 0,01) steigend. Nachts Schlafmittel nach Bedarf.

Untersuchung auf Melancholie.

Anamnese: Zu forschen nach Heredität und auslösenden Ursachen. Ist früher schon ein Anfall von Melancholie oder Manie voraufgegangen?

Praktisch wichtig ist auch, ob der Patient Lebensüberdruss geäussert hat, ob in der Familie Neigung zum Selbstmord besteht.

Status som.: Sind Lichtreaktion der Pupillen und Kniephänomene normal? Fehlt artikulatorische Sprachstörung? Fehlen Liquorveränderungen?

Meist finden sich starre, schmerzvolle Gesichtszüge. Langsame Bewegungen. Leise Sprache. Zunge belegt. Foetor ex ore. Anacidität. Obstipation. Abmagerung. Schlaflosigkeit. Niedrige Temperaturen, auch Cyanose und Oedeme. Gewöhnlich langsamer Puls, doch bisweilen anfallsweises Herzklopfen mit Pulsbeschleunigung, Präkordialangst, Oppressionsgefühl. — Keine charakteristischen Veränderungen.

Status psych.: Anhaltend traurige Verstimmung oder Angst? (S. 73.) Denkhemmung? (S. 91.) Bewegungsarmut und Einsilbigkeit? (S. 76.) Versündigungswahn? (S. 105.) Lebensüberdruss?

Die übrigen in Betracht kommenden Symptome siehe unter Verlauf.

Differentialdiagnose bei Melancholie.

Dementia paralytica: Gegenüber den hier gelegentlich auftretenden traurigen und ängstlichen Verstimmungen gilt das bei der Differentialdiagnose gegen Manie Gesagte. (S. 126.)

Hebephrenie und Katatonie: Oberflächlicherer Affekt bis zur Gemütsstumpfheit, Zerfahrenheit, weniger Interesse für die Umgebung trotz geringerer Hemmung. Manieren. Negativismus. Läppische Erregungen, impulsive Verkehrtheiten. Triebartige Unruhe. Mehr Sperrung als Hemmung, Befehlsautomatie. Erscheinungen von Sprachverwirrtheit.

Paranoia chronica: Depression kommt nur als Folge der Beeinträchtigungsideen vor und mehr episodisch. Meist Selbstüberschätzung statt Selbstbeschuldigung; Misstrauen statt Kleinheitswahn. Fixiertes Wahnsystem.

Arteriosklerotische Demenz: Alter. Rigidität und Schlängelung der Gefässe. Urteils- und Gedächtnisschwäche. (Doch nicht zu verwechseln mit Hemmung!) Schon länger Kopfschmerzen, Schwindel. Zerebrale Herdsymptome; ev. Krampfanfälle, transitorische Verwirrtheitszustände. Mehr Krankheitsgefühl.

Dementia senilis: Alter. Fortschreitende geistige Schwäche. Matterer Affekt.

Epilepsie: Depression von kurzer Dauer. Krampf- und Schwindelanfälle in der Anamnese. Neigung zu brutalen Zornausbrüchen. Oft schwere Bewusstseinsstörung.

Hysterie: Oberflächlicher Affekt. Theatralisches Gebahren. Stigmata. (Vgl. S. 156.)

3. Periodische und zirkuläre Geistesstörungen.

Veraltete Bezeichnung für Fälle mit periodischer Wiederkehr gleichartiger Erkrankungen oder zirkulärem Abwechseln zwischen Manie und Melancholie.

Seltener sind Mischzustände: Entweder heitere Hemmung (sogenannter manischer Stupor oder unproduktive Manie) oder motorische Erregung bei Depression (Agitierte Depression und ängstliche Ideenflucht; vgl. auch Melancholia agitata). Zweckmässig fasst man alle Formen von Manie und Melancholie als manisch-depressives Irresein zu einer Krankheitseinheit zusammen.

Neurasthenie.

Aetiologie: Liegen in erster Linie erbliche Belastung und angeborene Minderwertigkeit dem Leiden zurgunde, spricht man richtiger von endogener Nervosität. (Vgl. Psychopathen S. 132.) — Haben äussere Schädlichkeiten, wie schwächende Krankheiten, Exzesse, Strapazen, Ueberarbeitung usw. zur nervösen Erschöpfung geführt, handelt es sich um erworbene Neurasthenie.

Beginn: Bei der endogenen Form besteht von Haus aus leichte Erschöpfbarkeit mit Neigung, auf geringe Schädlichkeiten mit nervösen Symptomen zu reagieren. Mehr periodischen Stimmungswechsel nennt man Cyclothymie. Der Beginn ist bis zur Kindheit oder Pubertät zurück zu verfolgen. — Die erworbene Form entwickelt sich schleichend mit Nachlassen der Leistungsfähigkeit, oder es kommt zu plötzlichem Zusammenbruch.

Verlauf: Im Vordergrunde stehen reizbare Verstimmung, überschnelle Ermüdbarkeit, Energielosigkeit und Arbeitsunlust, Zerstreutheit, Missmut, Ueberempfindlichkeit, oft Kopfdruck und Schlaflosigkeit. Auch Angstanfälle (Herzangst), quälende Sensationen und hypochondrische Ideen können sich zeigen. Zwangsvorstellungen, besonders Phobien, sind zumal der endogenen Form eigen. (Vgl. S. 107.)

Prognose: Bei der erworbenen Erschöpfung ist Heilung zu erwarten. Langwieriger (oft über Jahre) ist die Dauer der endogenen Form. Rückfälle sind hier oft zu befürchten; möglichste Vermeidung äusserer Schädlichkeiten bleibt zeitlebens erforderlich.

Therapie: Neben der Prophylaxe vor allem Ruhe, Erholung, gute Ernährung. Behandlung der einzelnen Symptome. Psychische Beeinflussung (das Selbstvertrauen heben!). (Vgl. Psychotherapie S. 156.)

Untersuchung auf Neurasthenie.

Anamnese: Zu forschen nach erblicher Belastung, nervösen Störungen in der Kindheit und Pubertät, nach äusseren Schädlichkeiten, erschöpfenden Ursachen

Status som.: Liegt kein organisches Leiden vor? (Genauer Nervenstatus!) — Bei der endogenen Form beachte man etwaige Degenerationszeichen. (Vgl. S. 18 u. 132.)

Sehr oft finden sich: Lebhafte Sehnenreflexe, Zittern von Zunge und Händen (der Lider bei Prüfung des Rombergschen Symptoms), Tic, starkes vasomotorisches Nachröten, Steigerung der mechanischen Muskelerregbarkeit, Hyperästhesie auf allen Sinnesgebieten, Labilität und Arhythmie des Pulses (rasches Ansteigen bei leichtester Anstrengung), Herzklopfen, Parästhesien der Haut, Druckempfindlichkeit der Wirbelsäule, Klagen über Pollutionen, Impotenz, Kopfdruck, Schwindel u. dgl.

Status psych.: Bestehen Reizbarkeit und Niedergeschlagenheit? Ueberschnelle Ermüdbarkeit? Mangelnde Konzentrationsfähigkeit und Zerstreutheit, Vergesslichkeit?

Geschichten lesen und wiedererzählen lassen. Aufmerksamkeitsprüfung nach Bourdon (vgl. S. 90). Schreib- und Rechenaufgaben.

Geduldiges Anhören aller Klagen! (Vgl. Exploration Hypochondrischer, S. 106.)

Differentialdiagnose bei Neurasthenie.

Neurasthenie ist noch keine Geisteskrankheit, doch können sich auf ihrem Boden leicht psychotische Störungen entwickeln. Stets ist an die Möglichkeit zu denken, dass der neurasthenische Zustand nur das Vorstadium ist von:

Hebephrenie und Katatonie: Zu fahnden auf Gemütsstumpfheit, Zerfahrenheit, impulsive Verkehrtheiten, Manieren, Negativismus, Wahnideen, Sinnestäuschungen.

Dementia paralytica: Zu untersuchen auf reflektorische Pupillenstarre, artikulatorische Sprachstörung, Lymphozytose, Globulin, Wassermann im Liquor, Abnahme der geistigen Fähigkeiten.

Paranoia chronica: Beeinträchtigungsideen, Sinnestäuschungen, vor allem „Stimmen“.

Ausserdem können stärkere Verstimmungen bei Neurasthenie der Melancholie ähneln, zumal eine leichte „neurasthenische“ Form der Melancholie existiert.

Fortwandern in neurasthenischer Verstimmung lässt fälschlich an epileptischen Wandertrieb denken. (Vgl. S. 80 u. 160.)

Hypochondrie.

Nicht mehr als selbständige Krankheitsform anerkannt. Entsteht auf dem Boden von Neurasthenie und Hysterie (siehe dort!). Episodisch bei Melancholie, Paranoia, Katatonie, Hebephrenie, Dementia paralytica, Dementia senilis.

Wesentlich: Wahnhafte Umdeutung sonderbarer Sensationen im Körper und hartnäckiges Festhalten an der Idee, eine schwere somatische Krankheit zu haben. Depression. Selbstmordgefahr. Oft Auftreten von Zwangsvorstellungen. Somatisch nichts Charakteristisches.

Traumatische Neurose (auch Neuropsychose genannt).

Neurasthenisch-hypochondrisches resp. hysterisches Krankheitsbild nach Schreck bei Unfall. Rentensucht führt oft zur Aggravation (siehe S. 121), gelegentlich zu wahnhaftem Querulieren (siehe S. 135). Meist Klagen über Kopfschmerz, Schwindel, Schwäche, Reizbarkeit, Missmut, Arbeitsunlust, Vergesslichkeit, Schlaflosigkeit. Zuweilen Anfälle hysterischer Bewusstseinstrübung. (Siehe dort!) Meist grosse Suggestibilität, daher Vorsicht bei der Untersuchung.

Psychopathie und Degeneration.

Bei abnormer (psychopathischer) Veranlagung findet sich der degenerative Charakter: Mangel an Stetigkeit (Instabilität), jäher Wechsel der Stimmungen (vgl. Cyclothymie S. 130), Unfähigkeit, Mass zu halten oder Ausdauer zu zeigen, Unberechenbarkeit, Ueberwuchern der Phantasie, starke Ungleichmässigkeit der Befähigungen, eventuell Intoleranz gegen Alkohol. Der degenerative Charakter deckt sich zum grossen Teil mit dem hysterischen, vgl. S. 156. Vielfach finden sich körperliche Entartungszeichen (siehe S. 18).

Solche geistig minderwertigen Personen, die meist deutliche hereditäre Belastung aufweisen, stehen dauernd an der Grenze des Normalen, neigen zu Alkohol- und Morphiummissbrauch, zu Zwangsvorstellungen und überwertigen Ideen und können sehr leicht infolge äusserer Schädlichkeiten, bes. psychischer Erregungen (Untersuchungshaft!) an vorübergehenden Psychosen erkranken. Unter den Verbrechern befinden sich zahlreiche Psychopathen mit Neigung zu vorübergehender geistiger Erkrankung. Derartige Psychosen, wie sie nach Verhaftung oder Verurteilung ausbrechen und oft mit Uebertreibung gemischt sind, erscheinen aus der Situation geboren und verschwinden mit dieser: Situationspsychosen.

Die häufigsten Formen sind ausser blossen Erregungszuständen:

a) Dämmerzustände mit Vorbeireden (vgl. S. 89 u. 157).
b) Stupor (siehe S. 157).
c) Phantastische Wahnbildung (S. 134), Querulanten (S. 135).

Paranoia-Gruppe.

Die Existenz der Paranoia als selbständiges Krankheitsbild wird von manchen Autoren in Zweifel gezogen. Namentlich die akuten Formen werden teils zum manisch-depressiven Irresein, teils zur Katatoniegruppe gerechnet. Aber auch die chronische Paranoia wird von einzelnen sehr eingeengt oder kurzweg mit der Dementia paranoides vereinigt (vgl. S. 146). Neuerdings bevorzugt Kraepelin für paranoide Erkrankungen, die nicht zum fortschreitenden Zerfall der psychischen Persönlichkeit führen, den Namen Paraphrenie.

1. Paranoia chronica.

Aetiologie: Meist lässt sich Heredität oder eigenartige Veranlagung nachweisen; gelegentlich Imbezillität. Gelegenheitsursachen spielen geringere Rolle, am ersten noch Alkoholismus, Haft, seelische Erschütterungen. In seltenen Fällen ist das Leiden bis in die Kindheit zurückzuverfolgen: Paranoia originaria.

Beginn: Die Krankheit entwickelt sich schleichend, fast unmerklich, im Laufe von Jahren und fällt meist erst auf, wenn sie schon eine gewisse Höhe erreicht hat. Häufig gehen allgemeine nervöse Beschwerden und misstrauische Aengstlichkeit dem manifesten Ausbruche vorauf. Hypochondrische Vorstellungen, innere Unruhe und Menschenscheu machen sich bemerklich. Der Kranke bringt alles in Beziehung zu seiner Person, fühlt sich überall unbehaglich, zurückgesetzt und schlecht behandelt. Er wechselt womöglich öfters Wohnsitz und Stellung auf Grund keimender Beeinträchtigungsideen.

Verlauf: Der Kranke glaubt sich überall beobachtet. Man spricht über ihn, sieht ihn sonderbar an, macht ihm Andeutungen usw. In der Zeitung wird über ihn geschrieben. Er hört „Stimmen". Halluzinationen können auch auf den anderen Sinnesgebieten auftreten. Es kommt zur Entwicklung eines fixierten, unerschütterlichen Wahnsystems bei Erhaltung von Orientierung und formaler Ordnung des Gedankengangs: vor allem Beziehungs- und Verfolgungswahn; gewöhnlich erst sekundär Grössenideen. Mit fortschreitendem Ausbau des Systems vollzieht sich eine allmähliche Umwandlung der ganzen Persönlichkeit.

Prognose: Meist unheilbar: Das Wahnsystem dauert das ganze Leben an. Doch sind zeitweise längere Remissionen möglich. Sehr selten ist dauerndes Zurücktreten der Wahnideen.

Therapie: Bei Gemeingefährlichkeit (Bedrohung der vermeintlichen Verfolger) Anstaltsverwahrung.

Untersuchung auf Paranoia chronica.

Anamnese: Heredität? Wie lange bestehen schon Wahnideen? Aeussere Ursachen?

Status som.: Nichts Charakteristisches.

Status psych.: Herausfragen des Wahnsystems. (Siehe S. 103—105.) Eventuell „Stimmen" (S. 101) und andere Halluzinationen. Orientierung gut. Keine Demenz.

Differentialdiagnose bei Paranoia chronica.

Dementia paralytica: Somatische Veränderungen und Demenz (vgl. S. 126 unter Differentialdiagnose bei Manie). Paranoia kann bei Tabes hinzutreten!

Dementia paranoides: Kommt es im Verlaufe der Wahnbildung zu deutlichem Verfall der geistigen Kräfte, zu ganz abenteuerlichen Ideen, z. B. im Sinne des physikalischen Verfolgungswahns (S. 104), zu Verwirrtheits- und Erregungszuständen, Wortneubildungen, sonderbaren Gewohnheiten, so sprechen viele Autoren lieber von Dementia paranoides (siehe S. 146).

Hysterische („psychogene") Wahnbildung ist oberflächlicher, flüchtiger, von Vorgängen der Aussenwelt abhängig. Es fehlt die Umwandlung der ganzen Persönlichkeit.

Bei der meist sehr phantastischen Wahnbildung der Psychopathen (S. 132) fehlt eine wirkliche Umwandlung der ganzen Persönlichkeit. Die krankhaften Ideen, die oft gemachten Eindruck erwecken, verschwinden wieder. Aeussere Momente, bes. die Situation sind auf Ausbruch und Verlauf von bestimmendem Einfluss.

Seltener entwickeln sich echte chronische Paranoiabilder auf dem Boden des Alkoholismus und der Epilepsie. (Siehe dort!)

2. Paranoia acuta. (Nicht allgemein als selbständiges Krankheitsbild anerkannt.)

Aetiologie: Neben Heredität und minderwertiger Veranlagung spielen äussere Ursachen eine Rolle, wie Krankheiten, Intoxikation, Haft, Unterernährung, Gemütserregungen.

Beginn: Nach kurzem Vorstadium allgemein nervöser Beschwerden erfolgt plötzlicher Ausbruch unter lebhaften Sinnestäuschungen und Wahnideen; oft mit motorischer Erregung, bald mit ängstlicher, bald mit gehobener Stimmung.

Verlauf: Dem Kranken kommt auf einmal alles verändert vor, alles bringt er in Beziehung zum eigenen Ich. Die Verfolgungsideen, eventuell auch Grössenwahnvorstellungen, schliessen sich zu einer Art von System zusammen. Halluzinationen können auf allen Sinnesgebieten bestehen; im Vordergrunde stehen meist Gehörstäuschungen. Die Orientierung ist in der Regel erhalten.

Prognose: Heilung nach Wochen bis Monaten. Nur sehr selten Uebergang in chronische Form.

Therapie: Ueberwachung, Bettruhe, Bäder, Narkotika.

Untersuchung auf Paranoia acuta.

Anamnese: Fragen nach Heredität und veranlassenden Momenten? Intoxikation? (Cocainismus?)

Status som.: Nichts Charakteristisches.

Status psych.: Akut auftretender Verfolgungs- bzw. Grössenwahn. Sinnestäuschungen. Schwankende Stimmung: Misstrauisch, ängstlich oder gehoben, verzückt.

Differentialdiagnose bei Paranoia acuta.

Dementia paralytica: Somatische Veränderungen (vergleiche das bei der Abgrenzung gegen Manie Gesagte auf S. 126).

Amentia: Bewusstseinstrübung mit Desorientierung über Ort und Zeit. Inkohärenz, Ratlosigkeit. — Doch fliessende Uebergänge.

Halluzinose der Trinker und Delirium tremens siehe S. 150 und S. 147.

Das Zustandsbild einer akuten Paranoia kann sich entwickeln bei Epilepsie, Hysterie, Dementia senilis, Katatonie, manisch-depressivem Irresein.

Unter den möglichen Wahnformen beansprucht noch eine besondere Stellung:

Der Querulantenwahnsinn.

Aetiologie: Meist besteht Heredität, und es lassen sich im Vorleben nervöse resp. psychische Störungen der verschiedensten Art nachweisen. Vielfach handelt es sich um von jeher misstrauische, rechthaberische Menschen. Auslösend wirkt unbefriedigender Ausgang eines Prozesses.

Beginn: Im Verlaufe eines Rechtsstreits fällt der Patient auf durch unbelehrsames Festhalten an seiner Auffassung des Falles. Er treibt den Prozess durch alle Instanzen, glaubt sich benachteiligt, verfolgt den Richter, der ihm nicht recht gibt, mit masslosen Anklagen und Beschimpfungen, schreibt zahlreiche Eingaben an die höchsten Behörden wegen angeblicher Rechtsbeugung.

Verlauf: Ausbildung eines fixierten Wahnsystems. Die unerschütterliche Ueberzeugung der ungerechten Benachteiligung im Prozesse führt zu wahnhafter Beurteilung aller mit dem Prozesse in Berührung kommenden Personen und Gegenstände: Alle Widersacher sind Rechtsbrecher und Schurken. In Eingaben und offenen Briefen richtet der Patient die heftigsten Angriffe gegen Richter und höchste Behörden. Konfabulationen und sogar Halluzinationen können seinem Wahne neue Nahrung geben.

Prognose: Heilung ist möglich. Häufiger verliert sich mit der Zeit allmählich die Kampfstimmung, wenn auch der Wahn bestehen bleibt.

Untersuchung auf Querulantenwahnsinn.

Blosses eigensinniges Querulieren ist noch keine Geisteskrankheit. Es kommt auf den Nachweis an, dass der Betreffende unter der Herrschaft von Wahnideen steht, die zur Zeit keiner Korrektur fähig sind.

Querulantenwahnsinn findet sich bei Paranoia chronica, doch auch bei anderen Psychosen und Hysterie. Häufig handelt es sich um mehr vorübergehende Wahnbildung von Psychopathen (vgl. S. 132) resp. um eine überwertige Idee (S. 104).

Ueber Induziertes Irresein und über Eifersuchtswahn siehe S. 104.

Delirien bei Infektionskrankheiten.

Aetiologie: Delirien können im Inkubations- oder Initialstadium entstehen durch Bakterien bzw. deren Toxine, die ins Gehirn gelangen: Inkubations- und Initialdelirien. Oder sie treten auf der Höhe des Fiebers auf: Fieberdelirien. Aber sie können sich auch erst nach Abfall der Temperatur einstellen: Deferveszenzdelirien; sowie durch die nachfolgende Erschöpfung veranlasst sein: Kollaps- und Inanitionsdelirien.

Besonders bei Typhus, Gelenkrheumatismus, Chorea und Endokarditis, Influenza, Pneumonie, Pocken, Masern, Scharlach. Diphtherie, Erysipel, Keuchhusten, Phthise, Puerperalfieber.

Beginn: Der Ausbruch erfolgt plötzlich unter den Zeichen der Erregung oder der Benommenheit. Sinnestäuschungen, wahnhafte Situationsverkennung, ängstlicher oder heiterer Affekt sind zu beobachten.

Verlauf: Meist entwickelt sich eine traumhafte Bewusstseinstrübung mit Desorientierung, unruhigem Umherkramen oder lebhafter motorischer Erregung und mit mannigfachen Sinnestäuschungen. Allerlei Geräusche, Musik und Stimmen werden gehört, Sterne, Bilder, Gestalten gesehen. Manchmal besteht ein Gefühl von Schwanken. Verfolgungs-, Versündigungs-, Grössenideen können sich einstellen. Oft besteht Inkohärenz des Gedankengangs (vgl. S. 92) und wechselnder Affekt: Angst, Niedergeschlagenheit, Zorn, Verzückung, heiteres, erotisches Wesen, Apathie. Mit Schwerbesinnlichkeit und Merkfähigkeitsstörung (S. 108) verbindet sich Neigung zu Konfabulationen (S. 107). Mehr episodisch beobachtet man gelegentlich Manieren und Stereotypien, stuporöses Verhalten oder plötzliche Gewalttätigkeit bzw. Selbstmordversuche.

Prognose: In Stunden, Tagen, seltener Wochen ist Heilung zu erwarten, falls nicht die Grundkrankheit zum Tode führt, oder Kollaps, Phlegmone, Sepsis, Fettembolie das Leben gefährden.

Therapie: Ueberwachung. Gute Ernährung. Milde Hydrotherapie. Exzitantien. Vorsicht mit Schlafmitteln!

Untersuchung auf Infektionsdelirien.

Anamnese: War der Patient bis zum Auftreten der körperlichen Erkrankung psychisch gesund? Liegt eine Infektionskrankheit vor? Bestand Fieber?

Status som.: Finden sich Fieber oder sonstige Erscheinungen einer Infektionskrankheit?

Zuweilen besteht vorübergehend eine artikulatorische Sprachstörung ähnlich der bei Dementia paralytica. Ferner werden gelegentlich Ataxie, Tremor, epileptiforme und hysteriforme Anfälle beobachtet.

Status psych.: Wert ist vor allem zu legen auf traumhafte Bewusstseinstrübung mit Desorientierung (vgl. S. 86), Unruhe und Sinnestäuschungen (vgl. S. 100).

Differentialdiagnose bei Infektionsdelirien.

An Dementia paralytica können gelegentlich die erwähnten körperlichen Symptome vorübergehend denken lassen. Doch fehlen die Veränderungen in der Lumbalflüssigkeit. Aetiologie und weiterer Verlauf schützen vor Verwechslung.

Die Amentia ist nur gradweise verschieden. (Siehe S. 138.)

Bei Delirium tremens der Alkoholisten (S. 147) bestehen Beschäftigungsdelir (siehe S. 80!) mit Schweiss und Zittern, lebhafte Gesichts- und Gefühlstäuschungen (oft Tiervisionen), die infolge grosser Suggestibilität experimentell sich hervorrufen lassen; meist Galgenhumor.

Bei epileptischem Delir: Krampf- oder Schwindelanfälle seit Jahren; schwere Verwirrtheit mit triebartiger Gewalttätigkeit, Angst oder Verzückung, öfters Aphasie-Erscheinungen (vgl. S. 42).

Bei hysterischem Delir theatralisch-pathetisches Wesen. Meist Situationstäuschungen: Patienten glauben sich oft in die Zeit eines affektbetonten Erlebnisses zurückversetzt (Reminiszenzdelir S. 87).

Deliröse Zustände können noch bei den verschiedensten Psychosen episodisch vorkommen. Vor allem wichtig wegen seiner schlechten Prognose ist das Delirium acutum, ein blosser Symptomenkomplex im Verlaufe der Amentia, Manie, Melancholie, Dementia paralytica, D. senilis, Katatonie. Hier handelt es sich um schwere deliröse Verwirrtheit mit heftigster motorischer Unruhe, Fieber und Kräfteverfall. Häufig tödlicher Ausgang. (Vgl. Amentia, Prognose und Therapie S. 138.)

Amentia. (Halluzinatorische Verwirrtheit, akutes halluzinatorisches Irresein.)

Nicht allgemein als selbständiges Krankheitsbild anerkannt, soll sich aufteilen lassen unter manisch-depressives Irresein, Infektionsdelirien, Katatonie.

Aetiologie: Zugrunde liegen infektiöse Vorgänge, vielleicht auch Autointoxikation oder Erschöpfung, sei es durch Strapazen aller Art, Unterernährung, Siechtum, schwächende Krankheiten, sei es durch Puerperium, Laktation, seelische Erschütterungen. Es besteht nur ein gradueller Unterschied gegenüber Infektionsdelirien.

Beginn: Nach kurzem Vorstadium nervöser Beschwerden mit Schlaflosigkeit, Appetitmangel, Reizbarkeit setzt die Psychose akut ein mit Erregungen, Sinnestäuschungen, Bewusstseinsstörung. Seltener ist plötzlicher Beginn mit krampfartigen Zuständen.

Verlauf: Es entwickelt sich eine schwere Verwirrtheit mit Unmöglichkeit der Orientierung, besonders für Ort und Zeit, mit weitgehender Inkohärenz des Gedankenablaufs und Ratlosigkeit.

Massenhafte Sinnestäuschungen finden sich auf allen Gebieten, dazu rasch wechselnde Wahnideen. Sprachverwirrtheit mit Neigung zu Reimen, Perseveration und Verbigeration fallen auf. Rhythmische Gebärden, ziellose Unruhe bis zur Tobsucht wechseln mit mehr stuporösem Verhalten. Der Affekt ist ganz unbeständig; die Merkfähigkeit stark beeinträchtigt. Anfangs kommt es noch zu weitgehenden Remissionen. Wichtig ist die Neigung zu plötzlichen Verkehrtheiten: Angriffe, Selbstmord. Bei beginnender Aufhellung trifft man gewöhnlich auf gereiztes Wesen mit Beeinträchtigungsideen.

Prognose: In der Mehrzahl der Fälle Heilung nach Monaten, wenn nicht Tod eintritt durch Kollaps, Fettembolie, somatische Grundkrankheit oder andere Komplikationen. Selten Ausgang in chronischen Schwächezustand.

Therapie: Ueberwachung. Bettruhe. Reichliche Ernährung, eventuell mit der Schlundsonde. Exzitantien, auch Alkohol. Bisweilen Kochsalzinfusionen. Vorsicht mit Schlafmitteln, am besten noch Paraldehyd.

Untersuchung auf Amentia.

Anamnese: Bestehen schwere erschöpfende Ursachen oder Infektionskrankheiten?

Status som.: Keine charakteristischen Veränderungen. Doch sind zu beachten körperliches Grundleiden (Fieber!) und schlechte Ernährung.

Oft besteht Zittrigkeit, Lebhaftigkeit der Sehnenreflexe; auch wohl krampfartige Erscheinungen.

Status psych.: Verwirrtheit mit Desorientierung (S. 86). Inkohärenz des Gedankenablaufs (S. 92). Ratlosigkeit. Zahlreiche Sinnestäuschungen und wechselnde Wahnideen.

Differentialdiagnose bei Amentia.

Infektions- und Kollapsdelirien sind von kürzerer Dauer, tragen mehr das Bild deliröser Unruhe; sonst nahe verwandt.

Bei Manie und Melancholie gleichmässigerer Affekt und Bewusstsein nur vorübergehend gestört. Doch sind gelegentlich Verwechselungen möglich.

Hinsichtlich Epilepsie siehe das unter Infektionsdelirien Ausgeführte.

Bei Dementia paralytica Lichtstarre und Silbenstolpern, Liquorveränderungen. Bleibende geistige Schwäche trotz Aufhellung.

Bei katatonischer und hebephrener Verwirrtheit selten so anhaltende Desorientierung, mehr Negativismus und Zerfahrenheit bei guter Auffassung. Mitunter entscheidet nur der Verlauf.

Bei der Korsakowschen Psychose der Alkoholisten äusserlich geordnetes Gebahren oder doch nur episodisch deliröses Umherkramen, Konfabulationen, aber keine echte Sprachverwirrtheit (S. 81). Aetiologie! Oft Neuritis usw.

Akuter Stupor (Stupidität, Dementia acuta, Anoia usw.). Der Amentia nahe verwandte Krankheitsform mit primärer Inkohärenz des Gedankenablaufs. Sinnestäuschungen und Wahnideen spielen keine Rolle. Stuporöses Verhalten.

Nicht allgemein als selbständige Krankheitsform anerkannt.

Stets kann im Anschluss an eine schwere Infektionskrankheit (ventuell nach voraufgegangener Verwirrtheit) sich vorübergehend oder dauernd geistiger Zerfall einstellen: infektiöse Schwächezustände, auch epileptische Anfälle und dem Korsakow ähnliche Bilder. (Siehe S. 151.)

Puerperalpsychosen.

Eine spezifische Puerperalpsychose gibt es nicht, ebenso wenig eine Laktations- und Graviditätspsychose. Es können da die verschiedensten Formen geistiger Störung sich entwickeln. Oft liegt den Puerperalpsychosen Infektion oder Erschöpfung zugrunde.

Angeborener Schwachsinn.

1. Imbezillität.

Anamnese: Oft Heredität, besonders Alkoholismus oder Lues der Eltern. Bisweilen Geburtstrauma, Hydrocephalus, Encephalitis und Meningitis in den ersten Lebensjahren. Oder Typhus, Kopftrauma u. dergl. Doch manchmal keine Ursache nachweisbar.

Als Kind meist spät entwickelt. In der Schule schlecht gelernt, beim Militär und im Berufe nicht zu brauchen. Oft unsoziale Neigungen.

Status som.: Oft Schädelanomalien, steiler Gaumen, offener Mund, infantiler Habitus (S. 19). Auch halbseitige spastische Lähmung (zerebrale Kinderlähmung), Nystagmus, Strabismus, Stottern. Missbildungen (vgl. S. 18). Gelegentlich aber keinerlei körperliche Abweichungen von der Norm!

Status psych.: Angeborene geistige Schwäche: Mangelhafte Urteilsfähigkeit, geringer Erwerb von Kenntnissen, Fehlen der höheren ethischen Vorstellungen (vgl. S. 112). Oft Reizbarkeit und Neigung zu Wutausbrüchen oder impulsiven Handlungen wie Weglaufen.

Es gibt sehr verschiedene Grade des Schwachsinns. Der leichteste wird auch Debilität genannt: Auffallende Unfähigkeit, das Gelernte zu verwerten, im Leben auf eigenen Füssen zu stehen. Trotz Eigensinns leichtgläubig, beeinflussbar. Vielfach ungenaues Gedächtnis mit Steigerung der Phantasietätigkeit und Fabulieren: Pseudologia phantastica (vgl. S. 107).

Differentialdiagnose: Anamnese lehrt, dass Schwachsinn angeboren. Nirgends Trümmer eines früheren Wissens. (Intelligenzprüfung S. 113; bei Kindern S. 118.) Auszuschliessen ist durch körperliche Untersuchung ein organisches Hirnleiden wie Dementia paralytica.

Moralisches Irresein (Moral insanity).

Imbezillität mit vorwiegendem Mangel der höheren ethischen Vorstellungen bei weniger auffallendem Intelligenzdefekte. Starke verbrecherische Triebe. Mischung von Schwachsinn und Psychopathie (vgl. S. 132).

2. Idiotie.

Anamnese: Oft erbliche Belastung. Alkoholismus oder Lues der Eltern. Oder Geburtstraumen, Hydrocephalus, Encephalitis und Meningitis in den ersten Lebensjahren. Kaum oder gar nicht sprechen gelernt: Stammeln (S. 38); blödes Geschrei. Fehlen des Greifreflexes. Unsauber über das 4. Jahr hinaus. Keine Anhänglichkeit an die Eltern. Wenig oder gar nicht bildungsfähig.

Status som.: Nicht immer Abweichungen von der Norm. Doch oft Schädelanomalien, Missbildungen, Reflexstörungen, epileptische Krämpfe, Lähmungen und Kontrakturen.

Status psych.: Angeborener geistiger Tiefstand. Fehlende oder mangelhafte Sprache. Oft unsauber. Lesen

und Schreiben nicht **möglich.** Entweder Stumpfheit mit Bewegungsarmut (Torpide Form) oder motorische Unruhe (Erethische Form). Neigung zu stereotypen Bewegungen.

Differentialdiagnostisch:

Zu denken an hereditäre Form der Lues cerebri! (Vgl. S. 170.)

Juvenile Paralyse zeigt reflektorische Pupillenstarre und Silbenstolpern, Lymphozytose, Wassermann, fortschreitende Lähmungen. (Vgl. S. 164.)

Bei katatonischer Demenz Reste früheren Wissens; eventuell gibt Anamnese Aufschluss. Doch kann Katatonie ausnahmsweise sehr früh auftreten. (Dem. infantilis.)

Ebenso hat bei epileptischer Demenz sich die Geistesschwäche erst im Anschluss an die Krämpfe entwickelt.

Besonders eigenartige Idiotieformen sind:

a) Familiäre amaurotische Idiotie (Tay-Sachs): Bei gesunden Kindern im 1. Lebensjahr setzt Verblödung mit Erblindung ein (charakteristischer Augenspiegelbefund: An Stelle der Macula lutea bläulich-weisser Fleck mit rotem Tüpfel). Tod meist nach 1—2 Jahren.

b) Mongolismus: Schiefe, schlitzförmige Lidspalten, Nickhaut, spärliche Wimpern und Brauen, Ohrränder umgeknickt, knopfförmige Nase, rissige Zunge, vorspringende Jochbögen, schlaffe Gelenke. (Besonders bei jüngsten Kindern kinderreicher Familien.)

3. Kretinismus.

Anamnese: Endemisch in bestimmten Gegenden: Westliche Zentral- und Ostalpen, Schwarzwald, Vogesen, Unterneckartal, Unter- und Mittelfranken usw. Zurückbleiben der geistigen Entwicklung von Jugend auf.

Status som.: Zwergwuchs. Grosser Kopf mit eingedrückter Nasenwurzel und breitem, faltigem Gesicht. Vorgetriebener Bauch. Wulstige hypertrophische Haut, Kropfbildung oder Schwund der Schilddrüse. Watschelnder Gang. Mangelhafte Entwicklung der Genitalien. Oft Schwerhörigkeit, Schwellung der Rachenmandel, offener Mund mit wulstigen Lippen und Speichelfluss.

Status psych.: Geistiger Tiefstand bald wie bei stumpfer Idiotie, bald wie bei Imbezillität.

Prognose und Therapie: Durch Darreichung von Schilddrüsenpräparaten in den ersten Lebensjahren ist weitgehende Besserung möglich.

Mit dem Kretinismus verwandt ist das

Myxödem,

das aber einen später erworbenen Schwächezustand darstellt.

Anamnese: Hautverdickung und Charakterveränderung nach Schilddrüsenerkrankung oder nach operativer Entfernung der Schilddrüse.

Status som.: Pralle, teigige Hautschwellung, ohne dass Delle nach Fingerdruck zurückbleibt wie bei Oedem. Haut trocken. Nägel rissig, Schweisssekretion vermindert. Puls langsam. Temperatur herabgesetzt. Schwindel, Ohnmachten. Zittern von Händen und Zunge. Plumper Gang.

Status psych.: Stumpfer Schwachsinn mit schlechter Merkfähigkeit, rascher Ermüdbarkeit. Oefters Depression und Verwirrtheitszustände.

Prognose und Therapie: Besserung, ja Heilung durch Schilddrüsenpräparate.

Katatonie-Gruppe (Dementia praecox).

Unter der Bezeichnung Dementia praecox (oder Schizophrenie, vgl. S. 93.) werden vielfach die drei Krankheitsformen Katatonie, Hebephrenie und Dementia paranoides zusammengefasst, weil ihnen gemeinsam ist eine grosse Neigung zum Ausgang in Verblödung.

1. Katatonie (Spannungsirresein).

Aetiologie: Oft finden sich Heredität oder angeborene Minderwertigkeit, Charakteranomalien, sonderbares Wesen. Das Leiden tritt in jedem Lebensalter auf, beginnt aber meist zwischen dem 15. und 25. Jahre. Auslösend können wirken Kopftrauma, Infektionskrankheiten, Puerperium, Gemütserregungen usw. Vielleicht Selbstvergiftung des Organismus durch Störungen der inneren Sekretion?[1])

Beginn: Meist beginnt die Krankheit allmählich in Wochen und Monaten, seltener anscheinend akut.

Häufig geht ein depressives Vorstadium mit hypochondrischen Beschwerden vorauf. Einzelne Verkehrtheiten, sonderbare Aeusserungen, Lieblosigkeit gegen die Eltern können die ersten Anzeichen bilden. Oder es stellen sich anfangs schubweise kurze Erregungen ein.

Verlauf: Die Entwicklung vollzieht sich sehr mannigfach. Charakteristisch ist die Zerfahrenheit mit Neigung zu Stereotypien und sonderbaren Manieren, Sprachverwirrtheit mit Negativismus und Befehlsautomatie. Bei gar nicht oder wenig getrübtem Bewusstsein finden sich triebartige

[1]) Häufig aber nicht immer gelingt mit Abderhaldens Dialysierverfahren der Nachweis von Fermenten im Blut, die imstande sind, Geschlechtsdrüsen abzubauen. (Differentialdiagnostisch noch nicht verwertbar!)

Erregungen mit oberflächlichem Affekt, abwechselnd mit Apathie oder schwerem Stupor. Episodisch Sinnestäuschungen und Wahnideen aller Art. Allmählich entwickelt sich ein geistiger Schwächezustand mit Gemütsstumpfheit und Energielosigkeit trotz guter Auffassung und oft auffallend gut erhaltenem Gedächtnis.

Schematisch lassen sich folgende Verlaufsformen unterscheiden:

1. Depressive Form: Stereotypes Jammern und Fortdrängen. Oft triebartige Selbstbeschädigungsversuche. Hypochondrische Ideen oder Versündigungswahn. Oberflächlicher Affekt. Negativismus. Manieren. (Aehnlichkeit mit Melancholie.)

2. Akut verwirrte Form: Plötzlich ausbrechende triebartige motorische Erregung mit Sprachverwirrtheit. Vorübergehend Desorientierung. Stereotypien. Manieren. (Aehnlichkeit mit Amentia.)

3. Stuporöse Form: Stupor. Mutismus oder Verbigerieren. Negativismus. Manieren (oft Schnauzkrampf). Vielfach Nahrungsverweigerung und Unsauberkeit. Flexibilitas cerea. (Vgl. S. 77.)

4. Paranoide Form: Beginn mit einzelnen Verfolgungs- resp. Grössenideen, Sinnestäuschungen, Zerfahrenheit. Manieren, Stereotypien u. dgl. (Aehnlichkeit mit Dem. paranoides.)

5. Zirkuläre Form: Schubweise Erregungen wechseln mit stuporösen Zuständen. Weitgehende Remissionen und Intermissionen, die selbst über Jahre dauern. (Aehnlichkeit mit manisch-depressivem Irresein.)

Prognose: Heilung in $^1/_5$—$^1/_4$ der Fälle; doch grosse Gefahr eines neuen Schubs. Meist fortschreitender Uebergang in geistige Schwäche verschiedenen Grades.

Therapie: Ueberwachung, Bekämpfung der akuten Symptome. Später Familien- oder Anstaltspflege.

Untersuchung auf Katatonie.

Anamnese: Man forsche nach Heredität und früheren Eigentümlichkeiten bzw. früheren Schüben der Krankheit: Nervosität in der Kindheit, Bettnässen, Pavor nocturnus, Nachtwandeln, Menschenscheu, Krämpfe, Erregungs- und Verwirrtheitszustände, unmotivierte Verstimmungen, Triebhandlungen können Vorboten darstellen. Wichtig sind allmähliche Veränderung, unbegreifliche Verkehrtheiten, Lieblosigkeit gegen die Eltern, Aufgeben des Berufes, Unlust zur Arbeit, zunehmende Gleichgültigkeit.

Status som.: Keine Erscheinungen eines organischen Gehirnleidens. Auch sonst nichts wirklich Charakteristisches.

Oefters geringe Pupillenstörungen, wie Entrundung, Differenz, Reflexträgheit und Fehlen von Pupillenunruhe (S. 27); selbst vorübergehend (im Stupor) absolute Pupillenstarre: nicht eigentliche reflektorische Starre (vgl. S. 24), kein Silbenstolpern, kein Verlust der Kniephänomene. Lebhaftigkeit der Sehnenreflexe und der mechanischen Erregbarkeit von Muskeln und Nerven, z. B. des Facialis, kommt vor. Oefters Salivation, Ausbleiben der Menses, subnormale Temperaturen, scheinbare Analgesie (psychisch bedingt). Auch hysteriforme und epileptiforme Anfälle, Ohnmachten. Puls kann sehr schnell und sehr langsam sein. Starke Gewichtsschwankungen. Auftreten von Erythemen, Oedemen, Kongestion, Zyanose beobachtet.

Status psych.: Stupor oder triebartige Erregung mit dem Charakter des Bizarren, Stereotypen. Sonderbare Manieren (S. 83), Negativismus (S. 78). Trotz erhaltener Besonnenheit eine auffallende Zerfahrenheit bis zur Inkohärenz (S. 93). Sprachverwirrtheit oder Mutismus. (S. 81 u. 79.) Oft Befehlsautomatie (S. 78).

Differentialdiagnose bei Katatonie.

Gegen Hebephrenie gibt es keine scharfe Grenze. (Vgl. dort!)

Bei Manie und Melancholie stärkerer und dauernder Affekt, der auch etwaige Stereotypien motiviert. Hemmung bei der Melancholie gleichmässiger. Bei Katatonie mehr Sperrung und plötzliche Durchbrechung infolge impulsiver Erregung.

Schwieriger ist die Abgrenzung gegen die sogenannten Mischzustände des zirkulären Irreseins (S. 129). Oft gibt die Anamnese Aufklärung, die hier über frühere manische oder melancholische Krankheitsanfälle ohne anschliessende geistige Schwäche berichtet.

Bei Paranoia chronica fixierte und logisch verknüpfte Wahnideen, äusserliches Gebahren geordneter.

Bei Amentia schwere Bewusstseinstrübung mit Desorientierung für Ort und Zeit; Ratlosigkeit. Exogene Ursache.

Bei Dementia paralytica reflektorische Pupillenstarre, Silbenstolpern, Liquorveränderungen (Lues).

Bei epileptischen und hysterischen Dämmerzuständen freie Intervalle, jahrelanges Bestehen von Krampfanfällen; eventuell Stigmata.

Hysterischer Stupor ist vom katatonischen oft sehr schwer abzugrenzen. Hysteriker sind meist attenter, haben mehr Interesse, halten sich sauber, vermeiden unbequeme Stellungen. Doch Ausnahmen! Anamnese und Stigmata wichtig. (Vgl. S. 156.)

Ueber die Abgrenzung des katatonischen Stupors von Koma und Somnolenz vgl. S. 85.

2. Hebephrenie (Jugendirresein).

Innig verwandt mit der Katatonie; Spannungszustände treten weniger hervor.

Manche Autoren nennen nur Fälle mit ausgesprochenem Stupor Katatonie, alle übrigen Fälle Hebephrenie. Andere bevorzugen die Bezeichnung Katatonie und beschränken den Terminus Hebephrenie auf den stillen Verlauf zur Verblödung ohne alle auffallenden psychotischen Symptome. Im Grunde handelt es sich stets um den gleichen Krankheitsprozess.

Aetiologie: Wie bei Katatonie. Anscheinend ist die Pubertätsentwicklung von grösserem Einfluss.

Beginn um die Zeit der Pubertät. Schleichende Entwicklung geistiger Schwäche entweder ohne auffallende Erregung oder zunächst unter dem Bilde hypochondrisch-ängstlichen oder läppisch-heiteren oder paranoisch-misstrauischen Verhaltens. Allmählich Zerfahrenheit, Teilnahmslosigkeit gegen die Angehörigen, Arbeitsunlust, knabenhafte Dummheiten.

Verlauf: Verlust von Urteilsfähigkeit und Initiative bei gutem Gedächtnis. Zerfahrenheit in Wort und Schrift. (S. 81, 83, 93.) Gemütsstumpfheit. Neigung zu impulsiven Verkehrtheiten. Weniger Manieren, Negativismus, Stuporerscheinungen als bei Katatonie.

Im einzelnen sehr verschiedenes äusseres Bild, je nachdem sich die Verblödung still und ohne auffallende psychotische Erscheinungen vollzieht, oder läppische, der Manie ähnliche Erregungen oder neurasthenisch-hypochondrische Verstimmungen, oft mit Befürchtungen wegen früherer Onanie, episodisch einsetzen oder der Paranoia ähnliche Zustände mit Beziehungs- und Verfolgungswahn, Grössenideen, Sinnestäuschungen sich zeigen; seltener sind Zwangsvorstellungen im Beginn.

Prognose und Therapie wie bei Katatonie.

Untersuchung auf Hebephrenie.

Status som.: Sind Lichtreaktion und Kniephänomene normal? Fehlen Sprachstörung und Liquorveränderungen?

Status psych.: Zerfahrenheit (S. 93.) Gemütsstumpfheit. Impulsive Verkehrtheiten. (Vgl. auch unter Katatonie.)

Bei der Differentialdiagnose bestehen die gleichen Ueberlegungen wie bei der nahe verwandten Katatonie, von der sich die Hebephrenie nicht scharf abgrenzen lässt.

Gegen **Manie** unterscheidet das läppisch-kindische Wesen, gegen **Neurasthenie** bzw. Hypochondrie die zunehmende Zerfahrenheit und Gemütsstumpfheit, das Schwinden von Urteilsfähigkeit und Initiative. Auch fehlen meist eigentliche erschöpfende Momente.

3. Dementia paranoides.

Nicht allgemein als von der Paranoia chronica abgetrenntes Krankheitsbild anerkannt. (Vgl. S. 134.)

Anamnese wie bei Paranoia chronica. Nur vielfach raschere Entwicklung. Ausgang in geistige Schwäche (mit Zerfall der Persönlichkeit).

Somatisch: Nichts Besonderes.

Psychisch findet sich ungemein reichliche Wahnbildung mit zahlreichen Sinnestäuschungen. Dieselbe nimmt bald ganz abenteuerliche und unsinnige Formen an; Verfolgungswahn und Grössenwahn (vgl. S. 103 u. 106). Vielfach Erinnerungsfälschungen und Erregungszustände. Rascher geistiger Verfall: Verworrene Aeusserungen, auffallende Urteilsschwäche. Neologismen (s. S. 82).

Alkoholpsychosen.

Chronischer Alkoholismus.

Unwiderstehlicher Hang zum Trinken.

Anamnese: Heredität, besonders gleichartige. Minderwertige Veranlagung, schwächende Krankheiten, Trauma, Strapazen, Gemütserregungen, Verführung. Oft wird abnorm wenig vertragen: Intoleranz.

Status som.: Rotes, gedunsenes Gesicht mit injizierten Bindehäuten. Tremor von Zunge und Händen. Quinquaud. (Siehe S. 48.) Rachen gerötet. Rachenreflex gesteigert.

Oft Vomitus matutinus, Appetitlosigkeit, Druckempfindlichkeit der Magengegend, Druckempfindlichkeit der grossen Nervenstämme an den Extremitäten, eventuell auch der Muskeln: **Neuritis** und Neuromyositis. Vielfach Albuminurie. Auch Leberschwellung und ikterische Verfärbung. Anfangs Uebierernährung, später Kachexie. Wichtig eventuelle Augenmuskellähmungen: durch kleine Blutungen in die Augenmuskelkerne (sogenannte Polioencephalitis haemorrhagica); ferner **epileptiforme Krampfanfälle**. Romberg.

Status psych.: **Reizbarkeit** mit Neigung zu Zornausbrüchen. Verlust der höheren sittlichen Gefühle. Abnahme der intellektuellen Leistungsfähigkeit: **Gedächtnisschwäche**, Willensschwäche.

Oft Eifersucht, Schreckhaftigkeit. Eventuell Schwindel- und leichte Verwirrtheitszustände nach Art des Petit mal (siehe Seite 90).

Der chronische Alkoholismus stellt einen Grenzzustand dar. Erst bei höherer Ausbildung kommt es zur Demenz und damit zur Geisteskrankheit. Indessen können sich auf seinem Boden ausser Alkoholepilepsie jederzeit krankhafte psychische Erregungen, Dämmerzustände und richtige Psychosen entwickeln.

Therapie: Abstinenz. Unterbringung in Trinkerheilanstalten. Stets bleibt die Gefahr des Rezidivs gross. (Ueber Entmündigung siehe S. 177).

1. Delirium tremens.

Aetiologie: Nur auf dem Boden des chronischen Alkoholismus! Besonders gefährlich ist regelmässiger Schnapsgenuss. Auslösend wirken Trauma, fieberhafte Krankheiten, Magenkatarrh, Strapazen, Gemütserregungen; bisweilen auch plötzlich erzwungene Abstinenz (Haft!).

Beginn: Häufige Vorboten in den letzten Tagen sind Schlaflosigkeit, Angst, Schwindel, Kopfweh, auch Durchfall, Erbrechen, totaler Appetitmangel. Mit Vorliebe leiten epileptiforme Anfälle die Psychose ein, gehen ihr 1—2 Tage vorauf. Der Ausbruch erfolgt plötzlich, besonders nachts. Tags kann dann anfangs wieder eine gewisse Beruhigung eintreten.

Verlauf: Unter Desorientierung für Ort und Zeit (fast nie für die eigene Person!) und bei Auftreten mannigfacher Sinnestäuschungen beginnt unruhiges Umherkramen mit totaler Schlaflosigkeit. Der Kranke glaubt sich bei seiner gewohnten Tätigkeit: Beschäftigungsdelir. Gehörstäuschungen bestehen nur anfangs, treten nachher zurück. Im Vordergrunde sind stets Gesichtshalluzinationen: Gestalten von Tieren, Menschen, die sich in Bewegung befinden, ganze Szenen darstellen. Gefühlstäuschungen spielen eine Rolle: Fäden werden aus dem Munde gezogen, Staub vom Hemde geschüttelt, Geldstücke aufgehoben usw. Dazu können Gleichgewichtsstörungen kommen: Der Boden schwankt, das Bett dreht sich, die Wände stürzen ein. Der Patient weiss eventuell gar nicht, ob er liegt oder steht. Es lassen sich auch Sinnestäuschungen suggerieren. Vorherrschend besteht humoristische Stimmung; doch auch ängstliche Wahnideen.

Auffassung und Merkfähigkeit sind schlecht. Indessen lässt sich der Patient vorübergehend aufrütteln, fasst dann besser auf, versinkt bald wieder. Nachts pflegt sich die Unruhe zu steigern.

Prognose: Nach 2—10 Tagen endet die Psychose in den allermeisten Fällen mit langem, tiefem Schlafe, aus dem der Patient klar erwacht (Terminalschlaf), falls nicht vorher durch Komplikationen der Tod herbeigeführt wurde.

Besonders zu fürchten ist plötzliche Herzschwäche. Zerebrale Erscheinungen (wie Krampfanfälle, Augenmuskellähmungen) und zerebellare (Gleichgewichtsstörung, Ataxie) verschlechtern die Aussichten; ebenso mehrmaliges Rezidiv.

Gelegentlich zieht sich aber die Erkrankung länger hin. Dann erscheint der Patient oft Tags fast klar und wird Nachts wieder unruhig, bis endlich dauernde Aufhellung folgt (Protrahiertes Delir).

Sehr selten ist Uebergang in chronische Wahnbildung, eher noch Entwicklung eines Korsakowschen Symptomenkomplexes (siehe S. 151).

Therapie: Exzitantien, wie schwarzer Kaffee, Digalen, Strophanthustropfen (3×15 täglich); viel Flüssigkeit, bei Gefahr auch Alkohol. Ueberwachung! Mit Bädern und Narcoticis Vorsicht. Nicht Packungen, nicht Chloralhydrat! Besser Veronal. Möglichst Bettruhe.

Untersuchung auf Delirium tremens.

Anamnese: Frage nach Potus (Für wieviel Pfennige Schnaps täglich?) Wie ist der Schlaf? Nächtliche Angst und Unruhe? Gestalten gesehen? (Tiere?) Krampf- oder Schwindelanfälle?

Status som.: Tremor der Hände und Zunge (Zungenbiss?). Schweissausbruch in der Ruhe. Albuminurie (auch Zylinder im Urin). Eventuell Augenmuskelstörungen, Sprachstörung ähnlich dem paralytischen Silbenstolbern, unsicherer Gang (wie an Bord des Schiffes), ataktische Bewegungen, träge Pupillen, epileptiforme Krämpfe. Wichtig ist der Puls (Gefahr der Herzschwäche!), häufig Erkrankung der Luftwege und des Magendarmkanals. Sonst wie bei chronischem Alkoholismus (siehe S. 146).

Status psych.: Beschäftigungsdelir mit Desorientierung für Ort und Zeit (S. 86, 87). Lebhafte Gesichts- und Gefühlstäuschungen, die sich auch suggerieren lassen: Lesen vom weissen Bogen, bei Druck auf die geschlossenen Augen usw. (S. 100, 102.) Galgenhumor. Gleichgewichtsstörungen.

Differentialdiagnose bei Delirium tremens.

Da auch abortive Formen des Delirium tremens vorkommen mit unvollkommener Entwicklung der Symptome, ist stets der Nachweis des chronischen Alkoholismus wichtig.

Dementia paralytica kann mit dem gleichen psychischen Bilde beginnen wie ein Delirium tremens, hat aber typische somatische Symptome, zumal Veränderungen in der Lumbalflüssigkeit (vgl. Alkoholdemenz S. 166). Durch Narkotika lässt sich bei dem Paralytiker meist besser Schlaf erzielen, ohne dass aber nachher Klarheit eintritt.

Epileptische Delirien, Infektions- und Intoxikationsdelirien können sehr ähnlich verlaufen. Meist fehlt das typische Beschäftigungsdelir mit Zittern und Schwitzen. Die Orientierung über die eigene Person kann gestört sein. Der Humor und die Suggestibilität sind nicht so ausgesprochen. Hypochondrische Empfindungen und Reizbarkeit pflegen mehr in den Vordergrund zu treten. Genaue körperliche Untersuchung!

Stets denke man an die Möglichkeit einer Meningitis (tuberculosa seltener epidemica), die unter dem Bilde des Delirium beginnen kann. Man forsche nach Kopfschmerz, Nackenstarre, Erbrechen, Augenmuskel- und Fazialisstörungen, Nystagmus, Zähneknirschen, Neuritis optica oder Kernigs Symptom (S. 50). Die Lumbalpunktion ergibt bei Meningitis starke Eiweissvermehrung bis zur Flockenbildung, Eiterbeimengung, starke Lympho- bzw. Leukozytose. (Vgl. S. 65 und 68.)

2. Klassischer Eifersuchtswahn der Trinker.

Auf dem Boden des chronischen Alkoholismus kommt es oft, meist vorübergehend, zur Entwickelung eines mehr oder weniger systematisierten Eifersuchtswahns ähnlich der Bildung des Wahnsystems bei chronischer Paranoia. Falsche Deutung zufälliger Beobachtungen und einzelne Sinnestäuschungen spielen eine Rolle. In der Regel stellen sich bald Erregungen ein mit rücksichtslosen Beschimpfungen und Misshandlungen der Frau. Bei Alkoholentziehung können alle Eifersuchtsideen rasch verschwinden. (Vgl. S. 104.)

In anderen Fällen wird der Eifersuchtswahn fixiert, verbindet sich mit anderen Verfolgungwahnvorstellungen, oder es kommt von vornherein zu abenteuerlichen Ideen aller Art. Das System wird trotz Abstinenz weiter ausgebaut ganz nach Analogie der chronischen Paranoia (S. 133): Chronische Alkoholparanoia. Meist bestand hier schon vorher eine Disposition, und der Alkohol war nur das auslösende Moment.

3. Akute Alkoholparanoia oder akute Halluzinose der Trinker.

(Akuter halluzinatorischer Wahnsinn.)

Aetiologie: Die Psychose entsteht nur auf dem Boden des chronischen Alkoholismus, doch kann ein stärkerer Alkoholexzess auslösend wirken. Heredität spielt eine Rolle.

Beginn: Nach ganz kurzem Vorstadium von Unruhe, Kopfschmerzen, Schwindel, allmählich zunehmenden unbestimmten Ohrgeräuschen oder überhaupt plötzlich tritt lebhaftes Stimmenhören auf.

Verlauf: Die Kranken hören bei erhaltener Orientierung ihren eigenen Namen, Schimpfworte, Drohungen, lange Gespräche, glauben sich verfolgt. Sie geraten in heftige Angst, motorische Unruhe, flüchten Hals über Kopf, machen verzweifelte Selbstmordversuche, greifen ihre Umgebung an. Neben den Verfolgungsideen findet sich Versündigungswahn. Seltener sind Grössenideen mit gehobener Stimmung.

Prognose: Meist Heilung nach einer Dauer von ca. 14 Tagen bis zu mehreren Monaten. Doch sind bei neuen Alkoholexzessen Rezidive zu befürchten. In seltenen Fällen kommt es zum Uebergange in chronische Alkoholparanoia. (Siehe oben!)

Therapie: Alkoholentziehung, Ueberwachung, Beruhigungsmittel.

Untersuchung auf akute Alkoholparanoia.

Anamnese: Besteht Potus? Wann begann die Erkrankung?

Status som.: Lichtreaktion der Pupillen erhalten. Keine Sprachstörung. Kniephänomene regelrecht. Keine Liquorveränderungen. Zeichen von chronischem Alkoholismus. (Siehe S. 146.)

Status psych.: Gehörshalluzinationen bei erhaltener Orientierung. Wahnideen. Meist Angsterregung und motorische Unruhe.

Differentialdiagnostisch ist eine Abgrenzung von der Paranoia acuta nur auf Grund der Aetiologie möglich.

Bei Katatonie wird in der Regel die Erkrankung nicht so akut ausbrechen, längere Vorläufer haben. Stereotypien, Manieren fallen auf usw. (Vergl. Katatonie S. 142.) Dagegen kann sich eine sekundäre Trunksucht auch bei chronischen Katatonikern entwickeln und das Bild komplizieren.

4. Alkoholparalyse (Alkoholische Pseudoparalyse).

Anamnese: Auf dem Boden des chronischen Alkoholismus (siehe S. 146). Besonders im 5. Lebensjahrzehnt. Bei Abstinenz meist weitgehende Besserung bis zur Heilung: 6—12 Wochen Dauer.

Status som.: Neben den gewöhnlichen Zeichen des chronischen Alkoholismus eine mehr oder weniger angedeutete artikulatorische Sprachstörung, auch Flattern im Gesicht. Selten Pupillenstarre, fast stets mit Beteiligung der Konvergenzreaktion. Manchmal Fehlen der Kniephänomene durch Neuritis. Sehr starker Tremor. Romberg.

Status psych.: Stumpfe Teilnahmlosigkeit, schwere Störung der Merkfähigkeit. Bisweilen Grössenideen. Demenz mehr vorgetäuscht, als der Wahrheit entspricht.

Differentialdiagnostisch sind gegenüber der Dementia paralytica Fehlen von Lymphozytose und Wassermann im Liquor ausschlaggebend. Alkoholparalyse ist sehr selten, ist schwer abgrenzbar von dem folgenden Krankheitsbilde:

5. Die Korsakowsche Psychose.

Aetiologie: Jahrelanger Alcoholismus chronicus (oft Likör und schwere Weine!): Vielfach früher schon überstandene Delirien, epileptische Symptome, Eifersuchtswahn u. dergl.; auf körperlichem Gebiete Alkoholneuritis mit Gliederschmerzen und Lähmungen.

Beginn: Entweder lässt das Gedächtnis allmählich im Laufe von Jahren immer mehr nach, oder sehr plötzlich setzt die Psychose ein aus einem Delirium tremens heraus oder nach einem stuporösen Vorstadium, eventuell im Anschlusse an epileptische Krämpfe. Die Merkfähigkeit geht verloren!

Verlauf: Es finden sich (in der Regel verbunden mit polyneuritischen Erscheinungen) schwerer Gedächtnisausfall, selbst auf Jahre zurück (retrograde Amnesie), Aufhebung der Merkfähigkeit mit Desorientierung und Neigung, die Gedächtnislücken durch Konfabulation (sieheS. 107) auszufüllen. Episodisch, vor allem nachts, stellen sich zuweilen delirante Phasen ein, auch einzelne Halluzinationen. Die Stimmung ist meist stumpf, zufrieden und heiter (Euphorie), gelegentlich ängstlich. Allmählich entwickelt sich deutliche Urteilsschwäche.

Prognose: Meist kommt es zu bleibender geistiger Schwäche verschiedenen Grades; zuweilen, zumal bei den akut entstandenen Formen, zu erheblicher Besserung; sehr selten zu völliger Heilung.

Therapie: Enthaltung von jedem Alkohol. Anfangs Bettruhe. Behandlung der einzelnen Symptome. (Schwitzkur bei gleichzeitiger Neuritis.)

Untersuchung auf Korsakowsche Psychose.

Anamnese: Zu fragen nach Potus, früheren Delirien usw., neuritischen Prozessen (Reissen, Lähmungen), Abnahme des Gedächtnisses.

Status som.: Lichtreaktion der Pupillen erhalten; Sprache frei. Dagegen finden sich neben anderen Symptomen von Alcoholismus chronicus (siehe S. 146!) meist neuritische Erscheinungen: Druckempfindlichkeit von Nerven und Muskeln, Atrophien, Paraplegie, Fehlen der Kniephänomene.

Status psych.: Aufhebung der Merkfähigkeit (S. 108) mit Neigung zu Konfabulationen (S. 107), auch mit Desorientierung, Urteilsschwäche (S. 110).

Differentialdiagnostisch ist die Anamnese wichtig. Ganz ähnliche Bilder werden nach anderen Vergiftungen (Arsen), nach Infektionskrankheiten bes. Typhus, in Gravidität und Puerperium, nach Strangulation, Commotio cerebri, bei Gehirntumor, Lues cerebrospinalis, Dementia paralytica, arteriosklerotischer Demenz und vor allem bei Dementia senilis beobachtet (vgl. Presbyophrenie S. 169).

Der pathologische Rausch (Komplizierter Rausch).

Es handelt sich um die Reaktion eines krankhaft veränderten Gehirns auf Alkohol.

Anamnese: Die krankhafte Gehirnveränderung kann bedingt sein durch Epilepsie, Hysterie, schwere Neurasthenie, chronischen Alkoholismus, angeborene psychopathische Minderwertigkeit mit Intoleranz gegen Alkohol, schweres Kopftrauma, Psychosen. Hilfsmomente können sein starke Gemütsbewegungen wie Zorn, Aerger, Schreck, Kummer, Eifersucht, ferner Strapazen, ungenügende Ernährung, Hitze, dumpfe Luft, fieberhafte Krankheiten, sexuelle Exzesse usw. Die genossene Alkoholmenge selbst kann gering sein. Plötzlicher Ausbruch, meist durch äusseren Anlass, manchmal nach kurzem Schlaf oder nach Schwindel und krampfartigen Erscheinungen. Gesamtdauer wenige Minuten bis halbe Stunde, seltener Stunden.

Status somaticus. Das Gesicht ist blass oder rot. Oft besteht Oppressionsgefühl, stierer Blick. Schaum vor dem Munde. Vielfach, doch nicht immer, träge Pupillen; selten Lichtstarre.

Status psych.: **Bewusstseinstrübung** bis zur Verwirrtheit, von wechselnder Intensität. **Heftigste Gewalttätigkeit**, meist wahlloser Art, seltener mit Angriffen auf eine bestimmte Person. **Wahnhafte** Situationsverkennung. Einzelne Sinnestäuschungen, besonders des Gesichts. Ratlosigkeit, Angst, Zorn, **Wut**; seltener zeitweise gehobene Stimmung mit expansiven Ideen. Mehrfaches Nachlassen und Wiederaufflammen der Erregung möglich. Neigung zu Suizidversuchen. Meist Terminalschlaf. Nachher teilweise oder totale Amnesie. — Seltener ein äusserlich wenig auffälliges Gebahren nach Art eines Dämmerzustandes: Trance.

Differentialdiagnostisch ist vor allem zu berücksichtigen der gewöhnliche **Rausch**. Hier erfolgt häufig Ernüchterung durch aussergewöhnliches Erlebnis. Erinnerung kann auch hier fehlen. Ausschlaggebend bleibt der Nachweis einer krankhaften Grundlage und die Art der Bewusstseinstrübung mit dem Bild eines Dämmerzustandes (vgl. S. 87).

Auch bei Epilepsie und Hysterie schliessen sich die Erregungen und Dämmerzustände mit Vorliebe an Alkoholgenuss an: keine scharfe Grenze gegen den pathologischen Rausch.

Dipsomanie.

Anamnese: Auftreten meist im 3. oder 4. Lebensjahrzehnt, seltener schon gegen Ende der Pubertät. Fast stets Heredität, psychopathische Veranlagung (siehe S. 132). Veranlassung zum ersten Anfall geben oft äussere Schädlichkeiten, wie Trauma, Gemütsbewegungen. Aehnlichkeit der einzelnen Anfälle. In der Zwischenzeit keine Neigung zum Trinken. Vorboten: Depression, Angst, Unruhe, Schlaflosigkeit, Menschenscheu, seltener Beziehungsideen. Gesamtdauer bis zu etwa 14 Tagen.

Somatisch findet sich sehr selten vor Ausbruch Pupillenungleichheit, erschwerte Sprache.

Auf psychischem Gebiet ist charakteristisch der anfallsartige Zwang zu **trinken**, der rücksichtslos befriedigt wird. Nachher folgt oft Schlaf. Erinnerung kann fehlen. Dann Reue, Niedergeschlagenheit.

Differentialdiagnostisch ist immer zu denken an periodisch wiederkehrende Geistesstörungen epileptischer, hysterischer, manisch-melancholischer Art. Schwere Be-

wusstseinstrübung mit Erregung und sinnlosen Verkehrtheiten ist immer verdächtig auf Epilepsie: Anamnese!

Abzutrennen sind die gelegentlichen Exzesse früherer Alkoholisten, die nach vorübergehender Besserung infolge äusserer Umstände wie Ehezwist, Verführung, Lohnzahlung, von Zeit zu Zeit rückfällig werden: Pseudo-Dipsomanie.

Einige Autoren rechnen die Dipsomanie überhaupt zur Epilepsie.

Psychosen bei Morbus Basedowii.

Bei Basedowscher Krankheit (Tachykardie, Struma, Exophthalmus) finden sich auf psychischem Gebiete:

a) Reizbarkeit, Zerstreutheit, Schlaflosigkeit;
b) hysterische Erscheinungen (siehe S. 156 und 157;
c) manische und melancholische Zustände, auch mit heftigen Angstanfällen (siehe S. 124 und 127);
d) Delirien und Amentia (siehe S. 136 und 138).

Psychosen bei Chorea. (Vgl. S. 48.)

1. Bei Sydenhams Chorea minor (heilbare, wohl infektiöse Erkrankung des jugendlichen Alters mit Beziehungen zu Gelenkrheumatismus und akuter Endocarditis) finden sich:

a) reizbar weinerliches Wesen;
b) hysterische Erscheinungen (siehe S. 156 und 157);
c) manische und melancholische Zustände (siehe S. 124 und 127);
d) Delirien und vor allem Amentia (siehe S. 136 und 138);
e) seltener paranoia-artige Bilder (siehe S. 134).

2. Für Huntingtons Chorea chronica hereditaria progressiva degenerativa (allmähliche Entwicklung im mittleren Alter bei meist gleichartiger Belastung) ist charakteristisch der fortschreitende Verfall der Geisteskräfte bis zur Demenz (Lichtreaktion und Sehnenreflexe erhalten!). Episodisch Erregungen, Sinnestäuschungen und Beeinträchtigungsideen: gelegentlich Schwindelanfälle. Oft Euphorie bei hoher Reizbarkeit.

Choreiforme Zuckungen, zumal halbseitige, kommen auch symptomatisch bei organischer Gehirnerkrankung (arteriosklerotischer Erweichung), Dementia senilis und namentlich bei Dementia paralytica vor.

Morphium- und Kokain-Psychosen.

Chronischer Morphinismus (resp. Kokainismus).

Anamnese: Oft psychopathische (siehe S. 132) Veranlagung. Morphiumgebrauch zuerst infolge schmerzhafter Leiden oder Berufsart (Aerzte, Apotheker, Krankenschwestern). Allmählich Gewöhnung und Sucht.

Status som.: Miosis (bei Kokain: Mydriasis), schlechte Lichtreaktion. Zahlreiche pigmentierte Einstichstellen der Spritze am Körper, auch Abszesse. Zuweilen Fehlen des Kniephänomens. Allmählich schlaffe Gesichtszüge, Kachexie, Haarausfall, Impotenz, Dysmenorrhoe, Parästhesien, Schlaflosigkeit. Bei plötzlicher Entziehung Gähnen, Frost, Erbrechen, Durchfälle, Schweiss, Wadenkrämpfe, Herzklopfen, kleiner Puls. — Etwaiger Kollaps durch Morphium zu heben.

Status psych.: Stimmungswechsel: Vor der Injektion matt, missmutig; nachher angeregt, heiter. Allmählich Charakterdegeneration: Egoismus, Unwahrhaftigkeit, Querulieren, Verlust aller höheren sittlichen Gefühle.

Differentialdiagnostisch kommt der Stimmungswechsel der Neurastheniker, Hysteriker und Epileptiker in Betracht. Die Feststellung der Aetiologie entscheidet. Chronischer Morphinismus ist noch nicht als Geisteskrankheit, sondern als ein Grenzzustand anzusehen, so lange die Charakterdegeneration nicht höhere Grade erreicht. Auf seinem Boden entwickeln sich aber leicht Psychosen:

1. Aengstliche Delirien mit Desorientierung für Ort und Zeit und mit Sinnestäuschungen, zumal bei gleichzeitigem Alkoholabusus. Ausserdem können sie als Abstinenzdelirien bei plötzlicher Entziehung auftreten. Differentialdiagnostisch kommen vor allem Delirium tremens mit seinem Beschäftigungsdelir, dem Humor und der grossen Suggestibilität in Betracht und Dementia paralytica, sofern bei der Morphiummiosis die Pupillen schlecht reagieren, das Kniephänomen fehlt und die Sprache vorübergehend schwerfällig erscheint.

2. Bilder von Paranoia acuta mit drohenden Stimmen, Verfolgungsideen. Namentlich bei gleichzeitigem Kokainmissbrauch. Dabei grosse Neigung zu Angriffen auf die Umgebung (vgl. S. 134).

Prognose; Die einzelne Morphiumpsychose ist heilbar. Auch der Morphium-Missbrauch lässt sich in der Anstalt abgewöhnen. Allein die Gefahr der Rückfälligkeit ist stets sehr gross. Das Gleiche gilt von Kokain usw.

Therapie: Entziehungskur.

Hysterische (oder psychogene) Seelenstörungen.

Hysterie.

Hysterie gilt nicht als Geisteskrankheit, obgleich es sich bei ihr in erster Linie um psychische Vorgänge handelt: Grosse Labilität der Vorstellungen und der Stimmungslage, verbunden mit gesteigerter Beeinflussbarkeit (Suggestibilität) und einer auffallenden Neigung, seelische Vorgänge in körperliche Erscheinungen, wie Lähmungen, Gefühlsstörungen,

Krämpfe u. dergl. umzusetzen. Diese Eigenschaften nennt man psychische Stigmata.

Als hysterischen Charakter bezeichnet man eine Mischung von gesteigerter Phantasietätigkeit, Lügenhaftigkeit, Klatschsucht, Egoismus, Launenhaftigkeit, Reizbarkeit und Rachsucht, Lust am Intriguieren, sowie Bedürfnis, eine Rolle zu spielen. Doch besteht eine solche ethische Degeneration bei Hysterie nicht immer und kommt andererseits auch bei minderwertig veranlagten Individuen, die nicht hysterisch sind, vor (vgl. Psychopathen S. 132).

Aetiologie: Vererbung und angeborene Disposition spielen die Hauptrolle. Oefters besteht eine minderwertige Veranlagung ähnlich der endogenen Nervosität (vgl. S. 130). Auslösend können die verschiedensten Schädlichkeiten wirken, vor allem seelische Erregungen aller Art, schwächende Krankheiten, organische Gehirnprozesse, Unfälle, die mit einem Nervenshock verbunden sind, Strapazen, Haft usw. Auch verkehrte Erziehung und das Beispiel der Umgebung (hysterische Mutter!) sind von Einfluss.

Beginn: Meist entwickelt sich das Leiden allmählich. Vielfach zeigen sich die ersten Symptome bereits in der Kindheit. Aber bei Einwirkung äusserer Schädlichkeiten kann die Hysterie auch ganz plötzlich manifest werden, sogleich mit schweren Symptomen einsetzen (z. B. traumatische Hysterie. Vgl. S. 131).

Verlauf: Die Intensität der Krankheit ist ausserordentlich schwankend. Weitgehende Remissionen, die an Heilung denken lassen, sind jederzeit möglich. Die einzelnen Symptome wechseln proteusartig. Doch lassen sich die psychischen Stigmata (siehe oben) stets nachweisen.

Auch die mannigfachen körperlichen Stigmata, welche plötzlich auftreten und verschwinden können, sind psychisch bedingt: Lähmungen (S. 46), Gefühlsstörungen (S. 60), Krämpfe (S. 71), Zittern, Gangstörungen (S. 54), Gesichtsfeldeinschränkung (S. 30), Fehlen von Konjunktival- und Rachenreflex, Lebhaftigkeit der Sehnenreflexe, Andeutung von Fuss- und Patellarklonus, unregelmässige Zittererscheinungen, Globus, Clavus, Ovarie, Nichtfunktionieren sämtlicher Sinne einer Seite usw. Niemals findet sich bei reiner Hysterie der Babinskische Zehenreflex!

Prognose: Die einzelnen Symptome lassen sich durch geeignete Behandlung beseitigen. Die hysterische Disposition bleibt bestehen.

Therapie: Psychische Beeinflussung durch beliebige Massnahmen, die abzielen auf Erziehung zu Selbstvertrauen und Bekämpfung des Willens zur Krankheit (Psychotherapie). Vor allem Vertrauen einflössen und aus krank machender Umgebung entfernen. Allmähliche körperliche und psychische Kräftigung und Abhärtung. Vermeidung eingreifenderer Kuren und Operationen. Anwendbar:

milde Hydrotherapie, Elektrizität, Massage, Gymnastik. Regelmässige Tageseinteilung. (Eventuell Hypnose mit Vorsicht!)

Hysterische Psychosen.

Auf dem Boden der Hysterie können sich jederzeit Psychosen entwickeln, die bald Stunden und Tage, bald Wochen, Monate und Jahre — doch dann unterbrochen von freieren Intervallen — dauern.

1. Anfallsartige Erregungen ängstlicher Art (Raptus hystericus) oder zorniger Art (Furor) mit Schreien, Wimmern, Toben, theatralischem Gebaren; oder albernes, gemacht kindisches Wesen (Puerilismus). Dabei findet sich manchmal eine vorübergehende Bewusstseinstrübung mit Desorientierung und Sinnestäuschungen, mangelhafter Erinnerung. Suizidversuche sind meist nicht ernst gemeint.

2. Dämmer- und Verwirrtheitszustände mit mangelhafter Auffassung und mit Desorientierung (vgl. Bewusstseinseinengung S. 89).

Traumhaftes, zerstreutes Wesen. Einzelne phantastische Sinnestäuschungen: Schwarzer Mann, Gespenster, Leichen, Elefanten, Löwen u. dergl. Flüchtige Wahnideen ohne innere Ueberzeugung. Vorbeireden: z. B. $2 \times 2 = 5$ und falsche Bezeichnung der gebräuchlichsten Dinge trotz gutem Sprachschatz (Ganserscher Symptomenkomplex vgl. S. 89). Störungen des Persönlichkeitsbewusstseins: Doppel-Ich (S. 90). Neigung zu fabelhaften Erzählungen nach Art der Pseudologia phantastica (S. 107). — Die Dämmerzustände stehen meist im Zusammenhange mit Krampf- oder Schlafanfällen. (Häufig bei Untersuchungsgefangenen, vgl. Situationspsychosen S. 132.)

3. Delirien: Theatralische Situationstäuschungen mit zahlreichen Sinnestäuschungen, die sich suggestiv beeinflussen lassen. Meist handelt es sich um ein affektbetontes Erlebnis, das der Patient wie im Traume nochmals durchmacht: Reminiszenzdelir.

4. Schlafanfälle, Stupor, Lethargus, Scheintod: Stuporöser, schlafähnlicher Zustand, aus dem der Kranke nur durch starke Reize, wie Faradisieren, zu wecken ist. Dabei kann die Auffassung für die Vorgänge der Aussenwelt dauernd gut erhalten sein. Die Pupillen sind nicht eng wie im natürlichen Schlafe (vgl. auch S. 77 u. 85).

Ausserdem können sich noch die verschiedensten Psychosen mit Hysterie kombinieren.

Untersuchung auf Hysterie.

Anamnese: Zu fahnden auf hysterische Antezedentien. Akuter Ausbruch infolge von psychischem Shock?

Status som.: Zu suchen nach körperlichen Stigmata (vgl. S. 156). Es können solche aber zeitweise ganz fehlen!

Status psych.: Bestehen die psychischen Stigmata und eventuell der sogenannte hysterische Charakter? (vgl. S. 156).

Sehr konstant sind vor allem die gesteigerte Beeinflussbarkeit (Suggestibilität) durch äussere Einwirkung, übergrosse Erregbarkeit mit raschem Stimmungswechsel, mangelhafte Reproduktionstreue bei überwuchernder Phantasietätigkeit. Häufig sind Uebertreibung und Vortäuschung von Krankheitssymptomen, sogar Selbstbeschädigung und Wunsch nach Operationen. (Vgl. auch Simulation und Aggravation S. 121.)

Differentialdiagnose bei Hysterie.

Man kann mit der Diagnose Hysterie nicht vorsichtig genug sein! Im allgemeinen wird bei nervösen Symptomen Hysterie viel zu oft angenommen. Andererseits kann eine Hysterie die verschiedensten Leiden vortäuschen. Hier kann nur ein sorgfältiger psychischer und körperlicher Status Schutz bieten. Jedenfalls ist zu beherzigen, dass man die Diagnose „Nur Hysterie" erst stellen darf, wenn jede andere Möglichkeit ausgeschlossen ist. Namentlich organische Gehirnleiden, wie multiple Sklerose, Tumor, Lues cerebrospinalis, beginnen nicht so selten mit einem hysteriformen Krankheitsbilde. Auch zur Epilepsie kann Hysterie hinzutreten und sie überdecken. Die Melancholie trägt häufig einzelne hysteriforme Züge.

Wichtig sind, neben dem Nachweis hysterischer Antezedentien und dem ersten Auftreten einer psychischen Störung im direkten Anschluss an ein aufregendes Ereignis, die regelmässige Wiederholung der Krankheitssymptome zu bestimmten Zeiten, bei bestimmten Gelegenheiten, die Möglichkeit weitgehender suggestiver Beeinflussung und das gemacht theatralische Benehmen. Immer ist zu erwägen, ob nicht Katatonie oder Hebephrenie in Frage kommen (vgl. S. 144). Bei Hysterie ist in der Regel die ganze Störung oberflächlicher, die Anpassungsfähigkeit besser, das Interesse reger, und es entwickelt sich keine Demenz.

Die epileptischen Seelenstörungen.

(Genuine) Epilepsie.

Epilepsie selbst ist keine Geisteskrankheit, sondern eine sogenannte Neurose. Sie pflegt aber in der Regel allmählich zur Abnahme der geistigen Fähigkeiten und zur Charakterdegeneration zu führen, und es können ausserdem auf ihrem Boden jederzeit akute Psychosen entstehen.

Aetiologie: Man hat zu unterscheiden genuine und symptomatische Epilepsie. Letztere tritt im Verlaufe der verschiedensten organischen Gehirnprozesse auf, wie Tumor, Lues, Dementia paralytica usw. Für die Genese der genuinen Epilepsie sind von Bedeutung: Heredität, Alkoholismus und Lues der Eltern, ferner Meningitis, Encephalitis, Rachitis, Infektionskrankheiten, besonders Typhus, Kopftrauma, Alkohol, Bleivergiftung, syphilitische Infektion. Zuweilen ist nichts derartiges nachzuweisen.

Beginn: Meist zeigen sich die ersten Symptome bereits in der Jugend, wie Krämpfe, Bettnässen, Schwindel, Ohnmachten, Schlafwandeln, Pavor nocturnus, Wutausbrüche, Verwirrtheitszustände; seltener fällt das erste Auftreten ins spätere Alter (Spätepilepsie). Dann besteht meist Arteriosklerose.

Verlauf: Zeitweises Auftreten von Krampfanfällen, Petit mal und den später zu besprechenden Bewusstseinsstörungen. Die Anfälle können serienweise gehäuft sein. Ueber den klassischen epileptischen Anfall siehe S. 70; über Petit mal S. 90.

Prognose: Heilung ist selten. Häufig gelingt es aber bei vorsichtiger Lebensweise, die Zahl der Anfälle zu beschränken. In der Mehrzahl der Fälle bildet sich eine gewisse Demenz aus: Abnahme von Urteilsfähigkeit, Gedächtnis, ethischen Vorstellungen, Entwicklung von Egoismus, Reizbarkeit und Neigung zu brutaler Zornmütigkeit, Umständlichkeit (S. 91), Bigotterie und Prahlsucht. Gelegentlich Tod im Anfall, besonders bei gehäuften Anfällen (Status epilepticus).

Therapie: Vermeidung von Alkohol, starken Gewürzen; wenig Salz und Fleisch, keine Bouillon. Regelmässige Darreichung von Brom. (Siehe S. 181). [Eventuell die nicht ungefährliche Flechsigkur. (Siehe S. 184). Oder Luminal 2mal 0,15 täglich].

Epileptische Psychosen.

Gelegentlich treten vor und nach einem Krampfanfall, also prä- und postepileptisch, oder selbständig (als Aequivalente) transitorische psychische Störungen von stunden-, tage- bis wochenlanger Dauer auf. Etwaige Amnesie nachher kann retrograd sein (vgl. S. 86).

1. Verstimmungen, heiter, zornig, traurig, ängstlich, auch mit Beziehungswahnideen und mit hypochondrischen Sensationen. Orientierung und Erinnerung bleiben erhalten. Zuweilen im Aerger Fortlaufen (vgl. S. 80!).

2. Dämmer- und Verwirrtheitszustände. Desorientierung oft nicht nur für Ort und Zeit, sondern auch für die eigene Person gestört. Inkohärenz des Gedankenablaufs (siehe S. 92). Traumhafte Versunkenheit. Einzelne Sinnestäuschungen, Situationsverkennung. Aeusserlich oft wenig auffällig. Weite Reisen. Dann plötzliche Verkehrtheiten (vgl. S. 88). Erinnerung schwer gestört.

3. Delirien. Bewusstseinstrübungen mit zahlreichen Sinnestäuschungen: oft Blut, Hölle, Teufel, Engel, Gottes Stimme usw. Bunte, meist schreckhafte Wahnideen. Auch hypochondrische Vorstellungen oder Verzückung, Ekstase. Traumhafte Unruhe. Plötzliche brutale Gewalttätigkeit. Auch rücksichtslose Suizidversuche. Erinnerung kann bisweilen erhalten sein (vgl. S. 87).

4. Stupor, allgemeine Hemmung bis zu schlafähnlichem Verhalten (vgl. S. 77). Nach Anfällen direkt somnolentes Wesen mit Schwerbesinnlichkeit. Plötzliche Erregungen möglich. Erinnerung meist sehr lückenhaft.

Diese verschiedenen Arten der transitorischen Bewusstseinsstörung bei Epileptischen können sich kombinieren, namentlich mischen sich öfters Stupor und Delirien, und durch stärkeres Hervortreten von Beziehungs- und Verfolgungswahnideen bei depressiven Verstimmungen kommt es zu akuten paranoiaähnlichen Zuständen (vgl. S. 134).

Sehr selten ist die Entwicklung einer chronischen Paranoia epileptica aus solchen anfallsweisen Geistesstörungen heraus.

Untersuchung auf Epilepsie.

Anamnese: Zu fragen nach epileptischen Antezedentien, namentlich nach Krämpfen, Ohnmachten, Schwindelanfällen. Plötzlicher Ausbruch einer Psychose im Anschluss an krampfartige Erscheinungen?

Status som.: Charakteristisch ist der epileptische Krampfanfall (siehe S. 70). Nach einem solchen kann Pupillenstarre noch mehrere Stunden bestehen bleiben (selten!). Es finden sich ferner nach dem Anfall öfters Zungenbisse, Ekchymosen im Gesicht, Babinski, Andeutung von Fussklonus. In der epileptischen Verwirrtheit besteht meist Analgesie, zuweilen auch amnestische Aphasie (S. 41) und Perseveration (S. 43). Bisweilen blitzartiges Zucken im Gesicht, Ataxie, Taumeln, stotternde, stockende, lallende Sprache, Eiweiss im Urin. Im Petit mal-Anfalle kommt es zu Erblassen oder Erröten, Zittern, Schweissausbruch, Verdrehen der Augen.

Status psych.: Rascher Anstieg und Ablauf der Erregung mit heftigster Zornmütigkeit. In der Verwirrtheit meist schwerste Inkohärenz mit sinnlosen, unzusammenhängenden Aeusserungen. Im Delir oft hypochondrische und religiöse Gedankengänge; Angst und grosse Gewalttätigkeit. Vielfach werden rote Farbe (Blut, Feuer) und andrängende konzentrische Massen halluziniert.

Differentialdiagnose bei epileptischen Psychosen.

Am meisten ausschlaggebend ist der Nachweis der epileptischen Grundlage, eventuell durch die Anamnese: Krämpfe, Schwindelanfälle. Doch kann auch die Form der psychischen Störung charakteristisch genug sein, die Diagnose sehr wahrscheinlich zu machen.

Bei jeder Spätepilepsie denke man stets auch an ein organisches Leiden, wie Dementia paralytica, Arteriosklerose des Gehirns, Tumor oder Lues cerebri usw. und untersuche sorgfältig körperlich (Augenspiegel, Lumbalpunktion, Wassermann). — Zu beachten auch das Vorkommen vereinzelter epileptoider Krampfanfälle nach Aufregungen, ohne dass sich jemals die für genuine Epilepsie charakteristische psychische Veränderung entwickelt (Affektepilepsie).

Gegen Hysterie entscheidet die Art der Krämpfe (siehe S. 70 u. 71), die schwerere Bewusstseinstrübung mit geringer Anpassungsfähigkeit an die Aussenwelt, das mehr triebartig Elementare.

Bei Katatonie kommen epileptiforme Krampfanfälle vor, vereinzelt auch auf der Höhe anderer Psychosen (Amentia, Delirium acutum usw.). In zweifelhaften Fällen muss Verlauf und Ausgang entscheiden.

An Dementia paralytica lassen vielleicht vorübergehend die körperlichen Symptome (vgl. Status som.) denken. Allein Lichtstarre, Sprachstörung usw. sind bei Epilepsie höchstens transitorisch vorhanden, schwinden bald wieder.

Im Delirium tremens, in dessen Beginn auch epileptiforme Krämpfe vorkommen, sind Beschäftigungsdelir, humoristische Stimmung, Tremor und Schweissausbruch vorhanden.

An körperliche Erkrankungen wie Urämie, Eklampsie, Coma diabeticum, Vergiftungen, Hirnerkrankungen aller Art ist bei Krampf- und Stuporzuständen stets zu denken.

Dementia paralytica (Progressive Paralyse).

Organische Erkrankung des Zentralnervensystems, namentlich der Grosshirnrinde, infolge alter Lues (Spirochäten im Gehirn!) Mikroskopisch: Entzündliche Infiltration der Pia und der Gehirngefässwände mit Plasmazellen, ausgedehnte Erkrankung der Ganglienzellen, Zerfall der Markscheiden, Wucherung der Glia, Stäbchenzellen. Makroskopisch: Atrophie des Gehirns, Hydrocephalus, Ependymitis granulosa, chronische Leptomeningitis und Pachymeningitis. Dazu Strangdegenerationen im Rückenmark.

Aetiologie: Die eigentliche und daher regelmässig vorhandene Ursache ist Syphilis. Gewöhnlich wurde dieselbe bereits vor etwa 6—15 Jahren erworben; in Fällen juveniler Paralyse handelt es sich um ererbte Syphilis.

Als Hilfsursachen kommen vielleicht in Frage Ueberarbeitung, Gemütserregung, Potus, Trauma. Die äusseren Schädlichkeiten können den letzten Anstoss zum Ausbruch geben. Meist tritt Paralyse im Alter zwischen 30 und 50 Jahren auf; sie kommt aber überall, selbst bei Kindern und Greisen vor. Bei Männern ist sie häufiger als bei Frauen. Oft gleichzeitig bei beiden Ehegatten (konjugale Paralyse).

Beginn: Das Leiden setzt meist allmählich im Laufe von Monaten ein mit Vorboten wie Nervosität, Kopfweh, Schlaflosigkeit, hypochondrischen Empfindungen, Depression (Neurasthenisches Vorstadium). Oder mit Schwindelanfällen, epileptiformen Krämpfen, apoplektiformen Ohnmachten; auch mit passageren Lähmungen der Extremitäten, der Augenmuskeln (Doppelsehen), mit kurzdauernden Aphasien. Oefters beobachtet man schon früh Blasenlähmung, Impotenz, lanzinierende Schmerzen, Gürtelgefühl und Krisen wie bei Tabes dorsalis. Praktisch wichtig sind plötzliche Angstanfälle mit Selbstmordversuchen, Neigung zu grossen Geldausgaben, Verlust des Anstandsgefühls, Wutausbrüche. Seltener beginnt die Krankheit mehr akut mit gehäuften schweren Krampfanfällen (Status paralyticus), mit einem Verwirrtheits- oder einem maniakalischen Erregungszustande.

Verlauf: Charakteristisch ist die Ausbildung schwerster Verblödung, bald rasch, bald langsam in Jahren. Die Abnahme der Geisteskräfte tritt zutage in Erschwerung der Auffassung, Vergesslichkeit, Urteilsschwäche, Energielosigkeit, Stumpfheit. Ueberraschend sind meist die Interesselosigkeit für Vorgänge der Aussenwelt und die Einsichtslosigkeit für die eigene Lage: Blöde Euphorie. (Siehe Seite 75.)

Aeusserlich verläuft die Krankheit sehr verschieden: Es kommen vor stille Verblödung, deliriöse Verwirrtheits-

und Aufregungszustände, katatonischer Stupor, Verfolgungswahn mit Sinnestäuschungen, manische, melancholische, hypochondrische Zustandsbilder usw. Als klassische Form gilt kolossaler Grössenwahn mit heiterer Erregung. Beachtenswert sind rascher Stimmungswechsel, Unsauberkeit, Triebhandlungen.

Gleichzeitig treten mit grosser Regelmässigkeit charakteristische körperliche Lähmungserscheinungen auf. Vor allem finden sich früher oder später in fast allen Fällen reflektorische Pupillenstarre und artikulatorische Sprachstörung: Silbenstolpern, Häsitieren, Mitbewegungen im Gesicht; dazu entsprechende Schriftstörung (vgl. S. 44 und 83).

Ferner: Veränderung des Kniephänomens in Form von hochgradiger Steigerung oder aber von Fehlen desselben (Westphalsches Zeichen). Lymphozytose und Eiweissvermehrung (Globulin) in der Spinalflüssigkeit (vgl. S. 65).

Absolute Pupillenstarre (mit Fehlen der Konvergenzreaktion) ist bei Paralyse selten, kommt aber vor.

In zweiter Linie sind zu nennen als oft erste Anzeichen der Krankheit, wenn auch allein nie beweisend, Ungleichheit und Entrundung der Pupillen, träge Lichtreaktion bei guter Konvergenzreaktion, Facialisdifferenz (Hängen eines Mundwinkels, geringere Bewegung einer Mundhälfte beim Sprechen und Verstrichensein der Nasolabialfalte), Lähmungen äusserer Augenmuskeln, Opticusatrophie. Ausserdem bemerkt man häufig grobschlägiges Zittern der Zunge, ataktischen oder spastisch-paretischen Gang (vgl. S. 54), Störungen von Tast- und Schmerzgefühl, besonders an den Unterschenkeln.

Bei Dementia paralytica ist fast stets das Rückenmark beteiligt. Seitenstrangsaffektion macht spastische Paraparese der Beine mit Steigerung des Kniephänomens, Hinterstrangsaffektion (wie bei Tabes) macht Atonie, Ataxie, Fehlen der Sehnenreflexe, Sensibilitätsstörungen, Romberg.

Möglich sind epileptiforme und apoplektiforme Anfälle, auch mit nachfolgenden Lähmungen (Mono- und Hemiparese), Hemianopsie und Aphasie, die sich meist bald zurückbilden; ferner choreiforme und athetoseartige Bewegungen. Häufen sich die Krampfanfälle, spricht man von Status paralyticus. Trophische Störungen schaffen Disposition zu Othämatom (S. 19) und Dekubitus (S. 57). Es besteht

Neigung zu Knochenbrüchen und Arthropathien (S. 55). Selten sind Fussklonus und Babinski.

Die Wassermannsche Reaktion pflegt fast stets in Blut und Liquor positiv auszufallen. (Vgl. S. 68.)

Lebt der Kranke lange genug, entwickelt sich schliesslich das sogenannte Terminalstadium, ein Zustand tiefster Verblödung mit völligem körperlichen Siechtum und weitgehenden Lähmungen und Kontrakturen der Extremitäten, Unsauberkeit und den geschilderten trophischen Störungen.

Gewöhnlich unterscheidet man folgende Hauptverlaufsarten:

I. Typische Paralyse:

1. Einfach demente Form: Stilles Verblöden bei gleichzeitiger Ausbildung der körperlichen Erscheinungen.

2. Expansive Form: Manieartiges Zustandsbild mit blühendem Grössenwahn. (Sogenannte klassische Form.) Die körperlichen Symptome treten manchmal erst später deutlich hervor, so dass anfangs Verwechslungen mit der Manie vorkommen.

3. Depressive Form: Hypochondrisch-melancholische oder persekutorische Ideen stehen anfangs im Vordergrunde, doch macht sich gewöhnlich bald die grosse Urteilsschwäche bemerkbar. Dazu kommen dann noch die körperlichen Symptome.

Seltener sind ausgesprochen katatonische Zustandsbilder und delirante Episoden.

II. Atypische Paralyse (seltener);

1. Galoppierende oder foudroyante Form: Akuter Beginn mit Verwirrtheit und heftiger Tobsucht; rasch tödlicher Ausgang.

2. Lissauersche Form mit Herderscheinungen: Cerebrale Symptome (Aphasie, Hemianopsie, Mono- und Hemiplegien usw.) oder cerebellare stehen im Vordergrund. Erst allmählich entwickelt sich die Demenz. Verlauf in Schüben.

3. Taboparalyse = aszendierende Form: Zu einer, vielleicht viele Jahre lang bestehenden Tabes tritt die Paralyse hinzu.

4. Juvenile resp. infantile Paralyse = Frühform. Beginn meist zwischen 12. und 15. Jahre auf dem Boden kongenitaler Lues. Vielfach minderwertige Veranlagung. Beide Geschlechter gleich häufig befallen.

Prognose: Stets tödlicher Ausgang. In der Regel beträgt die Krankheitsdauer 1—3 Jahre, selten viel mehr; doch ganz ausnahmsweise auch 6—10 Jahre und darüber. Weitgehende Remissionen von jahrelanger Dauer sind möglich.

Therapie: Jodkali und Hg-Kur nutzlos. Salvarsan ist bei gutem Kräftezustande vorsichtig zu versuchen. Neuerdings hat man auch Tuberkulin und Natrium nucleinicum eingespritzt, um Fieber und Hyperleukozytose zu erzeugen. Im übrigen kommen Ueberwachung, Pflege, Bekämpfung der Unruhe und der trophischen Störungen in Betracht.

Untersuchung auf Paralyse.

Anamnese: Zu forschen nach überstandener Lues: Jetzige oder frühere syphilitische Erscheinungen bei den Kranken oder deren Gatten (auch Paralyse oder Tabes des Gatten, Aborte der Ehefrau sind von Bedeutung). Sind geistiger Verfall oder Charakterveränderung bemerkt?

Wertvoll zur Ergänzung der Lues-Anamnese ist die Wassermannsche Serodiagnostik! Doch beweist negativer Ausfall im Blut wenig.

Status som.: Ausschlaggebend ist reflektorische Starre der Pupillen (vgl. S. 24), wenn sie im Verein mit artikulatorischer Sprachstörung (S. 38) auftritt. Auch auffallende Trägheit der Lichtreaktion ist höchst verdächtig. Sehr wichtig sind Lymphozytose und Eiweissvermehrung (Globulin) in der Lumbalflüssigkeit (S. 65), ferner hochgradige Steigerung oder Fehlen des Kniephänomens (S. 50). Wegen der übrigen Symptome vergleiche unter Verlauf.

Status psych.: Neben etwa vorhandenen Affektstörungen, wie vor allem unbändigem Glücksgefühl oder blöder Euphorie, seltener Angst, Niedergeschlagenheit, neben Wahnvorstellungen, besonders Grössenideen, seltener hypochondrischen Gedanken und Kleinheitswahn, neben Sinnestäuschungen usw. kommt in erster Linie die Untersuchung auf erworbenen Schwachsinn in Betracht (siehe S. 110): auf Gedächtnisschwäche, Urteilslosigkeit, Verlust der ethischen Vorstellungen.

Differentialdiagnose bei Paralyse.

Arteriosklerotische Demenz: Auftreten mehr nach den 50er Jahren. Meist Rigidität und Schlängelung von A. radialis und temporalis — doch nicht immer werden diese Gefässgebiete bei Arteriosklerose der Gehirngefässe gleichzeitig befallen, während umgekehrt bei sonst ausgedehnter Arteriosklerose das Gehirngebiet frei bleiben kann —. Durch Thrombosen und Erweichungen im Gehirn kommt es mit der Zeit zu stärkeren und bleibenden Lähmungen. Sehr selten reflektorische Pupillenstarre, nicht Silbenstolpern, sondern höchstens Dysarthrie (S. 38), weder Lymphozytose noch Eiweissvermehrung im Liquor. Kein Wassermann (ausser im Blut, wenn Lues voraufging). Kniephänomene oft different oder gesteigert, doch sehr selten aufgehoben. Psychisch mehr partielle Demenz mit Krankheitsgefühl und meist Niedergeschlagenheit.

Alkoholdemenz: Anamnese! Zeichen von chronischem Alkoholismus (Tremor, Neuritis). Kniephänomene nicht gesteigert, eher aufgehoben. Keine Lymphozytose, keine Eiweissvermehrung oder Wassermann im Liquor. Mässige Sprachstörung ist höchstens bei sogenannter Alkoholparalyse und Delirium tremens, Pupillenstarre (selten und dann meist absolute) nur bei ersterer vorhanden. Hier erfolgt rasche Besserung der Geistesschwäche unter Abstinenz.

Lues cerebri: Meist erst kürzlich überstandene oder frische Lues. Häufiger Augenmuskelstörungen und absolute statt reflektorischer Pupillenstarre. Gelegentlich Stauungspapille. Keine typische Sprachstörung. Geringerer Schwachsinn, oft gutes Gedächtnis. Grosse Unbeständigkeit aller Symptome. In der Regel weitgehende Besserung durch Hg und Jod resp. Salvarsan.

Trotz vorhandener starker Lymphozytose der Spinalflüssigkeit und meist positivem Ausfall der Blutserumreaktion nach Wassermann erweist sich die letztere Reaktion in der Spinalflüssigkeit gelegentlich negativ im Gegensatz zur Paralyse.

Tabes dorsalis ist ein Rückenmarksleiden, das an sich nicht zur Demenz führt, sich aber gelegentlich mit paranoider Wahnbildung verbindet. Zur Tabes kann im Laufe der Zeit eine Dementia paralytica hinzutreten. (Beide Krankheiten sind nach Aetiologie und Pathogenese nahe verwandt.) Keine Sprachstörung.

Bei multipler Sklerose, Huntingtonscher Chorea, Dementia posttraumatica fehlt das Silbenstolpern, und reflektorische Pupillenstarre bildet die grösste Ausnahme. Im übrigen (Fehlen von Liquorveränderungen) siehe dort!

Zu Verwechslungen geben gelegentlich toxische Erkrankungen Veranlassung, die vorübergehend ähnliche klinische Bilder hervorbringen: Pseudoparalysen. Neben dem Alkohol kommt vor allem das Morphium (vergl. S. 155) in Betracht, dann Brom, Veronal, Blei usw. Auch Diabetes kann zeitweise ähnliche psychische Störungen bedingen. Stets fehlen die charakteristischen Veränderungen in der Spinalflüssigkeit.

Wichtig ist für die frühzeitige Erkennung der Dementia paralytica, dass man bei jeder Neurose und Psychose einen sorgfältigen somatischen Status erhebt, namentlich Pupillen und Sprache mehrfach prüft! Wo die Möglichkeit gegeben ist, untersuche man das Blut auf Wassermann und rate in allen Zweifelsfällen zur Lumbalpunktion! Verwechslungen des Vorstadiums mit blosser Neurasthenie sind sonst sehr häufig.

Arteriosklerotische Demenz (Arteriosklerose des Gehirns).

Organische Hirnerkrankung ohne entzündliche Erscheinungen. Herdförmiger Untergang von Nervengewebe entsprechend dem Laufe der erkrankten Gefässe. Gliose. Thrombotische Erweichungen.

Aetiologie: Angeschuldigte Ursachen sind Anlage, Lues. Alkohol, Kaffee, Tabak, körperliche und geistige Ueberanstrengungen, Gemütserregungen, unzweckmässige Lebensweise, Gicht, Diabetes, Störungen der inneren Sekretion.

Gewöhnlich nach den 50er Jahren, selten schon in den 40er Jahren oder noch früher. Meist — doch nicht immer — allgemeine Arteriosklerose: Rigidität und Schlängelung der fühlbaren Arterien (Radialis, Temporalis) und entsprechender Befund an den Gefässen des Augenhintergrundes.

Durch arteriosklerotische Schrumpfniere gelegentlich Albuminurie. Oft Herzstörungen (Coronar- und Aortensklerose). Zucker im Urin möglich. Blutdruck kann gesteigert sein.

Anamnese: Die ersten Symptome sind Kopfschmerz, Schlaflosigkeit, Schwindel, Flimmern, Ohrensausen, Vergesslichkeit, Reizbarkeit, Abnahme der geistigen Regsamkeit und Leistungsfähigkeit. Allmähliche Entwicklung in Jahren.

Status som.: Durch Thrombosen und Erweichungen im Gehirn, seltener Blutungen, entstehen Lähmungen im Gebiete der Hirnnerven oder Hemiplegie, homonyme Hemianopsie (S. 30), Aphasie (S. 39), Apraxie (S. 43) usw. Im Anfang bestehen mehr Symptome von anfallsweisem Charakter, später dauernde Ausfallserscheinungen. Häufige apoplektiforme Insulte, zuweilen Krämpfe. Vielfach entwickelt sich allmählich spastisch-paretischer Gang mit Fussklonus, auch oft Babinski. Geringgradige Opticus-Atrophie (siehe S. 29), Blasenstörungen, Neigung zu Dekubitus. Oefters Schlucklähmungen und bulbäre oder verlangsamte Sprache (siehe S. 38).

Status psych.: Geistige Schwäche mehr partieller Art mit ausgesprochenem Krankheitsgefühl, weinerlichem Wesen, Reizbarkeit, Gedächtnisschwäche inkl. Merkunfähigkeit, rascher Ermüdbarkeit, Zwangsweinen.

Seltener und nur episodisch Wahnideen, Sinnestäuschungen, Verwirrtheit, stärkere Erregungen (hauptsächlich im Anschluss an apoplektiforme Insulte und Krampfanfälle).

Mitunter Entwicklung von Spätepilepsie. (Vgl. S. 159.)

Differentialdiagnostisch kommt vor allem Dementia paralytica in Betracht (siehe dort).

Vor Verwechselungen mit Neurasthenie schützen die zerebralen Herderscheinungen, der geistige Rückgang.

Mit Dementia senilis kommen Mischformen vor.

An Delirium und Amentia erinnernde Bilder können die Erregungs- und Verwirrtheitszustände darbieten, die vorübergehend auf dem Boden der Hirnarteriosklerose sich entwickeln.

Das weinerliche Wesen lässt häufiger an Melancholie denken (vgl. S. 129). Wichtig Anamnese! Auch paranoide Bilder werden beobachtet.

Dementia senilis.

Organische Hirnerkrankung teils durch einfachen Altersschwund des Gewebes, teils durch arteriosklerotische Veränderungen. Oft sogenannte Drusenbildung in der Rinde.

Aetiologie: Auftreten im Greisenalter. Meist allmähliches Nachlassen der geistigen Fähigkeiten und auffallende Aenderung des Charakters. Doch können auch äussere Schädlichkeiten einen rascheren Ausbruch des Leidens bedingen.

Es gibt auch eine präsenile Demenz, die sich schon im 5.—6. Jahrzehnt bemerkbar macht. Als Alzheimersche Krankheit bezeichnet man eine seltene, äusserst schwere präsenile Verblödungsform in den 40er Jahren mit epileptiformen Anfällen, Logoklonie (siehe S. 39), später Stummheit. (Anatomisch: Ganglienzellerkrankung, Drusen, Atrophie.)

Beginn der senilen Demenz: Neben Gedächtnisstörung (besonders für die Jüngstvergangenheit) und Urteilsschwäche entwickeln sich Pedanterie, Geschwätzigkeit, Eigensinn, Misstrauen, Reizbarkeit, Egoismus, Abstumpfung der sittlichen Gefühle, auch wohl mit Steigerung der Libido sexualis.

Nervöse Erscheinungen wie bei Arteriosklerose kommen vor: Schwindel, Ohnmachten, Kopfweh, Schlaflosigkeit usw.

Verlauf: Das Symptom der geistigen Schwäche beherrscht das Krankheitsbild. Auffassungskraft und Gedächtnis nehmen immer mehr ab, namentlich die Merkfähigkeit für neue Erlebnisse leidet. Der Kranke wird unordentlich, unsauber, beschmutzt sich mit Kot und Urin. Kindische Heiterkeit und Geschwätzigkeit, weinerliche Rührseligkeit wechseln mit misstrauischer Verdrossenheit, auffallender Teilnahmslosigkeit oder ausgesprochener Bösartigkeit. Hypochondrische, melancholische, paranoische Wahnideen und Sinnestäuschungen (Furcht, bestohlen zu werden), delirante

Episoden, heftige Verwirrtheitszustände, Grössenwahn können sich einstellen.

Schliesslich bildet sich tiefe Verblödung aus.

Zweckmässig unterscheidet man eine einfache Form von der komplizierten, bei der sich zum Bilde der Dementia senilis infolge von Erweichungsherden (Arteriosklerose) zerebrale Herdsymptome hinzugesellen. Doch können z. B. anamnestische Aphasie, Paraphasie, Apraxie u. dergl. schon infolge umschriebener stärkerer Hirnatrophie ohne Erweichung zustande kommen.

Prognose: Stets ungünstig. Doch können Remissionen auftreten.

Therapie: Häusliche Pflege, wenn nicht Erregungszustände oder Selbstmordgefahr strenge Ueberwachung erfordern, oder vorgerücktes Siechtum besteht.

Die sogenannte Presbyophrenie ist nur eine besondere Form der Dementia senilis, bei welcher die schwere Störung der Merkfähigkeit mit weitgehenden Erinnerungslücken und Konfabulationen im Vordergrunde steht, ähnlich wie bei der Korsakowschen Psychose (vgl. S. 151).

Hier findet sich mikroskopisch besonders reichliche Drusenbildung in der Gehirnrinde.

Untersuchung auf Dementia senilis.

Anamnese: Alter (6. oder 7. Jahrzehnt), Vergesslichkeit, Charakterveränderung, Versagen im Berufe, Verkehrtheiten.

Status som.: Seniler Habitus (welke Haut, ergraute Haare, Abstumpfung der Sinnesorgane, gebeugte Haltung, Tremor, trippelnder und unbehilflicher Gang, Sphinkterenschwäche), Miosis und schlechte Reaktion der Pupillen, Arcus senilis.

Oefters besteht Paraparese der Beine, Steigerung der Sehnenreflexe, auch wohl Spasmen; seltener Fehlen der Sehnenreflexe. Neigung zu Dekubitus! Schliesslich allgemeiner Marasmus senilis. Ueber trepidante Abasie siehe S. 54!

Durch komplizierende Arteriosklerose werden die mannigfachsten Herderscheinungen verursacht. (Siehe dort!)

Status psych.: Prüfung des Gedächtnisses, zumal der Merkfähigkeit (siehe S. 108) und des Urteils sowie der ethischen Vorstellungen (S. 110 usw.). Feststellung etwaiger Wahnideen, Sinnestäuschungen usw. (vgl. Verlauf).

Differentialdiagnose bei Dementia senilis.

Nicht jede Psychose, die im Greisenalter auftritt, darf ohne weiteres als senile Demenz angesprochen werden!

Manie und Melancholie führen nicht zu geistiger Schwäche. Selten tritt hier der erste Anfall im Greisenalter auf. Meist sind schon frühere Anfälle voraufgegangen.

Dementia paralytica ist selten nach dem 60. Jahre. Die somatischen Erscheinungen, namentlich Sprachstörung und Lymphozytose nebst Eiweissvermehrung und Wassermann im Liquor gestatten die Unterscheidung (vgl. S. 165).

Arteriosklerotische Demenz: In reinen Fällen bleiben lange Zeit umfangreichere Reste der ursprünglichen Persönlichkeit erhalten. Doch kommen Mischformen und Grenzfälle vor, wo nur das Alter entscheidet.

Exazerbationen im Verlaufe der senilen Demenz können vorübergehend der Amentia, Paranoia acuta und Katatonie ähneln. Echte Katatonie des höheren Alters, die nicht ganz selten vorkommt, ist schwer abzugrenzen. Amentia setzt eine eingreifende äussere Ursache, zumal fieberhafte Erkrankung voraus.

Geistesstörungen bei Lues cerebri.

Aetiologie: Syphilitische Infektion vor Wochen oder Monaten, eventuell vor 1—2 Jahren, selten schon früher bis vor 10 Jahren. Hilfsursachen sind Alkohol, Ueberanstrengungen, Aufregungen, Kopftrauma u. dergl. Bei Kindern hereditäre Lues!

Beginn: Häufig zeigen sich zuerst heftiger nächtlicher Kopfschmerz, Schwindel und Erbrechen. Doch können alle Vorboten fehlen.

Verlauf: Im Sekundärstadium der Lues finden sich hauptsächlich meningitische Reizerscheinungen. Im Laufe der spezifischen Behandlung können sich gelegentlich Aufregungszustände und katatonische Krankheitsbilder zeigen. Im Tertiärstadium sind die Symptome sehr verschieden, je nach dem Sitze des luetischen Gehirnprozesses, und wechseln auch ausserordentlich. (Vgl. S. 166.)

1. Rein gummöse Form der Lues cerebri: Somatische und psychische Symptome wie bei Tumor cerebri (siehe S. 172); doch guter Erfolg von Hg und Jod!

2. Meningitisch-gummöse Form der Lues cerebri.

Somatisch: Bei basilarem Sitze je nach Ausbreitung Neuritis optica, Opticusatrophie oder Stauungspapille, Hemianopsie, Anosmie, Augenmuskellähmungen, oft absolute Pupillenstarre, ferner gelegentlich Keratitis neuroparalytica, periphere Facialislähmung.

Bei Sitz an der Konvexität: Aphasien, Monoplegien von Arm und Bein, lokalisierte Athetose oder Chorea, Jacksonsche Epilepsie (vgl. S. 71), gelegentlich umschriebene Klopfempfindlichkeit des Schädels.

Psychisch: Nervöse Beschwerden, mässige Demenz mit Gedächtnisschwäche und Apathie. Dazu Anfälle von Bewusstlosigkeit, deliranten Erregungen mit Sinnestäuschungen, Grössen- und Verfolgungsideen, von Verwirrtheit mit Inkohärenz, depressiven Verstimmungen.

3. Vaskuläre (endarteriitische) Form der Lues cerebri.

Somatisch: Hemiplegien, Hemianästhesien, Aphasien, bulbäre Sprache, Schluckstörung, flüchtig oder dauernd; dazu apoplektiforme und epileptiforme Anfälle.

Psychisch: Mässige Demenz, zuweilen Ausbildung schwerer Merkunfähigkeit und Erinnerungsausfall und Konfabulationen, wie bei Korsakowscher Psychose (vgl. S. 151). Episodisch Verwirrtheit, Dämmerzustände und halluzinatorische Erregungen. Auffallende Remissionen.

4. Lues cerebrospinalis.

Das Rückenmark kann stets bei Lues cerebri mitbeteiligt sein: Bald mehr die Hinterstränge, bald mehr die Seitenstränge. (Vgl. das bei Dementia paralytica darüber Gesagte, S. 163). Im letzteren Falle entsteht ein der multiplen Sklerose sehr ähnliches Bild. Die Beteiligung der Meningen führt zu Wurzelsymptomen, Schmerzen und Atrophien.

Alle die verschiedenen hier aufgeführten Formen von Lues cerebri können sich mannigfach kombinieren.

Prognose: Bei entsprechender Behandlung ist Heilung zu erwarten, je nach den Zerstörungen, die bereits gesetzt sind, mit oder ohne Defekt. Sonst tödlicher Verlauf.

Therapie: Hg-Kur und Jodkali. Salvarsan intravenös.

Untersuchung auf Lues cerebri.

Anamnese: Forschen nach voraufgegangener Syphilis. (Siehe Anamnese bei Paralyse!)

Status som.: Lymphozytose und Trübung der Spinalflüssigkeit bei der Eiweissprobe (siehe S. 65). Wassermannsche Reaktion meist in Blut und Liquor positiv. (Siehe S. 68.) Wichtig ist Pupillenstarre, zumal absolute (S. 24). Stets ist der Augenhintergrund zu untersuchen (S. 29), das Gesichtsfeld aufzunehmen (S. 29), auf Augenmuskelstörungen zu achten. Oefters findet sich auffallende Differenz in der beiderseitigen Stärke des Kniephänomens.

Sind sonstige Zeichen von Lues nachweisbar?

Status psych.: Partielle geistige Schwäche. Wechselnde psychotische Erscheinungen möglich.

Differentialdiagnose bei Lues cerebri.

Hier kommt vor allem die Abtrennung von Dementia paralytica (siehe S. 166) und von multipler Sklerose (siehe S. 173) in Betracht. In erster Linie handelt es sich stets um die Feststellung der körperlichen Symptome.

Geistesstörungen bei Gehirntumoren.

Anamnese: Kopfschmerz, Schwindel, Erbrechen, besonders bei Lageänderungen. Eventuell Taumeln, schlechtes Sehen usw.

Status som.: Meist Stauungspapille und Pulsverlangsamung, erhöhter Druck der Spinalflüssigkeit. Cerebrale bzw. cerebellare Herderscheinungen je nach Sitz des Tumors. Fehlen von Kornealreflex beachten! (Seite 32.) Augenmuskel- und Facialisstörungen usw. Gleichgewichtsstörungen. Besonders bei Abszess oft umschriebene Klopfempfindlichkeit des Schädels, hier eventuell auch Fieber. — Epileptiforme Anfälle können auftreten.

Status psych.: Somnolenz, doch keine Verblödung: Die Kranken schlafen viel, sind schwerbesinnlich, aber vorübergehend zu wecken und geordnet. Episodisch kommen allerdings Verwirrtheits- und Erregungszustände vor, auch Beziehungswahnideen und Sinnestäuschungen. Bei Störung der Merkfähigkeit kann sich ein der Korsakowschen Psychose ähnliches Bild entwickeln. Witzelsucht, auch Moria genannt, sollte Verdacht auf Tumor des Stirnhirns erregen (?). Bei Balkentumoren sind die psychischen Ausfallserscheinungen schwerer.

Geistesstörungen bei multipler Sklerose.

Anamnese: Beginn meist im 2. oder 3. Dezennium, allmählich. Doch auch noch bis zum 45. Jahre. Selten bei Kindern. Als Veranlassung gelten Veranlagung, Infektionskrankheiten, Intoxikationen, Trauma, Ueberanstrengung. Vermutlich exogene Ursache (Infektion? Gift?).

Status som.: Nystagmus. Temporale Abblassung der Papillen. Abduzenslähmung. Skandierende, langsame Sprache. Intentionstremor (S. 48). Fehlen der Bauchdeckenreflexe. Spastische Paraparese der Beine. Hochgradige Steigerung der Kniephänomene und Achillessehnenreflexe, Patellarklonus und Fussklonus, Babinski (S. 53), Blasenstörungen, Parästhesien, flüchtige Anästhesien. Zuweilen Schwindel, apoplektiforme und epileptiforme Anfälle (Fieber). Geringe oder fehlende Lymphozytose (S. 65), keine deutliche Trübung bei der Eiweissprobe.

Status psych.: Euphorie. Zwangslachen und Zwangsweinen. Meist allmähliche Ausbildung einer eigenartigen Demenz: Urteilsschwäche, Vergesslichkeit, kindisch-egoistisches Wesen öfters mit Verlust der höheren sittlichen Vorstellungen, doch ohne Einbusse des Interesses für die Umgebung.

Im Beginn episodische Erregungen, Delirien, einzelne Sinnestäuschungen, flüchtige hypochondrische und Verfolgungsideen möglich; später zuweilen vorübergehend kritikloser Grössenwahn, aber ohne lebhafteren Affekt.

Differentialdiagnostisch kommt vor allem Lues cerebrospinalis in der Form der Pseudosclerosis in Betracht. Dabei meist totale Pupillenstarre und hemianopische Erscheinungen; ausserdem stets starke Lymphozytose im Liquor cerebrospinalis und ausgesprochene Trübung bei der Magnesiumsulfatprobe. Wassermann im Blut, zuweilen im Liquor positiv.

Bei Dementia paralytica finden sich reflektorische Pupillenstarre, Silbenstolpern und gewöhnlich starke Lymphozytose sowie deutliche Trübung bei der Eiweissprobe. Wassermann im Blut und Liquor.

Geistesstörungen bei Paralysis agitans (Parkinsonscher Krankheit).

Die Intelligenz leidet meist nicht. Dagegen kann es zu hypochondrischer Depression kommen oder paranoischem Beeinträchtigungswahn, grosser Reizbarkeit.

Somatisch: Zittern und Schütteln, Pillendrehen. (Siehe S. 48.) Muskelrigidität, Propulsion und Retropulsion. (Siehe S. 54.) Mikrographie (S. 44).

Traumatische Geistesstörungen.

Ueber die sogenannte traumatische Neurose oder Neuropsychose siehe S. 131 unter Neurasthenie.

Anamnese: Begünstigend wirken Disposition, Alkohol, Lues, Arteriosklerose. Das ursächliche Kopftrauma ist meist schwer gewesen, z. B. Schädelbruch, hat vielleicht Bewusstlosigkeit, Erbrechen, Pulsverlangsamung als Zeichen von Commotio cerebri hervorgerufen. (Beim Erwachen aus der Bewusstlosigkeit zuerst Kopfschmerz, Schwindel, oft retrograde Amnesie.)

Somatisch: Oefters Lähmungen einzelner Hirnnerven, z. B. des Facialis, eine nicht charakteristische Sprachstörung (mehr langsam, verwaschen) mit Beben der Gesichtsmuskulatur, auch wohl epileptiforme Anfälle. Selten doppelseitige (meist absolute) Pupillenstarre, öfter Pupillenträgheit. Sehr vereinzelt myotonische Konvergenzreaktion (siehe S. 26). Mitunter Steigerung der Kniephänomene. Neigung zu starkem Erröten und Erblassen.

Psychisch: Nach Commotio erst Somnolenz und deliriöse Verwirrtheit. Dann Störung der Merkfähigkeit, eventuell mit Erinnerungslücken und Konfabulationen wie bei Korsakowscher Psychose (vgl. S. 151). Schlaffheit. Intoleranz gegen Alkohol. Selten Uebergang in eine dauernde geistige Schwäche, Dementia posttraumatica, auf deren Boden sich episodisch Verwirrtheitszustände entwickeln können. Meist Besserung oder Genesung.

Ausserdem können sich direkt oder nach längerer Zeit andere Psychosen und nervöse Zustände an ein Kopftrauma anschliessen. Wichtig ist besonders die traumatische Epilepsie, bei der dann die Auraerscheinungen mit Vorliebe von der Läsionsstelle ausgehen.

Differentialdiagnostisch kommt vor allem Dementia paralytica in Betracht. Hier finden sich aber reflektorische Pupillenstarre, typisches Silbenstolpern, öfters Fehlen der Kniephänome; unaufhaltsam fortschreitende Verblödung; ferner Lymphozytose und Trübung der Spinalflüssigkeit bei der Eiweiss-Probe; Wassermann im Blut und Liquor positiv.

Die traumatische Entstehung einer Geistesstörung wird in erster Linie durch den zeitlichen Zusammenhang zwischen schwerer Kopfverletzung und Auftreten der ersten psychischen Krankheitserscheinungen bewiesen.

Parhedonien (Qualitative Aberrationen des Geschlechtstriebs).

Verirrungen des Geschlechtstriebes, sogenannte Perversitäten, können Teilerscheinungen einer Psychose sein, die dann unabhängig von der Perversität nachzuweisen wäre, oder sie können im vorübergehenden Dämmerzustande verübt werden (z. B. manchmal der Exhibitionismus; siehe unten!), aber sie kommen auch alle bei Geistesgesunden zur Beobachtung. Vielfach handelt es sich um nervöse oder geistig minderwertige Menschen, sogenannte Psychopathen (vgl. Seite 132). Steigerung der Libido durch Alkohol spielt eine grosse Rolle. Dem Inhalt der Verirrung nach unterscheidet man mehr populär:

Homosexualität: Liebe zum gleichen Geschlecht.
a) Uranismus: Unter Männern.
b) Tribadie, lesbische Liebe: Unter Weibern.

Exhibitionismus: Sexuelle Erregung durch Entblössen der Genitalien vor Zuschauern (meist vom anderen Geschlecht).

Fetischismus: Sexuelle Erregung durch ein dem Weibe gehöriges Objekt, wie Stiefel, Schürze, Zopf usw.

Sadismus (aktive Algolagnie): Sexuelle Erregung durch aktive Schmerzerzeugung.

Masochismus (passive Algolagnie): Sexuelle Erregung durch Duldung von Schmerzen.

Sodomie: Sexueller Verkehr mit Tieren.

Wissenschaftlicher ist eine Einteilung nach der Art der Entstehung der Perversität;

1. Konstitutionelle Parhedonien: Infolge krankhafter Anlage, von Jugend auf bestehende Abweichungen. (Sehr selten!)
2. Assoziative Parhedonien: Infolge besonderen Erlebnisses erworben, indem abnorme Assoziationen die Gefühlsbetonung des normalen Sexualakts verdrängen. Meist auf psychopathischer Basis; auch bei Alkoholisten häufiger zu beobachten. — Echte Zwangsvorstellungen (siehe S. 107) sind dabei selten, wären forensisch wichtig, weil sie die Zurechnungsfähigkeit aufheben könnten.
3. Situations-Parhedonien: Durch zufällige äussere Momente (Mangel normaler Befriedigung, Verführung usw.) vorübergehend bedingt; auch bei ganz Gesunden.

III. Anhang.

A. Die für den deutschen Psychiater wichtigsten Gesetzesbestimmungen.

a) Zurechnungsfähigkeit.

§ 51 des Reichs-Strafgesetzbuches (R. St. G. B.).

„Eine strafbare Handlung ist nicht vorhanden, wenn der Täter zur Zeit der Begehung der Handlung sich in einem Zustande von Bewusstlosigkeit oder krankhafter Störung der Geistestätigkeit befand, durch welchen seine freie Willensbestimmung ausgeschlossen war."

Die Frage nach der freien Willensbestimmung hat nichts mit metaphysischen Ueberlegungen zu tun, sondern es soll nur festgestellt werden, ob derjenige normale Zustand geistiger Gesundheit vorhanden war, dem die herrschende Rechtsanschauung die strafrechtliche Verantwortung zuschreibt.

Für Jugendliche kommt ausserdem in Betracht:

§ 56 des R. St. G. B.: „Ein Angeschuldigter, welcher zu einer Zeit, als er das 12., aber nicht das 18. Lebensjahr vollendet hatte, eine strafbare Handlung begangen hat, ist freizusprechen, wenn er bei Begehung derselben die zur Erkenntnis ihrer Strafbarkeit erforderliche Einsicht nicht besass." . . . usw.

Die Beobachtung in der Anstalt wird geregelt durch:

§ 81 der Strafprozessordnung (St. P. O.).

„Zur Vorbereitung eines Gutachtens über den Geisteszustand des Angeschuldigten kann das Gericht auf Antrag eines Sachverständigen nach Anhörung des Verteidigers anordnen, dass der Angeschuldigte in eine öffentliche Irrenanstalt gebracht und dort beobachtet werde...

. . . . Die Verwahrung in der Anstalt darf die Dauer von 6 Wochen nicht übersteigen."

Die Bestimmungen des § 51 R. St. G. B. finden auf das Militärstrafrecht unverändert Anwendung. Ein besonderer Paragraph fehlt daher im Militärstrafgesetzbuche über Zurechnungsfähigkeit.

Dem § 81 der St. P. O. entspricht § 217 der **Militärstrafgerichtsordnung:**

„Zur Vorbereitung eines **Gutachtens** über den **Geisteszustand** eines Beschuldigten, gegen **welchen** die Anklage erhoben **ist**, **kann** der Gerichtsherr auf Antrag eines Sachverständigen **nach** Anhörung des Verteidigers **anordnen**, dass der Angeklagte in eine öffentliche Irrenanstalt **gebracht** und dort beobachtet **werde** . . .

. . . . Die Verwahrung **in** der Anstalt darf die **Dauer** von 6 Wochen nicht übersteigen."

b) Geschäftsfähigkeit.

1. Entmündigung.

§ 6, 1 des Bürgerlichen Gesetzbuches (B. G. B.)

„Entmündigt kann werden: Wer infolge von **Geisteskrankheit** oder von **Geistesschwäche** seine **Angelegenheiten nicht** zu besorgen **vermag.**"

Die Ausdrücke „Geisteskrankheit" und „Geistesschwäche" sind hier lediglich juristischer Natur und haben nichts mit der ärztlichen Diagnose gemein. Der wegen Geisteskrankheit Entmündigte ist völlig geschäftsunfähig und steht dem Kinde unter 7 Jahren rechtlich gleich. Dagegen ist der wegen Geistesschwäche Entmündigte noch beschränkt geschäftsfähig, d. h. er kann mit Einwilligung seines Vormundes heiraten, ein selbständiges Geschäft anfangen usw. Er steht rechtlich dem Minderjährigen, der bereits das 7. Lebensjahr vollendet hat, gleich. Es bezeichnet also „Geisteskrankheit im Sinne des § 6,1. d. B. G. B.", den höheren; „Geistesschwäche im Sinne des § 6, 1. d. B. G. B.", den geringeren Grad geistiger Störung, ganz unabhängig davon, ob medizinisch eine akute Psychose oder eine Demenz resp. Imbezillität vorliegt.

Wünschen die Angehörigen des Patienten **behufs Einleitung** der Entmündigung **ein** Attest, so **genügt in der Regel** eine kurze **Bescheinigung:**

„Zur Vorlage bei dem Kgl. Amtsgericht wird dem . . . . auf seinen Wunsch bescheinigt, dass der heute von mir untersuchte X, geboren am . . zu . . . . ., die ausgesprochenen Zeichen einer Geistesstörung bietet und zur Entmündigung geeignet erscheint."

Erst in dem später **vom** Gericht eingeforderten **ausführlichen** Gutachten **muss auf** den Wortlaut **des** § 6,1 **genau** Bezug genommen **werden.**

§ 6, 3 des B. G. B.

Für nicht geisteskranke Trinker kommt der 3. **Absatz** des § 6 in **Betracht.**

Entmündigt kann werden: Wer infolge von Trunksucht seine Angelegenheiten nicht zu besorgen vermag oder sich oder seine Familie der Gefahr des Notstandes aussetzt oder die Sicherheit anderer gefährdet."

Wird hier ein Arzt überhaupt zugezogen, hat er nur das Vorhandensein der Zeichen des chronischen Alkoholismus oder aber einer krankhaften Intoleranz gegen Alkohol, eventuell dipsomane Neigungen festzustellen.

Im § 6,3 des B. G. B. heisst es dann weiter von jeder Form der Entmündigung:

„Die Entmündigung ist wieder aufzuheben, wenn der Grund der Entmündigung wegfällt."

2. Pflegschaft.

Bei Psychosen, die voraussichtlich rasch ablaufen, genügt gewöhnlich die Einsetzung einer Pflegschaft:

§ 1910, 2 des B. G. B.

„Vermag ein Volljähriger, der nicht unter Vormundschaft steht, infolge geistiger oder körperlicher Gebrechen einzelne seiner Angelegenheiten oder einen bestimmten Kreis seiner Angelegenheiten, insbesondere seine Vermögensangelegenheiten, nicht zu besorgen, so kann er für diese Angelegenheiten einen Pfleger erhalten.

Die Pflegschaft darf nur mit Einwilligung des Gebrechlichen angeordnet werden, es sei denn, dass eine Verständigung mit ihm nicht möglich ist."

Die Unmöglichkeit der Verständigung dürfte bei ausgesprochener Geistesstörung ohne Krankheitseinsicht wohl stets gegeben sein. Das ärztliche Attest hätte dann ungefähr zu lauten:

„Behufs Einleitung einer Pflegschaft wird bescheinigt, dass der . . . aus . . ., geboren am . . . . wegen Geistesstörung seine Angelegenheiten nicht zu besorgen vermag, und dass eine Verständigung mit ihm als Geisteskranken zur Zeit nicht möglich ist."

§ 1920 des B. G. B.

„Eine nach § 1910 angeordnete Pflegschaft ist von dem Vormundschaftsgericht aufzuheben, wenn der Pflegebefohlene die Aufhebung beantragt."

Ferner sind zu merken:

§ 104, 2 des B. G. B.

„Geschäftsunfähig ist: Wer sich in einem die freie Willensbestimmung ausschliessenden Zustande krankhafter Störung der Geistestätigkeit befindet, sofern nicht der Zustand seiner Natur nach ein vorübergehender ist."

§ 105, 2 des B. G. B.

„Nichtig ist auch eine Willenserklärung, die im Zustande der Bewusstlosigkeit oder vorübergehender Störung der Geistestätigkeit abgegeben wird."

§ 2229, 3 des B. G. B.

„Wer wegen Geistesschwäche, Verschwendung oder Trunksucht entmündigt ist, kann ein Testament nicht errichten. Die Unfähigkeit tritt schon mit der Stellung des Antrags ein, auf Grund dessen die Entmündigung erfolgt."

c) Anstaltsbedürftigkeit.

Die Anstaltsbedürftigkeit hat mit den rechtlichen Fragen wie Geschäftsfähigkeit und Zurechnungsfähigkeit nichts zu tun, sondern beruht unter Einhaltung des in den einzelnen Landesteilen üblichen Reglements auf der ärztlich festzustellenden Pflegebedürftigkeit oder Gemeingefährlichkeit eines Geisteskranken.

In dem nur nach persönlicher Untersuchung vom Arzt auszustellenden Notwendigkeitsatteste muss es vor allem heissen, dass der X wegen Geistesstörung der Aufnahme in eine geschlossene Anstalt bedarf.

Für Privatanstalten ist das Attest in der Regel durch einen beamteten Arzt auszustellen.

Die Polizei hat nur für Erhaltung der öffentlichen Ordnung und Sicherheit zu sorgen. Die Reichsgesetzgebung befasst sich nicht mit der Frage der Anstaltsbedürftigkeit.

d) Ehe.

§ 1325 des B. G. B.

Eine Ehe ist nichtig, wenn einer der Ehegatten zur Zeit der Eheschliessung geschäftsunfähig war oder sich im Zustande der Bewusstlosigkeit oder vorübergehender Geistesstörung befand.

Die Ehe ist als von Anfang an gültig anzusehen, wenn der Ehegatte sie nach dem Wegfalle der Geschäftsunfähigkeit, der Bewusstlosigkeit oder der Störung der Geistestätigkeit bestätigt, bevor sie für nichtig erklärt oder aufgelöst worden ist. Die Bestätigung bedarf nicht der für die Eheschliessung vorgeschriebenen Form."

§ 1333 des B. G. B.

„Eine Ehe kann von dem Ehegatten angefochten werden, der sich bei der Eheschliessung in der Person des anderen Ehegatten oder über solche persönliche Eigenschaften des anderen

Ehegatten geirrt hat, die ihn bei Kenntnis der Sachlage und bei verständiger Würdigung des Wesens der Ehe von der Eingehung der Ehe abgehalten haben würden."

§ 1334 des B. G. B.

„Eine Ehe kann von dem Ehegatten angefochten werden, dor zur Eingehung der Ehe durch arglistige Täuschung über solche Umstände bestimmt worden ist, die ihn bei Kenntnis der Sachlage und bei verständiger Würdigung des Wesens der Ehe von der Eingehung der Ehe abgehalten haben würden. Ist die Täuschung nicht von dem anderen Ehegatten verübt worden, so ist die Ehe nur dann anfechtbar, wenn dieser die Täuschung bei der Eheschliessung gekannt hat."

§ 1569 des B. G. B.

„Ein Ehegatte kann auf Scheidung klagen, wenn der andere Ehegatte in Geisteskrankheit verfallen ist, die Krankheit während der Ehe mindestens 3 Jahre gedauert und einen solchen Grad erreicht hat, dass die geistige Gemeinschaft zwischen den Ehegatten aufgehoben, auch jede Aussicht auf Wiederherstellung dieser Gemeinschaft ausgeschlossen ist.

Hier ist unter geistiger Gemeinschaft die bewusste Interessenübereinstimmung verstanden, die Empfindung für das eheliche Verhältnis zum Ehegatten und für die aus diesem Verhältnisse entspringenden Pflichten. Die Prognose ihrer Wiederherstellung deckt sich also keineswegs mit der ärztlichen Prognose hinsichtlich der Genesungsmöglichkeit.

B. Oesterreichische Gesetzesbestimmungen.

Nach § 2 des Strafgesetzes wird eine Handlung oder Unterlassung nicht als Verbrechen zugerechnet,

a) wenn der Täter des Gebrauches der Vernunft ganz beraubt ist;
b) wenn die Tat bei abwechselnder Sinnesverrückung zu der Zeit, da die Verrückung dauerte; oder
c) in einer ohne Absicht auf das Verbrechen zugezogenen vollen Berauschung oder einer anderen Sinnesverwirrung, in welcher der Täter sich seiner Handlung nicht bewusst war, begangen worden.

Nach § 269 des allgem. bürgerl. Gesetzbuches hat das Gericht für Personen, welche ihre Angelegenheiten nicht selbst besorgen und ihre Rechte nicht selbst verwahren können, wenn die väterliche oder vormundschaftliche Gewalt nicht Platz findet, einen Kurator oder Sachwalter zu bestellen.

Nach § 270 tritt dieser Fall bei Volljährigen ein, die in ahnsinn oder Blödsinn verfallen.

Geisteskrankheit ist kein Ehetrennungsgrund.

C. Uebersicht der gebräuchlichsten Schlafmittel.[1])

Adalin (Pulver) 0,5—1,5 g in heissem Tee:

Mildes Hypnoticum. (Auch 0,3—0,5 in kaltem Wasser als Sedativum.)

Bromdiäthylazetylharnstoff: $\begin{matrix} C_2H_5 \\ C_2H_5 \end{matrix} > C < \begin{matrix} Br \\ CONH-CONH_2. \end{matrix}$

Preis: 1 g = 55 Pf.

Amylenhydrat (Alkohol), 2—3 g. Wegen schlechten Geschmacks am besten in Syrup oder Bier. Wirkt nicht sicher. — Häufiger als Klysma: 3—5 g angewandt bei Status epilepticus.

Dimethyläthylkarbinol: $\begin{matrix} (CH_3)_2 \\ C_2H_5 \end{matrix} > C-OH.$

Flüssig, farblos, flüchtig, hygroskopisch, von brennendem Geschmack.

Preis: 1 g = 10 Pf.

Aponal (Pulver), 1—2 g. Angenehmerer Geschmack. Leichtes Schlafmittel ohne Nachwirkung.

Amylenhydratkarbamat: $NH_2-CO-O-C \begin{matrix} / CH_3 \\ - CH_3 \\ \backslash C_2H_5 \end{matrix}$

Preis: 1 g = 55 Pf.

Bromsalze, zweckmässig als Erlenmeyers Bromgemisch: Ammon. bromat., Kal. bromat., Natr. bromat. = 1 : 2 : 2, in Wasser gelöst: 2—6 g pro dosi. Schwaches Schlafmittel.

Besser als regelmässiges Medikament, täglich 3×1 bis 3×3 g zu geben bei Epilepsie und manischen Erregungen. Bei hohen Dosen und bei langem Gebrauch Gefahr des Bromismus!

Weisses, leicht lösliches Pulver. — Preis: 10 g = 10 Pf.

Angenehmere Darreichung als Sedobrol in Tablettenform. (Darstellung einer Suppe durch Aufguss von heissem Wasser.)

Chloralhydrat, sehr gut löslich in Wasser: 1—2 g. Gutes Schlafmittel, doch gefährlich fürs Herz! Daher nicht bei

---

[1]) Unter teilweiser Benutzung von: Bachem, Unsere Schlafmittel. Berlin 1909. Hirschwald.

Delirium tremens! Als **Klysma**: 3—5 g bei Status **epilepticus**, St. paralyticus usw. **Häufigerer Gebrauch ist zu widerraten.**

$CCl_3CH(OH)_2$.

Durchsichtige, farblose Kristalle, von bitterem, scharfem Geschmack.

Preis: 1 g = 5 Pf.

Dormiol (Verbindung von Amylenhydrat und Chloral): In Kapseln wegen schlechten Geschmacks, zu 1—2 g. Von guter Wirkung bei Schlaflosigkeit, weniger bei Erregungszuständen. Ungefährlicher als Chloral.

Dimethyläthylkarbinolchloral: $CCl_3.CH.OH.OC\langle^{(CH_3)_2}_{C_2H_5}$.

Wasserklare Flüssigkeit von brennendem Geschmack. Mischt sich schlecht mit Wasser, besser mit Alkohol.

Preis des Dormiol. solut. (50proz.): 1 g = 10 Pf.

Duboisinum sulfuricum: Subkutan 0,001—0,002 g; zweckmässig unter Zusatz von 0,01 Morph. muriatic. zur Dosis. Wirkt schnell und sicher auch bei heftigen Erregungszuständen: dem Coma ähnlicher Schlaf. Häufige Anwendung ist aber zu widerraten, da die Ernährung dabei leidet.

Leicht lösliches Pulver. Von Duboisia myoporoides (Solanee).

Preis: 0,1 g = 65 Pf.

Hedonal, Pulver: 1—2 g in heisser Milch. Manchmal von gutem Erfolg, doch unsicher. Ungefährlich fürs Herz.

Methylpropylkarbinolurethan: $CO\langle^{NH_2CH_3}_{O-CH(C_3H_7)}$ (NH₂ und CH₃ durch Strich mit CH verbunden)

Schwer lösliches, weisses Kristallpulver von schwach aromatischem Geschmack.

Preis: 1 g = 25 Pf.

Isopral. Tabletten: 1—2 g in Oblaten. Sicheres, schnell wirkendes Schlafmittel, ist ausserdem beruhigend bei Chorea, Tic, epileptischen Zuckungen usw. Als Klysma: 3—5 g im Status epilepticus und St. paralyticus. Bei Herzkranken ist es ratsam, mit niedrigen Dosen zu beginnen. Innerlich nie nüchtern zu nehmen.

Trichlorisopropylalkohol; $CCl_3.CH(OH)CH_3$.

Kristallisiert in Prismen, riecht kampferähnlich, schmeckt brennend, löst sich in Wasser, besser in Alkohol und Aether.

Für Klysmen empfiehlt sich die Dünnwaldsche Lösung von 6 g Isopral in 6 ccm Aether und 94 ccm 55 proz. Alkohol.

Preis: 1 g = 40 Pf.

Luminal, Tabletten: 0,2—0,8. Langsam, aber sehr nachhaltig wirkendes Schlafmittel. Zur Bekämpfung schwerer Erregungszustände. (Zur subkutanen Injektion lässt sich die wässerige Lösung seines Natriumsalzes verwenden.) Scheint in öfteren kleinen Dosen (2 × tägl. 0,15) die Häufigkeit epileptischer Anfälle zu vermindern.

Phenyläthylbarbitursäure: $\frac{C_6H_5}{C_2H_5}>C<\frac{CO-NH}{CO-NH}>CO.$

Weiss, geruchlos, von schwach bitterem Geschmack. In kaltem Wasser fast unlöslich. Zur Injektion dient die 20 proz. wässerige Lösung des Natriumsalzes.

Preis: 1 g = 55 Pf.

Medinal, Pulver: 0,5—1 g. Gut lösliche Verbindung des Veronal: Veronalnatrium; wirkt daher rascher und ist gut als Klysma zu verwenden. (Im übrigen siehe unter Veronal!)

Morphinum muriaticum, subkutan 0,01—0,03. Nur bei den heftigsten Schmerzen wegen seiner prompten Wirkung rein zu geben. Lieber noch per os. Grosse Gefahr des chronischen Morphinismus! Nie dem Patienten die Spritze in die Hand geben! Auch denke man an die Möglichkeit einer Idiosynkrasie gegen Morphium und fange stets mit niedrigen Dosen an!

Zweckmässig ist die Kombination mit Scopolamin (0,01 Morph. zu 0,001 Scopol.) und mit Duboisin (0,01 Morph. zu 0,002 Dub.) zu Einspritzungen bei erregten Patienten.

Weisse, in Wasser lösliche Kristalle. Alkaloid des Opium.

Preis: 0,1 g = 10 Pf.

Neuronal, Pulver: 1—2 g. Bei einfacher Schlaflosigkeit manchmal von guter Wirkung; unsicher bei Erregungszuständen. Da es bromhaltig ist, lässt es sich auch gut in kleinen Dosen (3 × tägl. 0,5) bei Epilepsie anwenden.

Bromdiäthylacetamid: $\frac{Br}{(C_2H_5)_2}>C.CO.NH_2.$

Kristallinisch, in Aether und Alkohol leicht löslich, in Wasser schlechter. Bitterer Geschmack.

Preis: 1 g = 30 Pf.

Opium: Als Tinktur 10—15—20 Tropfen abends gegen triebartige Unruhe, zumal bei Dementia senilis und Delirium tremens manchmal wirksam. (20 Tropfen = 0,1 Opium.)

Besser wird Tinct. opii nur methodisch, fortlaufend gegeben als z. B. 3 × täglich 10 Tropfen, ganz allmählich steigend auf 3 × 30 Tropfen bei Melancholie. Ferner Flechsig-Kur bei Epilepsie: Mehrere Wochen Opium in steigenden Dosen, dann fortlassen und Brom einsetzen (Doch hier grosse Vorsicht! Nur im Krankenhaus!)

Opium = Laudanum oder Mekonium: Eingetrockneter Milchsaft von Papaver somniferum.

Preis: 1 g Opii pur. = 10 Pf.; 10 g Tinct. op. spl. = 25 Pf.

Pantopon, wasserlösliches Opiumpräparat, das die Gesamtalkaloide enthält und sich auch zu subkutaner Injektion eignet. Wird in doppelt so starker Dosis verabreicht wie Morphium. Gegen Angstzustände und Schmerzen. Weniger Nebenwirkungen wie Morphium; doch ebenfalls Gefahr der Gewöhnung!

Von 2 proz. Lösung 15 Tropfen innerlich oder 1 ccm subkutan. Auch in Tabletten zu 0,01 g. Bei Melancholie in allmählich steigenden Dosen.

Preis: 0,1 g = 20 Pf.

Paraldehyd, flüssig: 6—10 ccm pro dosi. Ausgezeichnetes, weil rasch wirkendes und ungefährlichstes Schlafmittel. Wegen schlechten Geruchs und Geschmacks in Fruchtsaft. Greift das Herz nicht an. Nur bei Delirium tremens mit Vorsicht, da es hier oft nur taumlig macht, statt Schlaf zu bringen. — Als Klysma: 8—15 g bei Status epilepticus und paralyticus.

$(CH_3.COH)_3$.

Klar und farblos. In Wasser löslich. Innerlich nur verdünnt zu geben!

Preis: 1 g = 5 Pf.

Proponal, Pulver: 0,3—0,5 g. Höchstens bis 1,0 g. Oft sehr wirksam, doch nicht so zuverlässig und nicht so harmlos wie Veronal.

Dipropylmalonylharnstoff oder Dipropylbarbitursäure.

$$\begin{matrix} C_3H_7 \\ C_3H_7 \end{matrix} > C < \begin{matrix} CO-NH \\ CO-NH \end{matrix} > CO.$$

Farblose, kristallinische Substanz, schwer löslich.

Preis: 1 g „Proponal" = 1,25 M.; 1 g „Acid. dipropylbarbituric." = 85 Pf.

Scopolaminum hydrobromicum: Subkutan 0,0005 bis 0,001 g. Anwendung und Wirkung wie bei Duboisin. Macht häufiger wie jenes subjektive Beschwerden, dafür sicherer. Empfehlenswert ist die Kombination mit Morphium (siehe dort!), durch welche unangenehme Nachwirkungen vermieden werden.

Alkaloid aus Scopolia atropoides. Wasserlösliche Kristalle. Preis: 0,01 g = 10 Pf.; 0,1 g = 65 Pf.

Sulfonal, Pulver: 1,0—1,5 g in heisser Milch. Wirkt sicher, wenn auch langsam, häuft sich aber bei längerem Gebrauch allmählich im Körper an, zumal bei Obstipation; dann leicht Vergiftung! Daher heute ziemlich verlassen.

Diäthylsulfondimethylmethan: $\begin{matrix} CH_3 \\ CH_3 \end{matrix}\!\!>\!C\!<\!\!\begin{matrix} SO_2.C_2H_5 \\ SO_2.C_2H_5 \end{matrix}$.

Farb-, geruch- und geschmacklose Kristalle. Schwer löslich. Preis: 1 g = 10 Pf.

Trional, Pulver: 0,5—2 g in heisser Milch. Brauchbares Schlafmittel, nur bei längerem Gebrauche Intoxikationsgefahr. Macht auch zuweilen Erbrechen. Da Trional nur langsam wirkt, empfiehlt sich seine Kombination mit Paraldehyd. (1 Trional + 6 Paraldehyd.)

Diäthylsulfonmethyläthylmethan: $\begin{matrix} CH_3 \\ C_2H_5 \end{matrix}\!\!>\!C\!<\!\!\begin{matrix} SO_2C_2H_5 \\ SO_2C_2H_5 \end{matrix}$

Farblose, geruchlose Kristalltafeln von bitterem Geschmack, in Alkohol leichter löslich als in Wasser.

Preis: 1 g = 15 Pf.

Veronal, Pulver: 0,5—1,5 g. Vorzügliches Schlafmittel. Nur Vorsicht bei Nephritis! Es ist gefährlich, dem Patienten V. zu oft zu verschreiben, da er es dann leicht gewohnheitsmässig nimmt. Am besten in warmer Flüssigkeit (Tee, Wein oder Wasser) zu geben, da es dann rascher wirkt. Viel Flüssigkeit nachtrinken!

Diäthylmalonylharnstoff oder Diäthylbarbitursäure:

$$\begin{matrix} C_2H_5 \\ C_2H_5 \end{matrix}\!\!>\!C\!<\!\!\begin{matrix} CO-NH \\ CO-NH \end{matrix}\!\!>\!CO.$$

Wasserhelle, geruchlose, bitter schmeckende Kristalle, in Wasser mässig löslich.

Preis: 1 g „Veronal" = 50 Pf. (Ebenso Veronalnatrium, siehe Medinal!) Dagegen: 1 g „Acid. diaethylbarbituric." = 35 Pf.

Beliebt ist auch die Vereinigung von Veronal resp. Medinal mit Codeïn und Phenacetin: 2 Tabletten „Veronacetin" (nach v. Noorden) enthalten 0,3 Natr. diaethylbarbitur., 0,25 Phenacetin., 0,025 Codeïn. phosphor.

Man mache es sich zur Regel, nie dasselbe Schlafmittel längere Zeit hintereinander zu geben wegen der Gefahr der Angewöhnung oder der chronischen Intoxikation.

Register.

Die fettgedruckten Ziffern deuten an, dass der betreffende Gegenstand dort ausführlicher besprochen ist.

Medizinische Hand- und Lehrbücher.

Fischer, Geh. Med.-Rat Prof. Dr. **Bernh.,** Anleitung zu den wichtigeren hygienischen Untersuchungen. Für Studierende und Aerzte, besonders an Untersuchungsämtern tätige, auch Kreisarztkandidaten und Kreisärzte. Zweite verbesserte Auflage. 8. 1912. 5 M. 60 Pf.

Gennerich, Marine-Oberstabsarzt Dr., Die Praxis der Salvarsanbehandlung. Mit 2 Tafeln. gr. 8. 1912. 3 M. 60 Pf.

Greeff, Prof. Dr. **R.,** Anleitung zur mikroskopischen Untersuchung des Auges. Dritte vermehrte Auflage. Unter Mitwirkung von Prof. Stock (Freiburg) und Prof. Wintersteiner (Wien). 8. Mit 7 Textfiguren. 1910. Gebd. 4 M.

— — Die pathologische Anatomie des Auges. gr. 8. Mit 9 lithographierten Tafeln u. 220 Textfiguren. 1902—1906. 21 M.

Grotjahn, Dr. **Alfred,** Soziale Pathologie. Versuch einer Lehre von den sozialen Beziehungen der menschlichen Krankheiten als Grundlage der sozialen Medizin und der sozialen Hygiene. gr. 8. 1912. 18 M., geb. 20 M.

v. Hansemann, Geh. Med.-Rat Prof. Dr. D., Deszendenz und Pathologie. Vergleichend-biologische Studien und Gedanken. gr. 8. 1909. 11 M.

— — Atlas der bösartigen Geschwülste. gr. 8. Mit 27 lithogr. Tafeln. 1910. 9 M.

— — Ueber das konditionale Denken in der Medizin und seine Bedeutung für die Praxis. 8. 1912. 5 M.

Heller, Prof. Dr. J., Die vergleichende Pathologie der Haut. gr. 8. Mit 170 Abbildungen im Text und 17 Tafeln. 1910. 24 M.

Hermann, Geh. Med.-Rat Prof. Dr. L., Lehrbuch der Physiologie. Vierzehnte umgearbeitete und vermehrte Auflage. gr. 8. Mit 274 Textfiguren. 1910. 18 M.

Hildebrandt, Prof. Dr. **Hermann,** Der gerichtlich-medizinische Nachweis der wichtigsten Gifte. gr. 8. 1912. 2 M.

Hiller, Oberstabsarzt Prof. Dr. A., Lehrbuch der Meeresheilkunde. Für Aerzte und gebildete Laien. gr. 8. Mit 1 Landkarte und 11 Abbildungen. 1913. 7 M.

Hoche, Prof. Dr. A., Handbuch der gerichtlichen Psychiatrie. Unter Mitwirkung von Prof. Dr. Aschaffenburg, Prof. Dr. E. Schultze und Prof. Dr. Wollenberg herausgegeben. Zweite Auflage. gr. 8. 1909. 20 M.

Höckendorf, Dr. **Paul,** Der Kohlehydratstoffwechsel und die innere Sekretion. Darlegung ihrer Beziehungen und neue Erklärung des Wesens hiermit zusammenhängender Stoffwechselkrankheiten. Für Forscher und Praktiker. gr. 8. 1912. 2 M. 40 Pf.

Hohmeier, Prof. Dr. **Fritz**, Die Anwendungsweise der Lokalanästhesie in der Chirurgie. Auf Grund anatomischer Studien und praktischer Erfahrungen dargestellt. Mit einer Einführung von Prof. Dr. Fritz König. gr. 8. Mit 54 Textfiguren. 1912. 4 M.

Hoppe-Seyler's, weil. Prof. Dr. **Felix**, Handbuch der physiologisch- und pathologisch-chemischen Analyse für Aerzte und Studierende bearbeitet von Geh. Med.-Rat Prof. Dr. **H. Thierfelder**. Achte Auflage. gr. 8. Mit 19 Textfig. u. 1 Spektraltafel. 1909. 22 M.

Jacobsohn, Dr. **Leo**, Klinik der Nervenkrankheiten. Ein Lehrbuch für Aerzte und Studierende. Mit einem Vorwort von Prof. Dr. G. Klemperer. gr. 8. Mit 367 Abbildungen im Text und 4 Tafeln in Farbendruck. 1913. 19 M.

Jeger, Dr. **Ernst**, Die Chirurgie der Blutgefässe und des Herzens. gr. 8. Mit 231 Abbildungen im Text. 1913. 9 M.

Kantorowicz, Dr. E., Praescriptiones. Rezept-Taschenbuch für die Praxis. Mit einem Vorwort von Geh. Rat Senator. 8. 1906. 2 M.

v. Kern, Obergeneralarzt Prof. Dr. **Berth.**, Das Problem des Lebens in kritischer Bearbeitung. gr. 8. 1909. 14 M.

— — Das Erkenntnisproblem und seine kritische Lösung. Zweite erweiterte Auflage. gr. 8. 1911. 5 M.

— — Weltanschauungen und Welterkenntnis. gr. 8. 1911. 10 M.

— — Die Willensfreiheit. Vorträge. 8. 1914. 2 M.

— — und Oberstabsarzt Dr. **R. Scholz**, Sehproben-Tafeln. Dritte Auflage. 7 Taf. u. Text in einer Mappe. 1913. 3 M.

Klemperer, Prof. Dr. **G.**, Grundriss der klinischen Diagnostik. Achtzehnte Aufl. 8. Mit 54 Textfiguren und 2 Tafeln. 1913. 4 M.

— — Der jetzige Stand der Krebsforschung. Referat, erstattet in der Generalversammlung des Deutschen Zentralkomitees für Krebsforschung. 8. 1912. 2 M.

König, Geh. Med.-Rat Prof. Dr. **Franz**, Lehrbuch der speziellen Chirurgie. Für Aerzte und Studierende. Achte Auflage. In drei Bänden. gr. 8. Mit Textfiguren. 1904 bis 1905. 49 M.

König's Lehrbuch der Chirurgie für Aerzte und Studierende. **IV. Band. Allgemeine Chirurgie.** Bearbeitet von Geh. Med.-Rat Prof. Dr. **Otto Hildebrand.** Dritte neu bearbeitete Auflage. gr. 8. Mit 438 Textfiguren. 1909. 20 M.

Krankenpflege-Lehrbuch. Herausgegeben von der Medizinal-Abteilung des Ministeriums des Innern. Dritte neu durchgesehene und ergänzte Aufl. 8. Mit 5 Tafeln und zahlreichen Abbildungen im Text. 1913. Gebd. 2 M. 50 Pf.

Medizinische Hand- und Lehrbücher.

Lewin, Prof. Dr. L. u. Dr. **H. Guillery,** Die Wirkungen von Arzneimitteln und Giften auf das Auge. Handbuch für die gesamte ärztliche Praxis. Zweite Aufl. gr. 8. Zwei Bände. 1913. 38 M.

Liepmann, Privatdozent Dr. **W.,** Der gynäkologische Operationskursus. Mit besonderer Berücksichtigung der Operations-Anatomie, der Operations-Pathologie, der Operations-Bakteriologie und der Fehlerquellen in 16 Vorlesungen. Zweite neubearbeitete und vermehrte Auflage. gr. 8. Mit 409 grösstenteils mehrfarbigen Abbildungen. 1912. Gebd. 24 M.

— — Das geburtshilfliche Seminar. Praktische Geburtshilfe in 18 Vorlesungen für Aerzte und Studierende. gr. 8. Mit 212 Konturzeichnungen. 1910. 10 M.

— — Atlas der Operations-Anatomie und Operations-Pathologie der weiblichen Sexualorgane mit besonderer Berücksichtigung des Ureterverlaufes und des Suspensions- und Stützapparates des Uterus. 1912. Text und Atlas (35 Tafeln). 24 M.

Marx, Gerichtsarzt Dr. **H.,** Praktikum der gerichtlichen Medizin. Ein kurzgefasster Leitfaden der besonderen gerichtsärztlichen Untersuchungsmethoden nebst Gesetzesbestimmungen und Vorschriften für Medizinalbeamte, Studierende u. Kandidaten der Kreisarztprüfung. 8. Mit 18 Textfig. 1907. 3 M. 60 Pf.

Michaelis, Prof. Dr. **M.,** Handbuch der Sauerstofftherapie. Unter Mitwirkung von hervorragenden Fachgelehrten. gr. 8. Mit 126 Textfiguren und 1 Tafel. 1906. 12 M.

Munk, Geh. Rat Prof. Dr. **Herm.,** Ueber die Funktionen von Hirn- und Rückenmark. Gesammelte Mitteilungen. Neue Folge. gr. 8. Mit 4 Textfiguren. 1909. 6 M.

Neimann, Dr. W., Grundriss der Chemie. Für Studierende bearbeitet. 8. 1905. 7 M.

Niehues, Oberstabsarzt Dr. **W.,** Die Sanitätsausrüstung des Heeres im Kriege. Mit Genehmigung des Kgl. Kriegsministeriums unter Benutzung amtlicher Quellen bearbeitet. (Bibliothek v. Coler-v. Schjerning, XXXVII. Bd.) gr. 8. Mit 239 Abbild. auf 73 Tafeln u. im Text. 1913. 24 M.; gebd. 25 M.

von Noorden, Prof. Dr. **C.,** Handbuch der Pathologie des Stoffwechsels. Unter Mitwirkung von A. Czerny (Breslau), Carl Dapper (Kissingen), Fr. Kraus (Berlin), O. Loewi (Wien), A. Magnus-Levy (Berlin), M. Matthes (Cöln), L. Mohr (Halle), C. Neuberg (Berlin), H. Salomon (Frankfurt), Ad. Schmidt (Halle), Fr. Steinitz (Breslau), H. Strauss (Berlin), W. Weintraud (Wiesbaden). gr. 8. Zweite Auflage. (I. Bd. 1906. 26 M. II. Bd. 1907. 24 M.) Zwei Bände. 50 M.

— — Die Zuckerkrankheit und ihre Behandlung. Sechste vermehrte und veränderte Auflage. gr. 8. 1912. 10 M.

Nothelferbuch. Leitfaden für Erste Hilfe bei plötzlichen Erkrankungen und Unglücksfällen. Herausgegeben von der Medizinal-Abteilung des Ministerium des Innern. 8. Zweite Auflage. Mit zahlr. Abbild. im Text. 1911. Gebd. 1 M. 50 Pf.

Oestreich, Prof. Dr. **R.,** Grundriss der allgemeinen Symptomatologie. Für Aerzte u. Studierende. gr. 8. 1908. 6 M.

Ohm, Stabsarzt Dr. **R.,** Venenpuls- und Herzschallregistrierung als Grundlage für die Beurteilung der mechanischen Arbeitsleistung des Herzens nach eigenen Methoden. Mit einem Vorwort von Prof. Dr. Friedrich Kraus. gr. 8. Mit 61 Originalkurven und 15 Zeichnungen im Text. 1914. 5 M.

Orth, Geh. Med.-Rat Prof. Dr. **Joh.,** Pathologisch-anatomische Diagnostik, nebst Anleitung zur Ausführung von Obduktionen sowie von pathologisch-histologischen Untersuchungen. Siebente durchgesehene u. verm. Aufl. gr. 8. Mit 438 Textfig. 1909. 16 M.

— — Erläuterungen zu den Vorschriften für das Verfahren der Gerichtsärzte bei den gerichtlichen Untersuchungen menschlicher Leichen. gr. 8. 1905. 2 M.

— — Drei Vorträge über Tuberkulose. gr. 8. Mit 2 Kurven im Text. 1913. 2 M.

Pagel, Prof. Dr. **J. L.,** Zeittafeln zur Geschichte der Medizin. gr. 8. In 26 Tabellen. 1908. Gebd. 3 M.

Posner, Prof. Dr. **Carl,** Vorlesungen über Harnkrankheiten für Aerzte und Studierende. gr. 8. 1911. 9 M.

Quetsch, Dr. **Fr. O.,** Die Verletzungen der Wirbelsäule durch Unfall. Ein Beitrag zur Versicherungsmedizin. Auf Grund von ca. 200 Eigenbeobachtungen. gr. 8. Mit 103 Textfiguren. 1914. 4 M. 50 Pf.

Richter, Prof. Dr. **Paul Friedr.,** Stoffwechsel und Stoffwechselkrankheiten. Einführung in das Studium der Physiologie und Pathologie des Stoffwechsels für Aerzte und Studierende. gr. 8. Zweite Auflage. 1911. 8 M.

Roeder, Dr. **H.,** Geländebehandlung herzkranker Kinder im Mittelgebirge. Klinische und experimentelle Untersuchungen bei einem Kuraufenthalte im Thüringer Wald. Unter Mitarbeit von Dr. C. Bieling, Dr. W. Spinak und Rektor E. Wienecke. Mit einer Einführung von Prof. Dr. A. Bickel. gr. 8. Mit 1 Tafel, 3 Figuren und Tabellen im Text. 1914. 3 M. 60 Pf.

Salkowski, Geh. Med.-Rat Prof. Dr. **E.,** Praktikum der physiologischen und pathologischen Chemie, nebst einer Anleitung zur anorganischen Analyse für Mediziner. 8. Vierte verm. Aufl. Mit 10 Textfig. u. 1 Spektraltafel in Buntdruck. 1912. Gebd. 8 M.

Medizinische Hand- und Lehrbücher.

Druck von L. Schumacher in Berlin N. 4.